外科临床基础与应用

主 编◎任 崧 刘冠策 廖勇平
盛旦 刘 毅 赵 健

天津出版传媒集团

天津科技翻译出版有限公司

图书在版编目(CIP)数据

外科临床基础与应用 / 任崧等主编. — 天津：天津科技翻译出版有限公司，2023.6
ISBN 978-7-5433-4360-3

Ⅰ.①外… Ⅱ.①任… Ⅲ.①外科–疾病–诊疗
Ⅳ.①R6

中国国家版本馆CIP数据核字(2023)第093479号

外科临床基础与应用
WAIKE LINCHUANG JICHU YU YINGYONG

出　　版：天津科技翻译出版有限公司
出 版 人：刘子媛
地　　址：天津市南开区白堤路244号
邮政编码：300192
电　　话：(022)87894896
传　　真：(022)87893237
网　　址：www.tsttpc.com
印　　刷：北京虎彩文化传播有限公司
发　　行：全国新华书店
版本记录：787mm×1092mm　16开本　16印张　372千字
　　　　　2023年6月第1版　2023年6月第1次印刷
　　　　　定价：138.00元

编者名单

主　编

任　崧　　大同市第三人民医院
刘冠策　　济南市莱芜区口镇街道社区卫生服务中心
廖勇平　　铜仁市碧江区川硐社区卫生服务中心
盛　旦　　烟台毓璜顶医院
刘　毅　　日照市人民医院
赵　健　　德州市妇女儿童医院

副主编

于吉祥　　济宁市第一人民医院
刘海燕　　山东省滨州市无棣县碣石山镇卫生院
杨永东　　青岛滨海学院附属医院
孙　平　　胜利油田中心医院
柏钦正　　山东省立第三医院
史坚强　　东部战区总医院
蔡云祥　　台州市肿瘤医院
杨万亮　　山东大学齐鲁医院
赵呈祥　　山东省立第三医院
宋兆鹏　　山东第一医科大学附属省立医院

编　委

任　崧　　大同市第三人民医院
刘冠策　　济南市莱芜区口镇街道社区卫生服务中心
廖勇平　　铜仁市碧江区川硐社区卫生服务中心
盛　旦　　烟台毓璜顶医院
刘　毅　　日照市人民医院

赵　健　　德州市妇女儿童医院

于吉祥　　济宁市第一人民医院

刘海燕　　山东省滨州市无棣县碣石山镇卫生院

杨永东　　青岛滨海学院附属医院

孙　平　　胜利油田中心医院

柏钦正　　山东省立第三医院

史坚强　　东部战区总医院

蔡云祥　　台州市肿瘤医院

杨万亮　　山东大学齐鲁医院

赵呈祥　　山东省立第三医院

宋兆鹏　　山东第一医科大学附属省立医院

前　言

　　近年来,社会经济的蓬勃发展促进了医学科技的发展,各学科内容不断拓展和延伸,治疗方法持续改进,新理论、新技术逐渐应用于临床,取得了良好的效果。与此同时,人们对生命的理解更为全面,对生活质量的要求越来越高,这就要求普外科医务工作者既要有扎实的理论基础又要有丰富的临床经验,只有不断学习,才能提高诊断水平,更好地诊治疾病,减轻患者痛苦,促进社会和谐。为了反映当前外科最新研究成果,更好地为临床工作服务,编者在广泛参考国内外最新文献资料的基础上,结合多年的临床经验编写了本书。

　　本书主要介绍了临床外科常见疾病,主要包括普外科疾病、神经外科疾病、心胸外科疾病、泌尿外科疾病等方面的内容。本书对外科的基本理论、基础知识等有较为详尽的论述;对每种疾病结合发病机制加强了诊断、鉴别诊断和治疗的阐述,力求为临床医师提供一本既具有临床实用价值,又能反映现代外科学诊疗水平的参考用书。

编　者

目　　录

第一章　普外科疾病

第一节　颈部先天性囊肿与瘘管

颈部先天性囊肿与瘘管是在胚胎时期颈部演变过程中,由覆盖有上皮细胞的残留管道所形成。正中型是由甲状舌管而来,称甲状舌管囊肿或瘘;旁侧型起自鳃裂,称鳃源性囊肿或瘘。

一、甲状舌管囊肿与瘘

甲状舌管囊肿与瘘为先天发育异常。甲状舌管退化不全可导致囊肿或瘘形成,囊肿也可因感染破溃或手术切开后形成瘘。大多数的甲状舌管囊肿在儿童期被发现,一半以上的病例发生于 5 岁以前。男女发病率基本相同。有时家族中女孩的发病率略高。约有 40% 病例并发感染。

(一)胚胎学与病理

妊娠第 4 周时,在原口腔的咽底部第 1 和第 2 对咽陷凹间的正中部分,形成一个憩室状的甲状腺始基。此始基在喉部前方沿正中线向下移行至颈部,其行径构成一条细长的导管,称为甲状舌管。甲状舌管近端连接舌盲孔处,远端连接甲状腺峡部。甲状舌管行可通过发育舌骨的前方、后方或者穿过舌骨。当甲状腺始基沿正中线下降到最后部位时,甲状舌管即退化成实质的纤维条索。如果在发育过程中甲状舌管内上皮细胞未退化消失,则可在盲孔至胸骨颈切迹间正中线的任何部位形成甲状舌骨囊肿或瘘。

甲状舌骨囊肿的内壁衬以复层鳞状上皮、纤毛上皮或假复层柱状上皮,囊内有黏液的分泌腺体。囊肿与舌根部盲孔间的瘘管有时呈分叉状,近来报道发现瘘管在舌骨上方,进入舌下肌群时为树枝状分叉,手术时应注意结扎,以免瘘管复发。异位甲状腺在甲状舌管上或者靠近甲状舌管的发生率为 25%～35%。很少有甲状舌管囊肿位于舌骨和舌盲孔之间。

(二)临床表现

近 75% 的甲状舌管畸形表现为囊肿,25% 继发感染形成瘘管。3% 的甲状舌管位于舌部,7% 位于胸骨上窝,25% 的囊肿可偏离正中。在颈部正中相当于舌骨下的甲状软骨部位,可见 1～2cm 直径的圆形肿块,表面光滑,边缘清楚,囊性,因充盈有时有实感。较固定,不能上下或左右推动,但可随吞咽或伸舌运动而略有上下移动。有时囊肿可扪及一条索带连向舌骨。未发生感染时,不与皮肤粘连,无压痛,无自觉症状。发生感染时,出现红肿、疼痛与压痛,自行溃破或切开引流后形成甲状舌管瘘,从瘘口经常排出透明或混浊的黏液,经过一定时间后瘘口可暂时结痂闭合,但不久又溃破流液,可反复发生,经久不愈。在瘘口深处可扪及向上潜行的索带状组织通向舌骨。

(三)诊断

凡位于颈部正中舌骨前下方的囊肿,随吞咽而上下活动,就能做出诊断。当囊肿位于舌骨上方时,应与该部位好发的颏下淋巴结和皮样囊肿相鉴别。囊肿位于胸骨至甲状腺之间时,应与气管源性囊肿、皮样囊肿、甲状腺囊肿、软化的结核性淋巴结、异位的唾液腺囊肿鉴别。囊肿略偏于正中线的,应与鳃源性囊肿鉴别。特别要强调注意异位的甲状腺,70%的异位甲状腺病例阙如正常甲状腺,文献报道其被误切后可发生甲状腺功能低下。因此,诊断时常规 B 超检查甲状腺,注意有无正常或异位甲状腺,必要时应进行甲状腺同位素扫描和功能检查。

(四)治疗

对于细小的囊肿是否有必要摘除的意见尚不一致,但鉴于感染后手术复杂和再发率增加,因此确诊后以早期手术为宜。手术者必须熟知下列结构的特征:①瘘管与舌骨紧密附着并贯穿其中;②舌骨后方的瘘管非常细小而脆弱,可能呈分支状;③瘘管有憩室样的突起或侧支。手术要点是完整切除囊肿以及切除舌骨中段和通向舌基底部的瘘管(Sistrunk 法),减少术后复发。复发率约 4%~9%,常见于甲状舌管囊肿感染或者先前有过引流的患者。最容易复发的是没有切除舌骨。有感染或先前切开引流的患者,需要控制炎症后手术,有时需要数月。未切除的甲状舌管囊肿到成人期有 10% 转变为腺瘤。儿童偶有恶变报道。

二、鳃源性囊肿与瘘

鳃源性囊肿与瘘是鳃裂发育异常的表现,是由于再吸收不全造成的。鳃裂残留物向外有开口,则形成瘘管或窦道;无外口时,则形成囊肿。瘘管较囊肿多见。窦道、瘘管、残余软骨组织常发生在婴儿期;而囊肿则出现较晚,在儿童或青年时期发生。男女发病率并无差别。

胚胎学与病理:胚胎第 3 周时,颈部出现 4~5 对鳃弓,鳃弓间的凹沟称为鳃裂,相对凸出处为咽囊,其间隔一薄膜称鳃板。此后,第 1 鳃弓衍变为锤骨、钻骨和面部,第 1 鳃裂衍变为外耳道,咽囊为咽鼓管和中耳,鳃板为鼓膜。第 2 鳃弓形成镫骨、舌骨小角和颈侧部;第 2 鳃裂在正常发育时全部消失,咽囊成为扁桃体窝。第 3 鳃弓构成舌骨大角等,第 4 和第 5 鳃弓不发达。如果发育过程中鳃裂组织未完全退化而有遗留,则形成瘘或囊肿。第一鳃裂瘘较少见,约占 20%,外口位于下颌角下方颌下腺附近,内口在外耳道。临床上以第二鳃裂形成的囊肿与瘘为多见,约占 75%。外口位于胸锁乳突肌的前缘,内口在扁桃体窝。

三、其他

第四鳃裂瘘,其位置甚低,常在胸骨柄附近,仅有一短小的窦道,如有内口则在梨状窝。

囊肿与瘘管的内层为复层鳞状上皮细胞,其中可见毛囊、皮脂腺和汗腺。亦有衬以柱状上,皮或纤毛上皮细胞的。囊壁与管壁为结缔组织所构成,其中混杂有淋巴组织和肌肉纤维。囊内容物为混浊水样液或黏稠乳状液,发生感染时则变为脓样液。10%~15% 的病例存在双侧的鳃裂窦道,窦道可以从皮肤开口延伸一段很短的距离。鳃裂囊肿位于胸锁乳突肌前缘,从舌骨外侧水平以下到颈内、外动脉分叉之间。小的瘘管可以与近端囊肿共同存在。

(一)临床表现和治疗

1.耳前瘘

先天性耳前瘘是第 1 鳃弓和第 2 鳃弓的遗迹,由任何两个耳结节间沟未闭合所致,有明显的家族史,以双侧多见,单侧病例中多见于左侧。有时可与颈侧部囊肿与瘘同时存在。瘘口常在耳轮脚的前上方,偶有位于耳轮、耳甲、耳屏或外耳道口。瘘口细小呈一皮肤陷孔,可排出少量白色微臭分泌物。多数瘘管终止于耳轮脚的轮骨部,有时有细小分支并有两个外口。

通常无症状,常在感染后引起注意,局部软组织红肿、疼痛,数日后形成小脓肿并自行破溃,流出带黄色黏液的脓液,不久可自愈。但感染呈慢性反复发作,瘘口周围形成瘢痕组织。无症状者不需治疗。反复感染者在控制炎症后,切除全部管道及其细小分支,手术前后应用抗生素。

2.颈侧部囊肿与瘘

颈侧部囊肿与瘘的发生,除认为是鳃裂的组织残留外,尚有可能是由于胸腺咽管退化不全所形成,还可能是淋巴结内的迷走腮腺上皮所形成,有待进一步研究。左右侧及男女发病率大致相同,10%为双侧,对称。

颈部一侧有一无痛性圆形肿块,直径3～4cm,位于胸锁乳突肌中1/3的前缘或后方。表面光滑,界限清楚,质软,稍能活动,不与皮肤粘连,发展缓慢。继发感染时出现红肿和疼痛,并突然增大,囊肿巨大时可出现气管和食管的压迫症状少数可自行溃破成瘘。半数以上病例出生时即有细小瘘口存在,多在胸锁乳突肌前缘下1/3部位,从瘘口间歇地排出黏液样透明液,继发感染时排出脓性液,同时瘘口周围皮肤发生炎性反应。在瘘口的深处多能扪及向上延伸的条索状组织。在胸骨柄附近发现的瘘口,是第3对鳃裂残留的窦道孔,有极少量分泌物溢出,并常反复感染。窦道闭合不全可在皮肤表面出现一个浅凹,常伴有一小段的异位软骨。诊断时应与各种颈部肿块相鉴别,如皮样囊肿、淋巴管瘤、结核性淋巴结炎、甲状腺癌、化脓性淋巴结炎以及少见的气管源性囊肿、异位胸腺等。B超检查可以帮助区分肿块的囊实性;水溶性造影剂造影可显示窦道延伸至咽部的径路,但临床很少应用。

无论囊肿与瘘均应在早期进行手术治疗。如果经常发生感染,将导致瘢痕产生及炎症,使手术切除更加困难。另有报道鳃源性残留组织有发生癌变的可能。手术在1岁以后施行较为安全。其要点是切除整个瘘管直达内口,仔细解剖以避免损伤血管和神经等重要组织,有时为完整切除瘘管到内口,需要2～3个切口。瘘管近端应该用可吸收线进行结扎缝合。有急性炎症时可穿刺、切开,给予抗生素等治疗,待感染控制后再行手术。在许多儿童专科医院,术后再发率低于5%。

3.梨状窝瘘

梨状窝瘘是颈部鳃源性囊肿或瘘的一种少见类型,约80%的患者于儿童期发病。男女均等。其发生于咽部梨状窝的鳃源性内瘘,起源第三或第四鳃囊。发生在左侧占90.3%,右侧占8%,双侧者极少。可能与右侧鳃性组织较早消失有关。瘘管自梨状窝底部,由甲状软骨下缘外侧斜行穿出,在甲状软骨下缘与环状软骨之间,在喉返神经外侧沿气管旁下行,经内侧、外侧或贯穿甲状腺组织,终止于甲状腺上级,偶有贯穿甲状腺左后叶,继续下行终止于左胸锁关节后方。

梨状窝瘘形成的内瘘常引起颈部反复化脓性感染,并累及甲状腺组织,临床上表现为急性化脓性甲状腺炎,但一般甲状腺功能不受影响。症状常可发生在上呼吸道炎或扁桃体炎之后。起病急,炎性肿块常位于颈前三角,恰在甲状腺侧叶的部位,有肿胀和疼痛,伴有发热和吞咽疼痛,炎症进展后则局部皮肤发红水肿,可自行破溃排脓。应用抗生素,穿刺排脓,或切开引流,炎症易消退。很少形成外瘘。此后往往再发炎症,间隔时间短则1个月,长至40年,不发炎症时毫无症状。初发时炎症范围较广,再发时较局限。成人病例在轻度炎症时易疑为甲状腺恶性肿瘤。新生儿病例呈囊状扩张,可产生气道压迫症状。

待炎症消退后6～8周,吞钡造影最具诊断价值。如见患侧梨状窝瘘底部有2～3cm细管道,经外侧向前下方延伸,即可确诊。有时可在内镜下观察梨状窝开口,压迫甲状腺时可见脓液从开口部位排出。超声或CT检查显示甲状腺脓肿形成。甲状腺扫描尤其左上叶有放射性稀疏区。

对于瘘管极细、不经常感染的病例可暂观察,有报道未手术的病例中60%在随访中无症状,本病可能有自愈倾向;对发作次数频繁者应行手术治疗,瘘管切除后疗效满意。急性炎症时应用抗生素或切开排脓,很易消退。感染控制后作瘘管切除术,必须仔细解剖,避免损伤喉返神经和喉上神经。瘘管进入或贯通甲状腺时,做部分甲状腺切除术。术后可以再发炎症。梨状窝瘘手术过程中运用胃镜辅助寻找瘘管,可明显提高瘘管切除率。

第二节　颈部囊状淋巴管瘤

淋巴管瘤并非真性肿瘤,而是一种先天性良性错构瘤,是发生在淋巴系统的多囊性畸形。在新生儿中发病率为1/12 000。约50%～65%在出生时即已存在,90%以上在2岁以内发现。男女发生率大致相仿。囊状淋巴管瘤好发于颈部,又称囊状水瘤,是临床上最多见的,约占75%,其余见于腋部(20%),5%发生在纵隔、后腹膜、盆腔或腹股沟。大网膜和肠系膜囊肿亦属囊状淋巴管瘤。

一、病理

淋巴系统由来源于静脉系统或其邻近间质的5组原始淋巴囊发育而成,其中2组颈淋巴囊,1组腹膜后淋巴囊和2组后淋巴囊。胚胎发育时如有部分淋巴囊与原始淋巴系统分隔,另行增生就形成淋巴囊肿和淋巴管瘤组织,类似肿瘤样畸形。淋巴管瘤是由增生、扩张、结构紊乱的淋巴管所组成,可向周围呈浸润性生长,但不会发生癌变。因颈淋巴囊形成最早,体积最大,所以颈部发生囊状淋巴管瘤最常见。根据淋巴管的形态和分布可分为三种类型:

(一)单纯性淋巴管瘤

由扩张的不规则的毛细淋巴管丛所组成,间质较少,主要发生在皮肤、皮下组织和黏膜层。

(二)海绵状淋巴管瘤

淋巴管扩大呈窦状,其内充满淋巴液,呈多房性囊腔,周围间质较多,病变侵及皮肤、黏膜、皮下组织和深部结构,如肌肉、后腹膜、纵隔等。

(三)囊状淋巴管瘤

其囊腔大,可单房或多房,互相交通,腔内有大量透明微黄色的淋巴液,囊壁甚薄,覆有内皮细胞,偶带有淋巴细胞及多少不等的纤维基质。常常紧贴在大静脉和淋巴管旁,好发于颈部、腋窝、腹部及腹股沟区域,躯干部及四肢相对少见。与海绵状淋巴管瘤不同的是有更大的囊性腔隙。

实际上临床见到的淋巴管瘤往往是混合型的。如果淋巴管瘤中混杂有血管瘤组织,则称为淋巴血管瘤。

二、临床表现

颈部巨大囊状水瘤可造成胎儿分娩困难,挤压有时造成囊内出血。一般在出生后即可在颈侧部见到质软的囊性肿块,有明显波动感,透光试验阳性。其界限常不清楚,不易被压缩,亦无疼痛。肿瘤与皮肤无粘连,生长缓慢;但易并发感染,且较难控制,对抗生素治疗反应缓慢。当囊状水瘤发生囊内出血时,瘤体骤然增大,张力增高,呈青紫色,可压迫周围器官产生相应症状。有的广泛侵及口底、咽喉或纵隔,压迫气管、食管引起呼吸窘迫和咽下困难,甚至危及生命。有部分淋巴管瘤在发展过程中,会自行栓塞退化,或在感染后,因囊壁内皮细胞被破坏,在感染控制后自行消退。

三、诊断

浅表的淋巴管瘤一般根据临床表现即可确定。局部穿刺的液体性状可与血管瘤鉴别。位于颈前较局限的淋巴管瘤,还应注意与甲状舌骨囊肿、鳃裂囊肿、皮样囊肿、脂肪瘤相鉴别。透光试验有助于囊状淋巴管瘤的诊断。颈部、腋部病变,应予摄胸片观察肿块与纵隔的关系。还可采用超声显像、CT 等检查,判断肿瘤与血管、气管和食管的关系,有利于手术评估。

四、治疗

(一)期待治愈

囊性水瘤可以发生自发性退变,或感染后肿块消退,但相当少见。对于较小局限、不影响功能的淋巴管瘤,可先观察。急性感染期后的淋巴管瘤可先观察。随访未见消退或反而增大者,再予治疗。

(二)注射疗法

硬化剂注射治疗在单房性囊肿病例或手术肯定严重影响神经功能的情况下可考虑选择。将囊液吸尽后注入硬化剂对于治疗巨大的囊肿曾经有效,但对于多囊性或是极小的浸润性囊性水瘤,硬化剂效果不明显。硬化剂的注射治疗可使囊壁硬化,加大手术切除难度。有报道显示反复注射 OK-432 对复杂的囊性水瘤可能有较好疗效。OK-432 是人源性 A 簇链球菌的冻干培养的混合物,已发现局部注射严重全身过敏反应死亡的病例。国内曾应用一种经青霉素处理的 β-溶血性链球菌制剂沙培林,为 OK-432 的同类药。将一个临床单位(1KE)溶解在 10mL 生理盐水内,穿刺抽液后等量溶液注入瘤腔内,一次注入量不超过 2KE。注射后常有暂时性发热,局部红肿、灼热的炎症过程,提示其可能也是通过一个免疫反应性的无菌性炎症过程破坏淋巴管瘤内皮细胞,形成纤维沉淀物而使淋巴液分泌停止,促使消退。其他的硬化剂还有博来霉素和无水乙醇。无水乙醇经皮囊内注射可使细胞膜溶解、蛋白质变性和血管闭塞。博来霉素虽存在肺纤维化风险,在儿童少见。

(三)手术治疗

手术切除是治愈囊性水瘤的最好方法。新生儿颈部巨大囊性水瘤压迫气管引起呼吸抑制者,需要在生后较短的时间内进行手术切除,有时可先采用引流方法,暂时性减轻呼吸道压迫症状,使根治切除时减少风险。对囊性水瘤增大的速度未超过身体的生长速度,建议将手术时间推迟到生后 2～6 个月之间。手术绝对适应证为颈部、口底淋巴管瘤影响呼吸、进食者。相对适应证为颈部淋巴管瘤有向纵隔、胸腔扩展趋势,引起呼吸困难可能者。淋巴管瘤并发感染时不宜手术,须先控制感染。囊内出血并非手术禁忌。囊状淋巴管瘤完整切除是具有挑战性的,手术时要求仔细解剖颈部的重要神经、血管等结构,防止面神经麻痹和舌神经、喉返神经、膈神经损伤而引起呼吸困难和声音嘶哑。因为是良性病变,不必要牺牲主要的神经或者其他重要结构,对残存的囊壁,可涂擦0.5%碘酊、硝酸银或电灼破坏内皮细胞以防复发。即使是在手术满意的患儿中也有5%～10%的复发率。术后创面应置引流,防止创面积液。复发可在术后数周,甚至数月。

第三节　甲状腺功能亢进症

甲状腺功能亢进症(以下简称甲亢)系指因甲状腺分泌过多而引起的一系列高功能状态,是仅次于糖尿病的常见内分泌疾病,有2%～4%的育龄妇女受累。其基本特征包括甲状腺肿大,基础代谢增加和自主神经系统的紊乱。根据其病因和发病机制的不同可分为以下几种类型:①弥散性甲状腺肿伴甲亢:也称毒性弥散性甲状腺肿或突眼性甲状腺肿,即Graves病,占甲亢的80%～90%。为自身免疫性疾病。②结节性甲状腺肿伴甲亢:又称毒性多结节甲状腺肿即Plummer病。患者在结节性甲状腺肿多年后出现甲亢,发病原因不明。近年来在甲亢的构成比上有增加的趋势,并有地区性。③自主性高功能甲状腺腺瘤或结节:约占甲亢的9%,病灶多为单发。呈自主性且不受促甲状腺素(TSH)调节,病因也不明确。④其他原因引起的甲亢:包括长期服用碘剂或胺碘酮等药物引起的碘源性甲亢;甲状腺滤泡性癌过多分泌甲状腺素而引起的甲亢;垂体瘤过多分泌TSH而引起的垂体性甲亢;肿瘤如绒毛癌、葡萄胎、支气管癌、直肠癌可分泌TSH所以称之为异源性TSH综合征,卵巢畸胎瘤(含甲状腺组织)属异位分泌过多甲状腺素;甲状腺炎初期因甲状腺破坏造成甲状腺激素释放过多可引起短阵甲亢表现;最后还有服用过多甲状腺素引起的药源性甲亢等。

在这些类型的甲亢中以前三者特别是Graves病比较常见且与外科关系密切,所以本节予以重点讨论。

一、弥散性甲状腺肿伴甲亢

弥散性甲状腺肿伴甲亢即Graves病简称GD,是由自身免疫紊乱而引起的多系统综合征,1835年Robert Graves首先描述了该综合征包括高代谢、弥散性甲状腺肿、眼征等。

(一)病因及发病机制

该病以甲状腺素分泌过多为主要特征,但TSH不高反而降低,所以并非垂体分泌TSH过多引起。在患者的血清中常能检出针对甲状腺的自身抗体,该抗体可缓慢而持久地刺激甲状腺增生和分泌,以前曾称之为长效甲状腺刺激物(LATS),也有其他名称如人甲状腺刺激素(HTS)、甲状腺刺激蛋白(TSI)。这些物质对应的抗原是甲状腺细胞上的TSH受体,起到类似TSH的作用,可刺激TSH受体引起甲亢。进一步研究表明TSH受体抗体TRAb是一种多克隆抗体,可分为以下几种亚型:①甲状腺刺激抗体(TSAb)或称甲状腺刺激免疫球蛋白(TSI)主要是刺激甲状腺分泌;②甲状腺功能抑制抗体(TFIAb)或称甲状腺功能抑制免疫球蛋白(TFII),又称甲状腺刺激阻断抗体(TSBAb);③甲状腺生长刺激免疫球蛋白(TGSI),与甲状腺肿大有关;④甲状腺生长抑制免疫球蛋白(TGII)。这些克隆平衡一旦被打破,占主导地位的抗体就决定了临床特征。如 CD 患者治疗以前的 TRAb 阳性为 $60\%\sim80\%$,而 TSAb 阳性率达 $90\%\sim100\%$,如果该抗体阳性妊娠妇女的新生儿发生 GD 的可能性增加。故认为 GD 患者的主导抗体是 TSAb,当然也有其他抗体存在。在主导抗体发生转变时,疾病也随之发生转变,如 GD 可转变为慢性甲状腺炎(HD),反之也一样。由于检测技术原因目前临床仅开展 TRAb 和 TSAb 的检测。

甲状腺自身免疫的病理基础目前尚不明了,可能与以下因素有关:

1.遗传因素

在同卵双胎同时患 GD 的达 $30\%\sim60\%$,异卵双胎同时患 GD 的仅 $3\%\sim9\%$。在 CD 患者家属中 34% 可检出 TRAb 或 TSAb,而本人当时并无甲亢,但今后有可能发展为显性甲亢。目前认为一些基因与 GD 的高危因素有关,包括人类白细胞抗原(HLA)基因 DQ、DR 区,如带 HLA-DR、抗原型的人群患 GD 的危险性为其他 HLA 抗原型人群的 6 倍。HLA-DQA1 * 0501 阳性者对 GD 有遗传易感性。非 HLA 基因如肿瘤坏死因子 B(TNF-β)、细胞的 T 细胞抗原(CTLA4)、TSH 受体基因的突变和 T 细胞受体(TCR)等基因同 GD 遗传易感性之间的关系正引起人们的注意。但研究表明组织相容性复合体(MHC)系统可能只起辅助调节作用。

2.环境因素

包括感染、外伤、精神刺激和药物等。在 GD 患者中可检出抗结肠炎耶尔森菌抗体,耶尔森菌的质粒编码的蛋白与 TSH 受体有相似的抗原决定簇("分子模拟学说")。该抗原是一种强有力的 T 细胞刺激分子即超抗原,可引起 T 细胞大量活化。但其确切地位仍不明了,也有可能是继发于 GD 免疫功能紊乱的结果。

3.淋巴细胞功能紊乱

GD 患者甲状腺内的抑制性环路很难启动与活化,不能发挥免疫抑制功能,导致自身抗体的产生。在甲状腺静脉血中 TSH 抗体的活性高于外周血,提示甲状腺是产生其器官特异自身抗体的主要场所。而且存在抑制性 T 细胞功能的缺陷,抗甲状腺药物如卡比马唑治疗后这种缺陷可以改善,但是直接还是间接反应有待研究。

总之 CD 可能是由多因素引起以自身免疫紊乱为特征的综合征,确切病因有待于进一步研究。

(二)病理解剖与病理生理

GD 患者的甲状腺呈弥散性肿大,血管丰富、扩张。滤泡上皮细胞增生呈柱状,有弥散性淋巴细胞浸润。浸润性突眼患者其球后结缔组织增加、眼外肌增粗水肿,含有较多黏多糖、透明质酸沉积和淋巴细胞及浆细胞浸润。骨骼肌和心肌也有类似表现。垂体无明显改变。少数患者下肢有胫前对称性黏液性水肿。

甲状腺激素有促进产热作用并与儿茶酚胺有相互作用,从而引起基础代谢率升高、营养物质和肌肉组织的消耗,加强对神经、心血管和胃肠道的兴奋。

(三)临床表现

GD 在女性更为多见,患者男女之比为 $1:(5\sim7)$,但心脏情况、压迫症状、术中问题和术后反应在男性均较明显。高发年龄为 21～50 岁。在碘充足地区自身免疫性甲状腺疾病的发病率远高于碘缺乏地区。该病起病缓慢,典型者高代谢症群、眼症和甲状腺肿大表现明显。轻者易与神经症混淆,老年、儿童或仅表现为突眼、恶病质、肌病者诊断需谨慎。

1.甲状腺肿

为 CD 的主要临床表现或就诊时的主诉。甲状腺呈弥散、对称性肿大,质软,无明显结节感。少数(约 10%)肿大不明显,或不对称。在甲状腺上下特别是上部可扪及血管震颤并闻及血管杂音。这些构成 GD 的甲状腺特殊体征,在诊断上有重要意义。

2.高代谢症群

患者怕热多汗,皮肤红润。可有低热,危象时可有高热。患者常有心动过速、心悸。食欲胃纳亢进但疲乏无力体重下降,后者是较为客观的临床指标。

3.神经系统

呈过度兴奋状态,表现为易激动、神经过敏、多言多语、焦虑烦躁、多猜疑,有时出现幻觉甚至亚躁狂。检查时可发现伸舌或两手平举时有细震颤,腱反射活跃。但老年淡漠型甲亢患者则表现为一种抑制状态。

4.眼症

分为两种,多数表现为对称性非浸润性突眼也称良性突眼,主要是因交感神经兴奋使眼外肌和上睑肌张力增高,而球后组织改变不大。临床上可见到患者眼睑裂隙增宽,眼球聚合不佳,向下看时上眼睑不随眼球下降,眼向,上看时前额皮肤不能皱起;另一种为少见而严重的恶性突眼,主要因为眼外肌、球后组织水肿、淋巴细胞浸润所致。但这类患者的甲亢可以不明显,或早于甲亢出现。

5.循环系统

可表现为心悸、气促。窦性心动过速达 100～120 次/分,静息或睡眠时仍较快,脉压增大。这些是诊断、疗效观察的重要指标之一。心律失常可表现为期前收缩、房颤、房扑以及房室传导阻滞。心音、心脏搏动增强,心脏扩大甚至心力衰竭。老年淡漠型甲亢则心动过速较少见,不少可合并心绞痛甚至心肌梗死。

6.其他

消化系统除食欲增加外,还有大便次数增多。而老年以食欲减退、消瘦为突出。血液系统中有外周血白细胞总数减少,淋巴细胞百分比和绝对数增多,血小板减少,偶见贫血。运动系统表现为软弱无力,少数为甲亢性肌病。生殖系统的表现在男性可表现为阳痿、乳房发育;女性为月经减少,周期延长甚至闭经。皮肤表现为对称性黏液性胫前水肿,皮肤粗糙,指端增厚,指甲质地变软与甲床部分松离。甲亢早期肾上腺皮质功能活跃,重症危象者则减退甚至不全。

(四)诊断与鉴别诊断

对于有上述临床症状与体征者应做进一步甲状腺功能检查,在此对一些常用的检查进行评价:

1.摄 ^{131}I 率正常值

3 小时为 5%～25%,24 小时为 20%～45%。甲亢患者摄 ^{131}I 率增高且高峰提前至 3～6 小时。女子青春期、绝经期、妊娠 6 周以后或口服雌激素类避孕药也偶见摄 ^{131}I 率增高。摄 ^{131}I

率还因不同地区饮水、食物及食盐中碘的含量多少而有差异。甲亢患者治疗过程中不能仅依靠摄^{131}I率来考核疗效。但对甲亢放射性^{131}I治疗者摄^{131}I率可做为估计用量的参考。缺碘性、单纯性甲状腺肿患者摄^{131}I率可以增高,但无高峰提前。亚急性甲状腺炎者T_4可以升高但摄^{131}I率下降呈分离现象。这些均有利于鉴别诊断。

2.T_3、T_4测定

可分别测定TT_3、TT_4、FT_3和FT_4其正常值因各个单位采用的方法和药盒不同而有差异,应注意参照。TT_4可做为甲状腺功能状态的最基本的一种体外筛选试验,它不受碘的影响,无辐射的危害,在药物治疗过程中可做为甲状腺功能的随访指标,若加服甲状腺片者测定前需停用该药。但是凡能影响甲状腺激素结合球蛋白(TBG)浓度的各种因素均能影响TT_4的结果。对T_3型甲亢需结合TT_3测定。TT_3是诊断甲亢较灵敏的一种指标。甲亢时TT_3可高出正常人4倍,而TT_4只有2倍。TT_3对甲亢是否复发也有重要意义,因为复发时T_3先升高。在功能性甲状腺腺瘤、结节性甲状腺肿或缺碘地区所发生的甲亢多属T_3型甲亢,也需进行TT_3测定。TBG同样会影响TT_3的结果应予以注意。为此,还应进行FT_4、FT_3特别是FT_3的测定。FT_3对甲亢最灵敏,在甲亢早期或复发先兆FT_4处于临界时FT_3已升高。

3.基础代谢率(BMR)

目前多采用间接计算法(静息状态时:脉搏+脉压-111=BMR),正常值在-15%~+15%之间。BMR低于正常可排除甲亢。甲亢以及甲亢治疗的随访BMR有一定价值,因为药物治疗后T_4首先下降至正常,甲状腺素外周的转化仍增加,T_3仍高故BMR仍高于正常。

4.TSH测定

可采用高灵敏放免法(HS-TSH IRMA),优于TSH放免法(TSH RIA),因为前者降低时能帮助诊断甲亢,可减少TRH兴奋试验的使用。灵敏度和特异度优于FT_4。

5.T_3抑制试验

该试验仅用于一些鉴别诊断。如甲亢患者摄^{131}I率增高且不被T_3抑制,由此可鉴别单纯性甲状腺肿。对突眼尤其是单侧突眼可以此进行鉴别,浸润性突眼T_3抑制试验提示不抑制。而且甲亢治疗后T_3能抑制者复发机会少。

6.TRH兴奋试验

该试验也仅用于一些鉴别诊断。甲亢患者静脉给予TRH后TSH无反应;若增高可除外甲亢。该方法省时,无放射性,不需服用甲状腺制剂,所以对有冠心病的老年患者较适合。

7.TRAb和TSAb的检测

可用于病因诊断和治疗后预后的评估,可与T_3抑制试验相互合用。前者反映抗体对甲状腺细胞膜的作用,后者反映甲状腺对抗体的实际反应性。

(五)治疗

甲亢的病因尚不完全明了。治疗上首先应减少精神紧张等不利因素,注意休息和营养物质的提供。然后通过以下三个方面,即消除甲状腺素的过度分泌,调整神经内分泌功能以及一些特殊症状和并发症的处理。消除甲状腺素过度分泌的治疗方法有三种:药物、手术和同位素治疗。

1.抗甲状腺药物治疗

以硫脲类药物如甲基或丙硫氧嘧啶(PTU)、甲巯咪唑和卡比马唑为常用,其药理作用是通过阻止甲状腺内过氧化酶系抑制碘离子转化为活性碘而妨碍甲状腺素的合成,但对已合成的激素无效,故服药后需数日才起作用。丙硫氧嘧啶还有阻滞 T_4 转化为 T_3,改善免疫监护的功能。PTU 和甲巯咪唑的比较:①两者均能抑制甲状腺激素合成,但 PTU 还能抑制外周组织的细胞内 T_4 转化为 T_3,它的作用占 T_3 水平下降的 10%～20%。甲巯咪唑没有这种效应。②甲巯咪唑的药效强度是 PTU 的 10 倍,5mg 甲巯咪唑的药效等于 50mg PTU。尤其是甲巯咪唑在甲状腺细胞内存留时间明显长于 PTU,甲巯咪唑 1 次/天,药效可达 24 小时。而 PTU 必须 6～8 小时服药 1 次,才能维持充分疗效。故维持期治疗宁可选用甲巯咪唑,而不选用 PTU。

药物治疗的适应证为:症状轻,甲状腺轻、中度肿大;20 岁以下或老年患者;手术前准备或手术后复发而又不适合放射治疗者;辅助放射治疗;妊娠妇女,多采用丙硫氧嘧啶,该药相对通过胎盘的能力相对小些。而不用甲巯咪唑,因为甲巯咪唑与胎儿发育不全有关。希望最低药物剂量达到 FT_4、FT_3 在正常水平的上限以避免胎儿甲减和甲状腺肿大,通常丙硫氧嘧啶 100～200mg/d。这类药物也可通过乳汁分泌,所以必须服药者不能母乳喂养。如果症状轻又没有并发症,可于分娩前 4 周停药。

治疗总的疗程为 1.5～2 年。起初 1～3 个月予以甲巯咪唑 30～40mg/d,不超过 60mg/d。症状减轻,体重增加,心率降至 80～90 次/分,T_3、T_4 接近正常后可每 2～3 周降量 5mg 共 2～3 个月。最后 5mg/d 维持。避免不规则停药,酌情调整用量。

其他药物:β阻滞剂普萘洛尔 10～20mg Tid,可用于交感神经兴奋性高的 GD 患者,以改善心悸心动过速、精神紧张、震颤和多汗。也可做为术前准备的辅助用药或单独用药。对于甲亢危象、紧急甲状腺手术又不能服用抗甲状腺药物或抗甲状腺药物无法快速起效时可用大剂量普萘洛尔 40mg Qid 快速术前准备。对甲亢性眼病也有一定效果。但在患有支气管哮喘、房室传到阻滞、心力衰竭的患者禁用,1 型糖尿病患者慎用。普萘洛尔对妊娠晚期可造成胎儿宫内发育迟缓、小胎盘、新生儿心动过缓和胎儿低血糖,增加子宫活动和延迟宫颈的扩张等不良反应,因此只能短期应用,一旦甲状腺功能正常立即停药。

在抗甲状腺药物减量期加用甲状腺片 40～60mg/d 或甲状腺素片 50～100μg/d 以稳定下丘脑一垂体一甲状腺轴,避免甲状腺肿和眼病的加重。妊娠甲亢患者在服用抗甲状腺药物也应加用甲状腺素片以防胎儿甲状腺肿和甲减。甲状腺素片还可以通过外源性 T_4 抑制 TSH 从而使 TSAb 的产生减少,减少免疫反应。T_4 还可使 HLA-DR 异常表达减弱。另外可直接作用于特异的 B 淋巴细胞而减少 TSAb 的产生,最终使 GD 得以长期缓解、减少复发。

2.手术治疗

甲亢手术治疗的病死率几乎为零、并发症和复发率低,可迅速和持久达到甲状腺功能正常,并有避免放射性碘及抗甲状腺药物带来的长期并发症和获得病理组织学证据等独特优点,手术能快速有效地控制并治愈甲亢;但仍有一定的复发率和并发症,所以应掌握其适应证和禁忌证。

(1)手术适应证:甲状腺肿大明显或伴有压迫症状者;中重度以上甲亢(有甲亢危象者可考

虑紧急手术);抗甲状腺药物无效、停药后复发、有不良反应而不能耐受或不能坚持长期服药者;胸骨后甲状腺肿伴甲亢;中期妊娠又不适合用抗甲状腺药物者。若甲状腺巨大、伴有结节的甲亢妊娠妇女常需大剂量抗甲状腺药物才有作用,所以宁可采用手术。

(2)手术禁忌证:青少年(<20岁),轻度肿大,症状不明显者;严重突眼者手术后突眼可能加重手术应不予以考虑;年老体弱有严重心、肝和肾等并发症不能耐受手术者;术后复发因粘连而使再次手术并发症增加、切除腺体体积难以估计而不作首选。但对药物无效又不愿意接受放射治疗者有再次手术的报道,术前用超声检查了解两侧腺体残留的大小,此次手术腺叶各留2g左右。

(3)术前准备:术前除常规检查外,应进行间接喉镜检查以了解声带活动情况。颈部和胸部摄片了解气管和纵隔情况。查血钙、磷。为了减少术中出血、避免术后甲亢危象的发生,甲亢手术前必须进行特殊的准备。手术前准备常采用以下两种准备方法即:

1)碘剂为主的准备:在服用抗甲状腺药物一段时间后患者的症状得以控制,心率在80~90次/分,睡眠和体重有所改善,基础代谢率在20%以下,即可开始服用复方碘溶液又称卢戈(Lugol)液。该药可抑制甲状腺的释放,使滤泡细胞退化,甲状腺的血运减少,腺体因而变硬变小,使手术易于进行并减少出血量。卢戈溶液的具体服法有两种:①第一天开始每日3次,每次3~5滴,逐日每次递增1滴,直到每次15滴,然后维持此剂量继续服用。②从第一天开始即为每次10滴,每日3次。共2周左右,直至甲状腺腺体缩小、变硬、杂音和震颤消失。局部控制不满意者可延长服用碘剂至4周。但因为碘剂只能抑制释放而不能抑制甲状腺的合成功能,所以超过4周后就无法再抑制其释放,反引起反跳。故应根据病情合理安排手术时间,特别对女性患者注意避开经期。开始服用碘剂后可停用甲状腺片。因为抗甲状腺药物会加重甲状腺充血,除病情特别严重者外,一般于术前1周停用抗甲状腺药物,单用碘剂直至手术。妊娠合并甲亢需手术时也可用碘剂准备,但碘化物能通过胎盘引起胎儿甲状腺肿和甲状腺功能减退,出生时可引起初生儿窒息。故只能短期碘剂快速准备,碘剂不超过10天。术后补充甲状腺素片以防流产。对于特殊原因需取消手术者,应该再服用抗甲状腺药物并逐步对碘剂进行减量。术后碘剂10滴 Tid 续服5~7天。

2)普萘洛尔准备:普萘洛尔除可做为碘准备的补充外,对于不能耐受抗甲状腺药物及碘剂者,或严重患者需紧急手术而抗甲状腺药物无法快速起效可单用普萘洛尔准备。普萘洛尔不仅起到抑制交感兴奋的作用,还能抑制 T_4 向 T_3 的转化。β-络克同样可以用于术前准备,但该药无抑制 T_4 向 T_3 转化的作用,所以 T_3 的好转情况不及普萘洛尔。普萘洛尔剂量是每次40~60mg,6小时一次。一般在4~6天后心率即接近正常,甲亢症状得到控制,即可以进行手术。由于普萘洛尔在体内的有效半衰期不满8小时,所以最后一次用药应于术前1~2小时给予。术后继续用药5~7天。特别应该注意手术前后都不能使用阿托品,以免引起心动过速。单用普萘洛尔准备者麻醉同样安全、术中出血并未增加。严重患者可采用大剂量普萘洛尔准备但不主张单用(术后普萘洛尔剂量也应该相应地增大),并可加用倍他米松0.5mg/6h和碘番酸0.5mg/6h。甲状腺功能可在24小时开始下降,3天接近正常,5天完全达到正常水平。短期加用普萘洛尔的方法对妊娠妇女及小孩均安全。但前面已提及普萘洛尔的不良反应,所以应慎用。以往认为严重甲亢患者手术会引起甲状腺素的过度释放,但通过术中分析甲状腺静脉和外周静脉血的 FT_3、FT_4 并无明显差异,所以认为甲亢危重病例紧急手术是可取的。

(4)手术方法:常采用颈丛麻醉,术中可以了解发音情况,以减少喉返神经的损伤。对于巨大甲状腺有气管压迫、移位甚至怀疑将发生气管塌陷者,胸骨后甲状腺肿者以及精神紧张者应选用气管插管全麻。

(5)手术方式:切除甲状腺的范围即保留多少甲状腺体积尚无一致的看法。若行次全切除即每侧保留 6～8g 甲状腺组织,术后复发率为 23.8%;而扩大切除即保留约 4g 的复发率为 9.4%;近全切除即保留 <2g 者的复发率为 0%。各组之间复发时间无差异。但切除范围越大发生甲状腺功能减退即术后需长期服用甲状腺片替代的概率越大。如甲状腺共保留 7.3g 或若双侧甲状腺下动脉均结扎者保留 9.8g 者可不需长期替代。考虑到甲状腺手术不仅可以迅速控制其功能,还能使自身抗体水平下降,而且甲减的治疗远比甲亢复发容易处理,所以建议切除范围适当扩大即次全切除还不够,每侧应保留 5g 以下(2～3g 峡部全切除)。当然也应考虑甲亢的严重程度、甲状腺的体积和患者的年龄。巨大而严重的甲亢切除比例应该大一些,年轻患者考虑适当多保留甲状腺组织以适应发育期的需要。术中可以从所切除标本上取同保留的甲状腺相应大小体积的组织称重以估计保留腺体的重量。但仍有误差,所以有作者建议一侧行腺叶切除和另一侧行大部切除(保留 6g)。但常用于病变不对称的结节性甲状腺肿伴甲亢者,病变严重侧行腺叶切除。但该侧发生喉返神经和甲状旁腺损伤的概率相对较保留后薄膜的高,所以也要慎重选择。对极少数或个别 Graves 病突眼显著者,选用甲状腺全切除术,其好处是可降低 TSH 受体自身抗体和其他甲状腺抗体,减轻眶后脂肪结缔组织浸润,防止眼病加剧以致牵拉视神经而导致萎缩,引起失明以及重度突眼,角膜长期显露而受损导致失明。当然也防止了甲亢复发,但需终身服用甲状腺素片。毕竟属于个别患者选用本手术,要详细向患者和家属说,明,取得同意。术前检查血清抗甲状腺微粒体抗体,阳性者术后发生甲减的病例增多。因此,此类患者术中应适当多保留甲状腺组织。

(6)手术步骤:切口常采用颈前低位弧形切口,甲状腺肿大明显者应适当延长。颈阔肌下分离皮瓣,切开颈白线,离断颈前带状肌。先处理甲状腺中静脉,充分显露甲状腺。离断甲状腺悬韧带以利于处理上极。靠近甲状腺组织妥善处理甲状腺上动静脉。游离下极,离断峡部。将甲状腺向内侧翻起,辨认喉返神经后处理甲状腺下动静脉。按前所述保留一定的甲状腺组织,其余予以切除。创面严密止血后缝闭。另一侧同样处理。术中避免喉返神经损伤以外,还应避免损伤甲状旁腺。若被误切应将其切成 1mm 小片种植于胸锁乳突肌内。缝合前放置皮片引流或负压球引流。缝合带状肌、颈阔肌及皮肤。

内镜手术治疗甲亢难度较大,费用高,但术后颈部,甚至上胸部完全没有瘢痕,美容效果明显,受年轻女性,患者欢迎。与传统手术相比,内镜手术时间长,术后恢复时间也无明显优势。甲状腺体积大时不适合该方式。

术后观察与处理:严密观察患者的心率、呼吸、体温、神志以及伤口渗液和引流液。一般 2 天后可拔除引流,4 天拆线。

(7)术中意外和术后并发症的防治:

1)大出血:甲状腺血供丰富,甲亢以及抗甲状腺药物会使甲状腺充血,若术前准备不充分,术中极易渗血。特别在分离甲状腺上动脉时牵拉过度,动作不仔细会造成甲状腺上动脉的撕脱。动脉的近侧端回缩位置又深,止血极为困难。此时应先用手指压迫或以纱布填塞出血处,然后迅速分离上极,将其提出切口,充分显露出血的血管,直视下细心钳夹和缝扎止血。甲状腺下动脉出血时,盲目的止血动作很容易损伤喉返神经,必须特别小心。必要时可在外侧结扎甲状颈干。损伤甲状腺静脉干不仅会引起大出血,还可产生危险的空气栓塞。因此,应立即用手指或湿纱布压住出血处,倒入生理盐水充满伤口,将患者之上半身放低,然后再处理损伤的静脉。

2)呼吸障碍:术中发生呼吸障碍的主要原因除双侧喉返神经损伤外,多是由于较大的甲状腺肿长期压迫气管环,腺体切除后软化的气管壁塌陷所致。因此,如术前患者已感呼吸困难,或经 X 线摄片证明气管严重受压,应在气管插管麻醉下进行手术。如术中发现气管壁已软化,可用丝线将双侧甲状腺后包膜悬吊固定于双侧胸锁乳突肌的前缘处。在缝合切口前试行拔去气管插管,如出现或估计术后会发生呼吸困难,应即做气管造口术,放置较长的导管以支撑受损的气管环,待 2~4 周后气管腔复原后拔除。术后呼吸困难的原因有:血肿压迫、双侧喉返神经损伤、喉头水肿、气管迟发塌陷、严重低钙引起的喉肌或呼吸肌痉挛等,应注意鉴别及时处理。

3)喉上神经损伤:喉上神经之外支(运动支)与甲状腺上动脉平行且十分靠近,如在距上极较远处大块结扎甲状腺上血管时,就可能将其误扎或切断,引起环甲肌麻痹,声带松弛,声调降低。在分离上极时也有可能损伤喉上神经的内支(感觉支),使患者喉黏膜的感觉丧失,咳嗽反射消失,在进流质饮食时易误吸入气管,甚至发生吸入性肺炎。由于喉上神经外支损伤的临床症状不太明显,易漏诊,其发生率远比人们想象的要多,对此应引起更大的注意。熟悉神经的解剖关系,操作细致小心,在紧靠上极处结扎甲状腺上血管,是防止喉上神经损伤的重要措施。

4)喉返神经损伤:喉返神经损伤绝大多数为单侧性,主要症状为声音嘶哑。少数病例双侧损伤,除引起失声外,还可造成严重的呼吸困难,甚至窒息。术中喉返神经损伤可由切断、结扎、钳夹或牵拉引起。前两种损伤引起声带永久性麻痹;后几种损伤常引起暂时性麻痹,可望手术后 3~6 个月内恢复功能。术中最易损伤喉返神经的"危险地区"是:①甲状腺腺叶的后外侧面;②甲状腺下极;③环甲区(喉返神经进入处)。喉返神经解剖位置的多变性是造成损伤的客观原因。据统计,仅约 65% 的喉返神经位于气管食管沟内。约有 4%~6% 病例的喉返神经行程非常特殊,为绕过甲状腺下动脉而向上返行,或在环状软骨水平直接从迷走神经分出而进入喉部(所谓"喉不返神经")。还有一定数量的喉返神经属于喉外分支型,即在未进入喉部之前即已经分支,分支的部位高低和分支数目不定,即术者在明确辨认到一支喉返神经,仍有损伤分支或主干的可能性。预防喉返神经损伤的主要措施是:①熟悉喉返神经的解剖位置及其与甲状腺下动脉和甲状软骨的关系,警惕喉外分支,随时想到有损伤喉返神经的可能;②操作轻柔、细心,在切除甲状腺腺体时,尽可能保留部分后包膜;③缺少经验的外科医师以及手术比较困难的病例,最好常规显露喉返神经以免误伤。为了帮助寻找和显露喉返神经,Simon 提出一个三角形的解剖界标。三角的前边为喉返神经,后边为颈总动脉,底线为甲状腺下动脉。在显露颈总动脉和甲状腺下动脉后,就很容易找到三角的第三个边,即喉返神经。一般可自下向上地显露喉返神经的全过程。喉返神经损伤的治疗:如术中发现患者突然声音嘶哑,应立即停止牵拉或挤压甲状腺体；如发声仍无好转，应立即全程探查喉返神经。如已被切断，应予缝接。如被结扎，应松解线结。如手术后发现声音嘶哑，经间接喉镜检查证实声带完全麻痹，怀疑喉返神经有被切断或结扎的可能时，应考虑再次手术探查。否则可给予神经营养药、理疗、噤声以及短程皮质激素，严密观察，等待其功能恢复。如为双侧喉返神经损伤，应作气管造口术。修补喉返神经的方法可用 6—0 尼龙线行对端缝接法，将神经断端靠拢后，间断缝合两端之神经鞘数针。如损伤神经之近侧端无法找到，可在其远端水平以下相当距离处切断部分迷走神经纤维，然后将切断部分的近端上翻与喉返神经的远侧断端作吻合。如损伤神经之远侧端无法找到，可将喉返神经之近侧断端埋入后环状构状肌中。如两个断端之间缺损较大无法拉拢时，可考虑作肋间神经移植术或静脉套入术。

5)术后再出血：甲状腺血管结扎线脱落以及残留腺体切面严重渗血，是术后再出血的主要原因。一般发生于术后 24～48 小时内，表现为引流口的大量渗血，颈部迅速肿大，呼吸困难甚至发生窒息。术后应常规在患者床旁放置拆线器械，一旦出现上述情况，应马上拆除切口缝线，去除血块，并立即送至手术室彻底止血。术后应放置引流管，并给予大量抗生素。分别双重结扎甲状腺的主要血管分支，残留腺体切面彻底止血并做缝合，在缝合切口前要求患者用力咳嗽几声，观察有无因结扎线松脱而产生的活跃出血，是预防术后再出血的主要措施。

6)手足抽搐：甲状旁腺功能不足(简称甲旁减)是甲状腺次全切除后的一个常见和严重并发症。无症状而血钙低于正常的亚临床甲旁减发生率为 47%，有症状且需服药的为 15%。但永久性甲旁减并不常见。多因素分析提示，甲亢明显、伴有甲状腺癌或胸骨后甲状腺肿等是高危因素。主要是由于术中误将甲状旁腺一并切除或使其血供受损所致。临床症状多在术后 2～3 天出现，轻重程度不一。轻者仅有面部或手足的针刺、麻木或强直感，重者发生面肌及手足抽搐，最严重的病例可发生喉痉挛以及膈肌和支气管痉挛，甚至窒息死亡。由于周围神经肌肉应激性增强，以手指轻扣患者面神经行径处，可引起颜面肌肉的短促痉挛(雪佛斯特征 Chvostek's sign)。用力压迫上臂神经，可引起手的抽搐(陶瑟征 Trousseau's sign)。急查血钙、磷有助诊断，但不一定等报告才开始治疗。治疗方面包括限制肉类和蛋类食物的摄入量，多进绿叶菜、豆制品和海味等高钙、低磷食品。口服钙片和维生素 D_2，后者能促进钙在肠道内的吸收和在组织内的蓄积。目前钙剂多为含维生素 D 的复合剂，如钙尔奇 D 片等。维生素 D_2 的作用在服用后两周始能出现，且有蓄积作用，故在使用期间应经常测定血钙浓度。只要求症状缓解、血钙接近正常即可，不一定要求血钙完全达到正常，因为轻度低钙可以刺激残留的甲状旁腺代偿。在抽搐发作时可即刻给予静脉注射 10% 葡萄糖酸钙溶液 10mL。对手足抽搐最有效的治疗是服用双氢速固醇(A.T.10)。此药乃麦角固醇经紫外线照射后的产物，有升高血钙含量的特殊作用，适用于较严重的病例。最初剂量为每天 3～10mL 口服，连眼 3～4 天后测定血钙浓度，一旦血钙含量正常，即应减量，以防止高钙血症所引起的严重损害。有人应用新鲜小牛骨皮质在 5% 碳酸氢钠 250mL 内煮沸消毒 20 分钟后，埋藏于腹直肌内，以治疗甲状旁腺功能减退，取得了一定的疗效，并可反复埋藏。同种异体甲状旁腺移植尚处于实验阶段。为了保护甲状旁腺，减少术后手足抽搐的发生，术中必须注意仔细寻找并加以保留。在切除甲状腺体时，尽可能保留其背面部分，并在紧靠甲状腺处结扎甲状腺血管，以保护甲状旁腺的血供。还可仔细检查已经切下的甲状腺标本，如发现有甲状旁腺做自体移植。

　　7）甲状腺危象：甲状腺危象乃指甲亢的病理生理发生了致命性加重，大量甲状腺素进入血液循环，增强了儿茶酚胺的作用，而机体却对这种变化缺乏适应能力。近年来由于强调充分做好手术前的准备工作，术后发生的甲状腺危象已大为减少。手术引起的甲状腺危象大多发生于术后 12～48 小时内，典型的临床症状为 39～40℃ 以上的高热，心率快达 160 次/分、脉搏弱，大汗，躁动不安、谵妄以至昏迷，常伴有呕吐、水泻。如不积极治疗，患者往往迅速死亡。死亡原因多为高热虚脱、心力衰竭、肺水肿和水电解质紊乱。还有少数患者主要表现为神志淡漠、嗜睡、无力、体温低、心率慢，最后昏迷死亡，称为淡漠型甲状腺危象。此种严重并发症的发病机制迄今仍不很明确，但与术前准备不足，甲亢未能很好控制密切相关。治疗包括两个方面：①降低循环中的甲状腺素水平—可口服大剂量复方碘化钾溶液，首次 60 滴，以后每 4～6小时 30～40 滴。情况紧急时可用碘化钠 0.25g 溶于 500mL 葡萄糖溶液中静脉滴注，Q6h。24小时内可用 2～3g。碘剂的作用是抑制甲状腺素的释放，且作用迅速。为了阻断甲状腺素的合成，可同时应用丙硫氧嘧啶 200～300mg，因为该药起效相对快，并有在外周抑制 T_4 向 T_3 转化的作用。如患者神志不清可鼻饲给药。如治疗仍不见效还可考虑采用等量换血和腹膜透析等方法，以清除循环中过高的甲状腺素。方法是每次放血 500mL，将其迅速离心，弃去含多量甲状腺素的血浆，而将细胞置入乳酸盐复方氯化钠溶液中再输入患者体内，可以 3～5 小时重复 1 次。但现已经很少主张使用。②降低外周组织对儿茶酚胺的反应性：可口服或肌内注射利血平 1～2mg，每 4～6 小时 1 次；或用普萘洛尔 10～40mg 口服 Q4～6h 或 0.5～1mg 加入葡萄糖溶液 100mL 中缓慢静脉滴注，必要时可重复使用。哮喘和心力衰竭患者不宜用普萘洛尔。甲亢危象对于患者来说是一个严重应激，而甲亢时皮质醇清除代谢增加，因此补充皮质醇是有益的。大量肾上腺皮质激素(氢化可的松 200～500mg/d) 做静脉滴注的疗效良好。其他治疗包括吸氧、镇静剂与退热(可用氯丙嗪)，补充水和电解质，纠正心力衰竭，大剂量维生素特别是 B 族维生素以及积极控制诱因，预防感染等。病情一般于 36～72 小时开始好转，1 周左右恢复。

　　8）恶性突眼：甲亢手术后非浸润性突眼者 71％ 会有改善，29％ 无改善也无恶化。实际上在治疗甲亢的三种方法中，手术是引起眼病发生和加重概率最小的。但少数严重恶性突眼病例术后突眼症状加重，还可逐渐引起视神经萎缩并易导致失明。可能是因为甲亢控制过快又未合用甲状腺素片、手术时甲状腺受损抗原释放增多有关。治疗方法包括使用甲状腺制剂和泼尼松，放射线照射垂体、眼眶或在眼球后注射质酸酶，局部使用眼药水或药膏，必要时缝合眼睑。如仍无效可考虑行双侧眼眶减压术。

　　(8)甲亢手术的预后及随访：

　　甲亢复发：抗甲状腺药物治疗的复发率＞60％。手术复发率为 10％ 左右，近全切除者则更低。甲亢复发的原因多数为当时甲状腺显露不够，切除不足残留过多，甲状腺血供仍丰富。除甲亢程度与甲状腺体积外，药物、放射或手术治疗结束后 TRAb 或 TSAb 的状况也影响预后。无论何种治疗甲状腺激素水平改变比较快，TRAb 或 TSAb 改变比较慢，如果连续多次阴性说明预后好或可停用抗甲状腺药物；如再呈阳性提示 GD 复发的可能性增加，TSAb 阳性复发率为 93％，阴性则为 17％。该指标优于 TRH 兴奋试验。甲亢复发随时间延长而增多，可最迟在术后 10 年再出现。即使临床无甲亢复发，仍有部分患者 T_3 升高，TRH 兴奋试验和 T_3

抑制试验存在异常的亚临床病例。因此应该严密随访。适当扩大切除甲状腺并加用小剂量甲状腺素片可减少复发,达到长期缓解的目的。

再次手术时应注意:①上次手术未解剖喉返神经者,这次再手术就要仔细解剖出喉返神经予以保护;②术前可用 B 超和同位素扫描测量残留甲状腺大小,再手术时切除大的一侧,仅保留其后包膜;③如上次手术已损伤一侧喉返神经,则再次手术就选同侧,全切除残留的甲状腺,同时保留后包膜以保护甲状旁腺。当残留甲状腺周围组织广泛粘连,外层和内层的解剖间隙分离困难时,用剪刀在腺体前面的粘连组织中做锐性分离,尽可能找到内膜层表面,再沿甲状腺包膜小心分离。

甲状腺功能减退:术后甲减的发生率在 6%～20%,显然与残留体积有关。另外与分析方法也有关。因为除临床甲减患者外,还有相当一部分亚临床甲减即尚无甲减表现,但 TSH 已有升高,需用甲状腺素片替代。如儿童甲亢术后 45%存在亚临床甲减。永久性甲减多发生在术后 1～2 年。

(9)放射性^{131}I 治疗:甲状腺具有高度选择性^{131}I 能力,^{131}I 衰变时放出 γ 和 β 射线,其中 β 射线占 99%,β 射线在组织的射程仅 2mm,故在破坏甲状腺滤泡上皮细胞的同时不影响周围组织,可以达到治疗的目的。美国首选^{131}I 治疗的原因是:①快捷方便,不必每 1～3 个月定期根据甲状腺功能而调整药物。②抗甲状腺药物治疗所致白细胞减少和肝损害常引起医疗纠纷,医师不愿涉及。

适应证和禁忌证:目前放射性^{131}I(RAI)治疗 GD 是一种安全有效和可靠的方法,许多中心已将其作为一线首选治疗,特别是对老年患者。并认为 RAI 治疗成年 GD 患者年龄并无下限。已有报道 RAI 不增加致癌危险,对妇女不增加胎儿的致畸性。年轻患者,包括生育年龄的妇女,甚至儿童都可成为其治疗的对象。但毕竟存在放射性,必须强调其适应证:年龄在 25 岁以上,近放宽至 20 岁;对抗甲状腺药物过敏或无效者;手术后复发;不能耐受手术者;^{131}I 在体内转换的有效半衰期不小于 3 天者;甲亢合并突眼者(但有少部分加重)。181 治疗 Graves 甲亢的条件较之以前宽松得多。

放射碘治疗的禁忌证:①妊娠期甲亢属绝对禁忌,因为胎儿 10～12 周开始摄碘。②胸骨后甲状腺肿只宜手术治疗,放射性甲状腺炎可致甲状腺进一步肿大而压迫纵隔。③巨大甲状腺首选手术治疗。④青年人应尽量避免放射碘治疗,但非绝对禁忌。生育期患者接受^{131}I 治疗后的 6～12 个月禁忌妊娠。⑤其他如有严重肝肾疾病者;WBC 小于 3000/mm^{3}者;重度甲亢;结节性肿伴甲亢而扫描提示结节呈"冷结节"者。

RAI 治疗的预后:RAI 治疗后 70%～90%有效,疗效出现在 3～4 周后,3～4 个月乃至 6 个月后可达正常水平。其中 2/3 的患者经一次治疗后即可痊愈,约 1/3 需 2 次或 3 次。甲减是 RAI 治疗的主要并发症,第一年发生甲减的可能性为 5%～10%,以后每年增加 2%～3%,10 年后可达 30%～70%。然而,现在不再认为甲低是^{131}I 治疗的并发症,而是 Graves 甲亢治疗中可接受的最终结果。

因为 RAI 治疗后甲状腺激素和自身抗原会大量释放,加用抗甲状腺药物并避免刺激与感染以防甲亢危象。RAI 是发生和加重眼病的危险因素,抗甲状腺药物如甲巯咪唑以及短期应用糖皮质激素[0.5mg/(kg・d)]2～3 个月可减少眼病的加重。15%眼病加重者可进行眼眶照射和大剂量糖皮质激素。经[131]I治疗后出现甲低的患者中,其眼病恶化者的比例远低于那些持续甲亢而需要重复 31I 治疗者。此外,有人认为 Graves 眼病和甲亢的临床表现一样,都有一个初发—逐渐加重并稳定于一定水平—以后逐渐缓解的自然过程。[131]I治疗可使甲亢很快控制,而眼病继续按上述过程进展,因而被误认为是 HI 治疗所致。研究表明:[131]I治疗并不会引起新的眼病发生,但可使已存在的活动性突眼加重,对这类患者同时使用糖皮质激素可有效地预防其恶化。因此目前认为 Graves 甲亢伴有突眼者也不是[131]I治疗的禁忌证,同时使用糖皮质激素,及时纠正甲低等措施可有效地预防其对眼病的不利影响。

(10)血管栓塞:是近年应用于临床治疗 GD 的一种新方法。1994 年 Calkin 等进行了首例报道,我国 1997 年开始也在临床应用。方法是在数字减影 X 线电视监视下,采用 Seldinger 技术,经股动脉将导管送入甲状腺上动脉,缓慢注入与造影剂相混合的栓塞剂(聚乙烯醇、白芨粉或吸收性明胶海绵),直至血流基本停止,可放置螺圈以防复发;栓塞完毕后再注入造影剂,若造影剂明显受阻即表示栓塞成功。若甲状腺下动脉明显增粗,也一并栓塞。因此,该疗法的甲状腺栓塞体积可达 80%~90%,与手术切除的甲状腺量相似。综合国内外初步的应用经验,栓塞治疗后其甲亢症状明显缓解,T_3、T_4逐渐恢复正常,甲状腺也逐渐缩小,部分病例甚至可缩小至不可触及。

Graves 病介入栓塞治疗的病理研究:在栓塞后近期内主要表现为腺体急性缺血坏死。然后表现为慢性炎症持续地灶性变性坏死、纤维组织增生明显、血管网减少、滤泡减少萎缩、部分滤泡增生被纤维组织包裹不能形成完整的腺小叶结构,这是微循环栓塞治疗 Graves 病中远期疗效的病理基础。

二、结节性毒性甲状腺肿

本病又称 Plummer 病,属于继发性甲亢,先发生结节性甲状腺肿多年,然后逐渐出现功能亢进,其发病原因仍然不明。在 1970 年前无辅助诊断设备时,临床上容易将继发性甲亢与原发甲亢相混淆。随着科技发展,碘扫描及彩色多普勒超声对甲状腺诊断技术的应用,很多高功能甲状腺结节得以发现,提高了继发性甲亢的诊断率。

该病多发生于单纯性甲状腺肿流行地区,由结节性甲状腺肿继发而来。近 20 年来结节性甲状腺肿的检出率呈上升趋势,发现毒性甲状腺肿、结节性甲状腺肿检出率与饮用低碘水和碘盐供给时间明显相关,补碘后毒性甲状腺肿发病率升高。自主功能结节学说认为其发病机制是患者的甲状腺长期缺碘后形成自主性功能结节。"自主性"是指甲状腺细胞的功能活动对 TSH 的不依赖性,结节愈大摄入碘愈多者,愈易发生甲亢。另有学者认为之所以发生甲亢是免疫缺陷,其病理基础是结节性甲状腺肿的甲状腺细胞在补碘后逐渐突变为功能自主性细胞,累积到一定数量,就会导致甲亢。此外,部分结节性甲状腺肿伴发甲亢的患者原本就是 Graves 病,由于生活在严重缺碘地区,甲状腺激素合成的原料不足,合成激素水平低而缺乏特征性的临床症状,补以足量的碘以后,激素合成显著增加,才出现甲亢症状。所以,无论是功能自主性结节还是 Graves 病,都属于甲状腺自身免疫性疾病。还有学者从基因水平分析发现,其发病与 TSH 受体基因突变有关。因此其发病有一定的遗传因素。这些学说分别为临床治疗提供了相应的依据。

该病多见于中老年人,由于甲状腺素的分泌增多,加强了对腺垂体的反馈抑制作用,突眼罕见。症状较 GD 轻,但可突出于某一器官,尤其是心血管系统。消耗和乏力较明显,可伴有畏食如无力型甲亢。扣诊时甲状腺并不明显肿大,但可触及单个或多个结节。甲状腺功能检查诊断 Plummer 病的可靠性不如 Graves 病,甲状腺功能常在临界范围。TRH 兴奋试验在老年患者中较 T_3 抑制试验更为安全。同位素扫描提示摄碘不均且不浓聚于结节。

Plummer 病一般应采用手术治疗,多发结节的癌变率为 10.0%,因甲亢患者尚有 2.5%~7.0%合并甲状腺癌。因此,应积极选择手术治疗。此外,放射性核素治疗并不能根除结节,尤其是巨大结节有压迫症状、怀疑恶变、不宜药物治疗者以及不愿接受放射治疗的患者更应手术治疗。须注意的是,对于巨大、多发性甲状腺结节(100g 以上)患者行放射碘治疗的放射剂量是 Graves 病的 4 倍。所以,手术治疗可做为结节性甲状腺肿继发甲亢的首选方法特别是疑有甲状腺癌可能的病例。对于切除范围,因为有的结节高功能,有的结节因有囊性变,为胶状体,功能就不一定相同,所以要全面考虑,对结节多的一侧行腺叶全切。对伴有严重的心、肾或肺部疾患不能耐受手术的患者,亦可考虑作同位素治疗,也有作者将 RAI 治疗列为首选,但所需剂量较大,约为治疗 Graves 病的 5~10 倍。

三、毒性甲状腺腺瘤

毒性甲状腺腺瘤亦称高功能腺瘤,指甲状腺体内有单个(少见多发)的不受脑垂体控制的自主性高功能腺瘤,而其周围甲状腺组织则因 TSH 受反馈抑制呈相对萎缩状态。发病机制不明。发病年龄多为中年以后,甲亢症状一般较轻,某些仅有心动过速、消瘦、乏力和腹泻。不引起突眼。

早期摄[131]I 率属正常或轻度升高,但 T_3 抑制试验提示摄[131]I 率不受外源性 T_3 所抑制,TRH 兴奋试验无反应。T_3、T_4 测定对诊断有帮助,特别是 T_3。因为此病易表现为 T_3 型甲亢,TRAb、TSAb 多为阴性有助于与 GD 鉴别。同位素扫描可显示热结节,周围组织仅部分显示或不显示(给予外源性 TSH 10 国际单位后能重新显示,以鉴别先天性一叶甲状腺)。毒性甲状腺腺瘤也有恶性可能应行手术治疗,术前准备同 Graves 病,但腺体切除的范围可以缩小,作病变一侧的腺叶切除即可。RAI 治疗剂量应较大。

第四节　甲状腺炎

甲状腺炎在临床上并不是单一的疾病,而是由多种病因引起的甲状腺炎症性疾病的统称,临床上并不少见。通常把甲状腺炎分为三大类,即急性甲状腺炎、亚急性甲状腺炎和慢性甲状腺炎。它们的病因各异,并具有不同的临床特征和病理变化。应当充分认识它们各自的特点,以防误诊、误治的发生。把慢性甲状腺炎当作肿瘤而行不必要的甲状腺切除手术是临床上常犯的错误。

一、急性化脓性甲状腺炎

由于甲状腺血流丰富,且自身含碘量丰富,因此具有很强的抵御感染的能力,临床上急性化脓性甲状腺炎相当罕见。然而一旦发生,往往病程非常凶险,甚至危及生命。儿童多于成人。其感染来源多数是由颈部的其他感染病灶直接扩展而来。持续存在的下咽部梨状窝瘘可使儿童甲状腺对感染的易感性增加,从而引起急性化脓性炎症。少数可能是细菌经由血行途径进入甲状腺而形成脓肿。致病菌一般为金黄色葡萄球菌溶血性链球菌或肺炎球菌。感染可以发生在正常甲状腺,呈现出弥散性的特征。也可以发生在甲状腺原有结节内,形成局限性炎症。炎症如未能控制而继续发展,可使组织坏死并形成脓肿。脓肿可穿破到周围组织中,一旦向后方破入纵隔或气管,可导致死亡。

本病起病急骤,全身表现为高热、寒战,局部可出现颈前区皮肤红肿、皮肤温度升高等炎症表现,并出现颈部疼痛,触痛明显。头部转动或后仰时疼痛加重。如果脓肿较大,可使气管受压,患者出现气急、吸气性呼吸困难。体检可扪及甲状腺肿大,压痛,血 WBC 和中性粒细胞升高。脓肿形成后,B 超检查可以显示甲状腺增大,内可见蜂窝状强回声区和无回声相混合的肿块,肿块内透声差,可见弱回声点漂浮。亦可见甲状腺内无回声区,内有絮状、点状回声,边界不清。甲状腺周围可见边界不清的低密度带。CT 检查显示甲状腺肿大,其内有单发或者多发液性暗区,甲状腺外侧有广泛的低密度影。如果病灶较大,可使气管明显偏向健侧。核素扫描甲状腺区可出现放射性分布稀疏的图像或"冷结节"。甲状腺功能多数正常,感染严重者降低。因该病罕见,临床上对其认识不足,故时有误诊。做出正确诊断的关键在于提高对本病的认识。本病需要与颈部其他炎症性病变鉴别,如急性咽喉炎、化脓性扁桃体炎、急性腮腺炎、颈椎前间隙脓肿等,还需与亚急性甲状腺炎作鉴别。B 超引导下对甲状腺内的液性病灶进行穿刺,抽出脓液则可明确诊断。

对本病的治疗原则一是早期应用抗生素,有可能使炎症消退。二是如有脓肿形成,应及时切开排脓。手术应在全麻下进行。多采取颈前弧形切口,显露甲状腺后先穿刺抽脓,确定脓肿的位置后可用电刀切开表面的甲状腺组织,将脓液吸出。妥善止血后,置乳胶管引流。如果脓肿已经穿破到周围组织中,应将组织间隙的脓液清洗干净,伤口开放引流,待感染完全控制后行Ⅱ期伤口缝合。由梨状窝瘘引起的感染应在感染控制 3 个月后再次手术,切除瘘管,否则感染容易复发。

二、亚急性甲状腺炎

与急性化脓性甲状腺炎不同,亚急性甲状腺炎是一种非化脓性甲状腺炎性疾病,又称肉芽肿性、巨细胞性甲状腺炎。该症 1904 年首先由 De Quervain 描述,故又称为 De Quervain 病。多见于 20~50 岁女性,女性发病是男性的 4 倍以上。

(一)病因

本病的发病原因至今尚未完全确定。因常继发于流行性感冒、扁桃体炎和病毒性腮腺炎,故一般认为其病因可能与病毒感染或变态反应有关。患者血中可检出病毒抗体,最常见的是柯萨奇病毒抗体,其次是腺病毒抗体、流感病毒及腮腺炎病毒抗体。一些合并流行性腮腺炎的亚急性甲状腺炎患者的甲状腺组织内可以培养出流行性腮腺炎病毒,说明某些亚急性甲状腺炎是由流行性腮腺炎病毒感染所致。另外,有报道认为亚急性甲状腺炎与人白细胞抗原 HLA-Bw35 有关,提示对病毒的易感染性具有遗传因素。

(二)病理

巨检标本可见甲状腺明显肿大,组织充血和水肿,质地较实。双叶可不对称,常以一叶肿大为主。但以后往往会累及另一侧腺叶,故本病又称为"匐行性"甲状腺炎。感染使甲状腺滤泡破坏,释放出的胶体可引起甲状腺组织内的异物样反应。切面上可见透明的胶质,其中有散在的灰色病灶。显微镜下见甲状腺实质组织退化和纤维组织增生,有大量慢性炎症细胞、组织细胞和吞有胶性颗粒的巨细胞。在退化的甲状腺滤泡周围见有肉芽组织形成。这种病变与结核结节相似,故本病又称为巨细胞性或肉芽肿性和假结核性甲状腺炎。

(三)临床表现

亚急性甲状腺炎按其自然病程可分为四期,即急性期(甲亢期)、缓解早期(甲状腺功能正常期)、缓解期(甲状腺功能减退期)、恢复期(甲状腺体功能正常期)。病程一般持续 2~3 个月。由于患者就诊时处于疾病的不同时期,临床表现可有很大不同,有些患者可有典型症状,而有些病例症状不明显,易被误诊。常见的临床表现包括下列几方面:

(1)上呼吸道感染或流感症状:如咽痛、发热、肌肉酸痛等。

(2)甲亢症状:可出现烦躁不安、心悸、多汗、怕热等症状。是由于甲状腺滤泡破坏,甲状腺激素释放入血而致。

(3)甲状腺病变的局部表现:表现为颈前区肿痛,疼痛向颌下、耳后放射,咀嚼和吞咽时疼痛加剧。体检可发现甲状腺一侧叶或双侧叶肿大,质坚韧,压痛明显,表面高低不平,与周围组织无粘连,甲状腺可随吞咽而上下活动。周围淋巴结不肿大。

(4)有些患者可以出现眼征,如眼眶疼痛,突眼,上眼睑收缩等。

(5)实验室检查可见血沉增快,基础代谢率升高,血清蛋白结合碘值升高,^{131}I 摄取率降低,T_3、T_4 值升高,TSH 降低。这种血清蛋白结合碘升高和 181I 吸收率降低的分离现象是亚急性甲状腺炎急性期的重要特征之一。

(6)B 超检查显示甲状腺体积增大,呈低回声改变,可无明显结节样回声,甲状腺边界模糊。血流信号改变可无变化;CT 与 MRI 可发现甲状腺肿大,增强后组织呈不均匀改变。

(7)甲状腺核素影像特征为甲状腺不显影,或轻度显影,而影像模糊不清,形态失常,放射性分布稀疏不均匀等;也可表现为"冷结节",是由于局灶性放射性核素不吸收所致。有研究发现,核素扫描时唾液腺部位的放射性分布相对增强,唾液腺/甲状腺吸收率比值明显增高,该比值可做为一项有用的指标,对诊断有一定的意义。

当患者出现诸如上呼吸道感染和甲亢高代谢症状,甲状腺部位疼痛并向周围放射,触有结节、血清蛋白结合碘值升高而 ^{131}I 摄取率明显下降等典型症状和体征时,应考虑此病。少数病例临床表现不典型,可以仅表现为甲状腺肿大或结节形成,或仅有轻度甲亢症状,甲状腺不肿大或轻度肿大,也无疼痛。但如果血清蛋白结合碘值升高,^{131}I 摄取率降低,T_3、T_4 值升高,TSH 降低,也可诊断为此病。该病早期应与咽喉炎、扁桃体炎、上呼吸道感染、急性化脓性甲状腺炎鉴别;病程中期需与慢性淋巴细胞性甲状腺炎鉴别,后者一般没有发热,血清甲状腺过氧化物酶(TPO)、抗甲状腺球蛋白抗体(TGA)升高,细针穿刺可见大量淋巴细胞。病程后期应与甲状腺癌相鉴别,后者无甲亢表现,细针穿刺可见到恶性肿瘤细胞。

(四)治疗

本病有自限性,可自发地缓解消失,但多数仍需要药物治疗。主张采用类固醇药物和甲状腺制剂治疗。

（1）常用的类固醇药物为泼尼松,每日 20～40mg,分次口服,持续 2～4 周,症状缓解后减量维持 1～2 个月。亦可先用氢化可的松,每日 100～200mg,静脉滴注,1～2 天后改用口服泼尼松,2 周后逐渐减少药量,维持用药 1～2 个月。

（2）甲状腺片每日 40～120mg,或甲状腺素片每日 50～100μg,症状缓解后减量,维持 1～2 个月。

（3）本病多不需要手术治疗。对伴有甲状腺肿瘤者,需切除病变的甲状腺。

（4）本病本身并不需要抗生素治疗,但如果合并其他细菌性感染者,可根据情况选用敏感抗生素。

三、慢性甲状腺炎

慢性甲状腺炎主要有两种情况,一是慢性淋巴细胞性甲状腺炎,二是硬化性甲状腺炎,予以分别叙述。

(一)慢性淋巴细胞性甲状腺炎

慢性淋巴细胞性甲状腺炎由日本人桥本(Hashim－oto,1912)根据组织学特征首先报道,故又称为桥本甲状腺肿。

1.病因

慢性淋巴细胞性甲状腺炎是一种自身免疫性疾病。在多数患者的血清和甲状腺组织内含有针对甲状腺抗原的抗体,如抗甲状腺球蛋白抗体(TGA)、抗甲状腺微粒体抗体(TMA－Ab)和抗甲状腺过氧化物酶抗体(TPO－Ab)等。其发病机制可能与机体的免疫耐受性遭受破坏有关,机体产生了针对自体甲状腺的免疫应答反应。遗传因素在本病的发病过程中也可能存在一定的作用,因为同一家族中发病的情况很多见。研究发现其遗传因子为人类白细胞抗原 HLA 基因复合体,位于第 6 号染色体短臂,编码产物为 HLA Ⅰ类分子和 HLA Ⅱ类分子,后两者可刺激 T 细胞产生细胞毒作用和产生各种细胞因子。此外,该病可能与环境因素有一些关系,比如过量摄入碘可使自身免疫性甲状腺炎恶化。流行病学发现,居住在高碘地区的居民血清中抗甲状腺球蛋白抗体的浓度较高。由于本病以女性多见,有人认为可能与雌激素也有关系。

2.病理

巨检标本可见甲状腺多呈弥散性肿大,表面光滑或呈细结节状。质地坚韧,包膜完整,无粘连。切面上呈灰白或灰黄色,无光泽。镜下病变主要表现为三方面:①滤泡破坏、萎缩,滤泡腔内胶质含量减少,滤泡上皮细胞胞浆呈明显的嗜酸染色反应,称为 Hurthle 嗜酸性细胞;②细胞间质内淋巴细胞和浆细胞浸润,进而在甲状腺内形成具有生发中心的淋巴滤泡;③间质内有纤维组织增生,并形成间隔。根据病变中淋巴细胞浸润和纤维组织增生比例的不同,可分为三种病理类型:①淋巴样型:以淋巴细胞浸润为主,纤维组织增生不明显;②纤维型:以纤维结缔组织增生为主,淋巴细胞浸润不十分明显;③纤维淋巴样型:淋巴组织和纤维结缔组织均有增生。

3.临床表现

本病主要见于 40 岁左右的中年妇女,男性少见,男女之比约为 1：20。本病病变演变缓慢,起病后少数患者可无任何症状。多数患者往往有下列表现:

(1)颈部非特异症状:可有颈前区不适,局部有疼痛和压痛,严重者可有压迫症状,出现呼吸或吞咽困难。多系肿大的甲状腺压迫气管或食管所致。极少压迫喉返神经,故无声音嘶哑。

(2)大多数患者有甲状腺肿大,多呈弥散性,但也有表现为结节样不对称性。病变常累及双侧腺体,但部分患者为单侧肿大,可能为发病的早期。甲状腺质较硬,如橡皮样,表面一般是平坦的,但也可呈结节样改变。与周围组织无粘连,可随吞咽上下移动。

(3)多数患者有甲状腺功能方面的变化,在病程早期可有轻度甲亢表现,而到病程后期则出现甲状腺功能减退的表现。约60%的患者以甲状腺功能减低为首发症状。

4.辅助检查

(1)血清抗甲状腺球蛋白抗体(TGA-Ab)的测定是诊断的主要手段。其阳性率可达60%左右。而抗甲状腺微粒体抗体(TMA-Ab)的阳性率可达95%左右。此外,抗甲状腺过氧化物酶抗体(TPO)-Ab)的阳性率更高。

(2)甲状腺功能检查:在疾病的不同阶段,检查的结果可有不同,早期 T_3、T_4 值升高,TSH值降低,而后期则可能相反。部分患者可伴血沉增快、抗核抗体滴度增高。

(3)影像学检查:CT、MRI、B超等检查无特征性表现,无助于本病的诊断,仅可做为病变范围及疗效的评估。

(4)同位素扫描:甲状腺放射性分布往往不均匀,有片状稀疏区。

(5)穿刺细胞学及病理检查见甲状腺间质内多量的淋巴细胞和浆细胞浸润。

5.诊断和鉴别诊断

本病的诊断要结合临床表现、实验室检查和细胞病理学检查三方面的情况来决定。仅有临床症状而无实验室和细胞病理学方面的依据则不能做出诊断。其中细胞病理学检查是确诊的依据。对于临床上考虑为本病者,应行实验室检查,如果放免法测定的 TGA-Ab 和 TPO-Ab 值均大于50%便有诊断意义。若临床表现不典型,两者结果两次≥60%也可确诊。近来,TCA-Ab 的临床意义已大大逊于 TMA-Ab 及 TPO-Ab。多数认为后两者,甚至只要 TPO-Ab 的滴度增高便有诊断意义。进一步行细针穿刺细胞学检查,若间质内见到多量淋巴细胞和浆细胞浸润则可确定诊断。细针穿刺细胞学检查是诊断慢性甲状腺炎简便、有效的方法。但必须满足以下三个条件:①标本量足够;②由经验丰富的细胞学家读片;③穿刺到所指定的病变部位,否则常可误诊或漏诊。该病应与甲状腺癌进行鉴别。慢性淋巴细胞性甲状腺炎与甲状腺癌可以同时存在,两者之间的关系尚不明确。但在两者的病灶内发现 PI3 K/Akt 高表达,提示慢性淋巴细胞性甲状腺炎与分化型甲状腺癌的发生存在某些相关的分子机制。临床上常发现,因甲状腺癌而切除的甲状腺标本癌旁组织呈慢性淋巴细胞性甲状腺炎改变。而慢性淋巴细胞性甲状腺炎患者在随访过程中有部分可以出现甲状腺癌,其发生概率是正常人的三倍。慢性淋巴细胞性甲状腺炎的甲状腺多呈双侧弥散性增大,质地韧而不坚。而甲状腺癌的病灶多呈孤立性,质地坚硬。穿刺细胞学检查可资鉴别。如在慢性淋巴细胞性甲状腺炎的基础上出现单发结节或出现细小钙化,应警惕发生甲状腺癌的可能。慢性淋巴细胞性甲状腺炎常常合并存在其他自身免疫性疾病,如重症肌无力、原发性胆管硬化、红斑狼疮等,在诊断时应当引起注意,以免漏诊。

6.治疗

本病发展缓慢,可以维持多年不变,少数病例自行缓解,多数患者最终将发展成甲状腺功能减退。如无临床症状,无甲减,TSH(或 S−TSH)也不增高可不治疗,定期随访即可。如已有甲减或 TSH 增高,提示存在亚临床型甲减,应给予治疗。原则是长期的甲状腺激素抑制和替代疗法。目前常用的口服药物有两类,①甲状腺干燥制剂,系牛和猪的甲状腺提取物,各种制剂中甲状腺激素含量可能不同。②合成的 T_4 制剂,即左甲状腺素片,剂量恒定,半衰期长。应用时先从小剂量开始,甲状腺干燥制剂每日 20mg,左甲状腺素片 $25\mu g$,以后逐渐加量,使 TSH 值维持在正常水平的低限,使 T_3 和 T_4 值维持在正常范围。确定维持量后,一般每 3～6 个月复查甲状腺功能,并根据甲状腺功能情况调整药物剂量。一般不建议应用类固醇药物,当单独应用甲状腺制剂后甲状腺缩小不明显,疼痛和压迫症状未改善时可考虑合并使用。类固醇激素可使甲状腺缩小,硬度减轻,甲状腺抗体效价下降,一般用量为泼尼松 30～40mg/d,1 个月后减量到 5～10mg/d,病情稳定后即可停用。

单纯性慢性淋巴细胞性甲状腺炎不采用手术治疗,因手术切除甲状腺可使原有的甲状腺功能减退进一步加重。但有下列情况可考虑手术治疗:①口服甲状腺制剂后甲状腺不缩小,仍有压迫症状;②有可疑结节、癌变或伴随其他肿瘤;③肿块过大、影响生活和外观。术前了解有无甲减,然后决定处理方案。仅有压迫症状,以解除压迫为目的,仅需作峡部切除或部分腺叶切除。疑有甲状腺癌或其他恶性肿瘤时,应做术中活检,一旦证实为癌时,按甲状腺癌选择术式。如不能排除恶性肿瘤或肿块过大时,也可考虑做腺叶切除或腺叶大部切除术。

因诊断为其他甲状腺结节而手术时,如果从大体病理上怀疑为慢性淋巴细胞性甲状腺炎时,应切取峡部做冰冻切片,并详细探查双侧甲状腺有无其他病变及可疑结节,一旦确诊为无伴随病的慢性淋巴细胞性甲状腺炎时,只作峡部切除,以免术后甲减。

(二)硬化性甲状腺炎

本病极为罕见,是以甲状腺实质组织的萎缩和广泛纤维化,以及常累及邻近组织为特征的疾病。首先由 Riedel 描述,所以又称为 Riedel 甲状腺炎,还有其他的一些名称,如纤维性甲状腺炎、慢性木样甲状腺炎和侵袭性甲状腺炎等。本病原因不明确,有人提出是其他甲状腺炎的终末表现。也有人认为本病属原发性,可能是一组被称为炎性纤维性硬化疾病的一种表现形式。常合并存在其他纤维性硬化疾病,如纵隔和腹膜纤维化、硬化性胆管炎等。病变常累及甲状腺的两叶,滤泡和上皮细胞明显萎缩,滤泡结构大量破坏,被广泛玻璃样变性的纤维组织替代,在大量增生的纤维组织中仅见若干分散的小的萎缩的滤泡,血管周围有淋巴细胞和浆细胞浸润,常出现纤维组织包裹的静脉管壁炎。病变常累及周围的筋膜、肌肉、脂肪和神经组织。本病多见于中、老年女性。起病缓慢,无特殊症状。主要表现为甲状腺肿块,质地坚硬,边界不清,甲状腺因与周围组织有致密粘连而固定,局部很少有明显的疼痛或压痛。常出现压迫症状,引起吞咽困难、声音嘶哑和呼吸困难,严重时可以出现重度通气障碍。甲状腺肿大的程度和压迫症状的程度常不对称,腺体肿大不明显而其压迫症状较为突出的特点有助于诊断。附近淋巴结不肿大。甲状腺功能一般正常,严重者可有甲状腺功能减退。抗甲状腺抗体效价多数在正常范围,少数病例可出现一过性滴度升高。碘摄取率降低,核素扫描病变区可出现"冷"结节。本病应与甲状腺癌和慢性淋巴细胞性甲状腺炎相鉴别。慢性淋巴细胞性甲状腺炎虽累及整个甲状腺,但不侵犯周围组织,且甲状腺破坏程度轻,甲状腺内有多量淋巴细胞浸润和淋巴滤泡形成。根据这些特点可资鉴别。本病治疗应给予口服甲状腺制剂。尚可考虑应用类固醇药物,有助于减轻压迫症状。有人推荐使用他莫昔芬,40mg/d,分两次口服,1~2周后可望甲状腺变软,压迫症状随之减轻。3个月内甲状腺缩小,1年后虽被压迫的喉返神经麻痹不能恢复,发音却可改善。如药物不良反应明显,可减量维持使用。如气管压迫症状明显,可切除或切开甲状腺峡部以缓解症状。不能排除甲状腺癌时,应作活检。

第五节　单纯性甲状腺肿

单纯性甲状腺肿是一类仅有甲状腺肿大而无甲状腺功能改变的非炎症、非肿瘤性疾病,又称为无毒性甲状腺肿。其发病原因系体内碘含量异常或碘代谢异常所致。按其流行特点,通常可分为地方性和散发性两种。

一、病因

(一)碘缺乏

居住环境中碘缺乏是引起地方性甲状腺肿的主要原因。地方性甲状腺肿,又称缺碘性甲状腺肿,是由于居民居住的环境中缺碘,饮食中摄入的碘不足而使体内碘含量下降所致。世界上约三分之一的人口受到该病的威胁,尤其是不发达国家可能更为严重,而该病患者可能超过2亿。根据WHO的标准,弥散性或局限性甲状腺肿大的人数超过总人口数10%的地区称为地方性甲状腺肿流行区。流行区大多远离河海,以山区、丘陵地带为主。东南亚地区中以印度、印尼、中国比较严重。欧洲国家中以意大利、西班牙、波兰、匈牙利和前南联盟国家为主。我国地方性甲状腺肿的流行范围比较广泛,在高原地区和各省的山区如云南、贵州、广西、四川、山西、河南、河北、陕西、青海和甘肃,甚至山东、浙江、福建等都有流行。

碘是合成甲状腺激素的主要原料,主要来源于饮水和膳食中。在缺碘地区,土壤、饮水和食物中碘含量很低,碘摄入量不足,使甲状腺激素合成减少,出现甲状腺功能低下。机体通过反馈机制使脑垂体促甲状腺激素(TSH)分泌增加,促使甲状腺滤泡上皮增生,甲状腺代偿性肿大,以加强其摄碘功能,甲状腺合成和分泌甲状腺激素的能力则得以提高,使血中激素的水平达到正常状态。这种代偿是由垂体,甲状腺轴系统的自身调节来实现的。此时若能供应充分的碘,甲状腺肿则会逐渐消退,甲状腺滤泡复原。如果长期缺碘,甲状腺将进一步增生,甲状腺不同部位的摄碘功能及其分泌速率出现差异,而且各滤泡的增生和复原也因不均衡而出现结节。

(二)生理因素

青春发育期、妊娠期和绝经期的妇女对甲状腺激素的需求量增加,也可发生弥散性甲状腺肿,但程度较轻,多可自行消退。

(三)致甲状腺肿物质

流行区的食物中含有的致甲状腺肿物质,也是造成地方性甲状腺肿的原因,如萝卜、木薯、卷心菜等。如摄入过多,也可产生地方性甲状腺肿。

(四)水污染

水中的含硫物质、农药和废水污染等也可引起甲状腺肿大。饮水中锰、钙、镁、氟含量增高或钴含量缺乏时可引起甲状腺肿。钙和镁可以抑制碘的吸收。氟和碘在人体中有拮抗作用,锰可抑制碘在甲状腺中的蓄积,故上述元素均能促发甲状腺肿大。铜、铁、铝和锂也是致甲状腺肿物质,可能与抑制甲状腺激素分泌有关。

(五)药物

长期服用硫尿嘧啶、硫氰酸盐、对氨基水杨酸钠、B族维生素、过氯酸钾等也可能是发生甲状腺肿的原因。

(六)高碘

长期饮用含碘高的水或使用含碘高的食物可引起血碘升高,也可以出现甲状腺肿,如日本的海岸性甲状腺肿和中国沿海高碘地区的甲状腺肿。其原因一是过氧化物功能基被过多占用,影响酪氨酸氧化,使碘有机化受阻;二是甲状腺吸碘量过多,类胶质产生过多而使甲状腺滤泡增多和滤泡腔扩大。

二、病理

无论地方性或散发性甲状腺肿,其发展过程的病理变化均分为三个时相,早期为弥散性滤泡上皮增生,中期为甲状腺滤泡内类胶质积聚,后期为滤泡间纤维化结节形成。病灶往往呈多源性,且同一甲状腺内可同时有不同时相的变化。

(一)弥散增生性甲状腺肿

甲状腺呈弥散性、对称性肿大,质软,饱满感,边界不清,表面光滑。镜检下见甲状腺上皮细胞由扁平变为立方形,或呈低柱形、圆形或类圆形滤泡样排列。新生的滤泡排列紧密,可见小乳头突入滤泡腔,腔内胶质少。滤泡间血管增多,纤维组织增多不明显。

(二)弥散胶样甲状腺肿

该阶段主要是因为缺碘时间较长,代偿性增生的滤泡上皮不能持续维持增生,进而发生复旧和退化,而滤泡内胶质在上皮复退后不能吸收而潴留积聚。甲状腺弥散性肿大更加明显,表面可有轻度隆起和粘连,切面可见腺肿区与正常甲状腺分界清晰,成棕黄色或棕褐色,甚至为半透明胶冻样,这是胶性甲状腺肿名称的由来。腺肿滤泡高度扩大,呈细小蜂房样,有些滤泡则扩大呈囊性,囊腔内充满胶质。无明显的结节形成。镜检下见滤泡普遍性扩大,滤泡腔内充满类胶质,腺上皮变得扁平。细胞核变小而深染,位于基底部。囊腔壁上可见幼稚立方上皮,有时还可见乳头样生长。间质内血管明显增多,扩张和充血,纤维组织增生明显。

(三)结节性甲状腺肿

是病变继续发展的结果。扩张的滤泡相互聚集,形成大小不一的结节。这些结节进一步压迫结节间血管,使结节血供不足而发生变性、坏死、出血囊性变。肉眼观甲状腺增大呈不对称性,表面结节样。质地软硬不一,剖面上可见大小不一的结节和囊肿。结节无完整包膜,可见灰白色纤维分割带,可有钙化和骨化。显微镜下呈大小不一的结节样结构,不同结节内滤泡密度、发育成熟度、胶质含量很不一致。而同一结节内差异不大。滤泡上皮可呈立方样、扁平样或柱状,滤泡内含类胶质潴留物,有些滤泡内有出血、泡沫细胞、含铁血黄素等。滤泡腔内还可以见到小乳头结构。滤泡之间可以看到宽窄不同纤维组织增生。除上述变化外,结节性甲状腺肿可以合并淋巴细胞性甲状腺炎,可伴有甲亢,还可伴有腺瘤形成。以前的研究认为,甲状腺肿可以癌变。近年有研究认为,结节性甲状腺肿为多克隆性质,属于瘤样增生性疾病,与癌肿的发生无关。而腺瘤为单克隆性质,与滤泡性腺癌在分子遗传谱学表型上有一致性。这种观点尚需进一步研究证实。

三、临床表现

单纯性甲状腺肿除了甲状腺肿大以及由此产生的症状外,多无甲状腺功能方面的改变。甲状腺不同程度的肿大和肿大的结节对周围器官的压迫是主要症状。国际上通常将甲状腺肿大的程度分为四度:Ⅰ度是头部正常位时可看到甲状腺肿大;Ⅱ度是颈部肿块使颈部明显变粗(脖根粗);Ⅲ度是甲状腺失去正常形态,凸起或凹陷(颈变形),并伴结节形成;Ⅳ度是甲状腺大于本人一拳头,有多个结节。早期甲状腺为弥散性肿大,随病情发展,可变为结节性增大。此时甲状腺表面可高低不平,可触及大小不等的结节,软硬度也不一致。结节可随吞咽动作而上下活动。囊性变的结节如果囊内出血,短期内可迅速增大。有些患者的甲状腺巨大,可如儿头样大小,悬垂于颈部前方。可向胸骨后延伸,形成胸骨后甲状腺肿。过大的甲状腺压迫周围器官组织,可出现压迫症状。气管受压,可出现呼吸困难,胸骨后甲状腺肿更易导致压迫,长期压迫可使气管弯曲、软化、狭窄、移位。食管受压可以出现吞咽困难。胸骨后甲状腺肿可以压迫颈静脉和上腔静脉,使静脉回流障碍,出现头面部及上肢瘀血水肿。少数患者压迫喉返神经引起声音嘶哑,压迫颈交感神经引起霍纳综合征等。

影像学检查方面,对弥散性甲状腺肿B超和CT检查均显示甲状腺弥散性增大。而对有结节样改变者,B超检查显示甲状腺两叶内有多发性结节,大小不等,数毫米至数厘米不等,结节呈实质性、囊性和混合性,可有钙化。血管阻力指数RI可无明显变化。CT检查可见甲状腺外形增大变形,其内有多个大小不等的低密度结节病灶,增强扫描无强化。病灶为实质性、囊性和混合性。可有钙化或骨化。严重患者可以看到气管受压,推移、狭窄。还可看到胸骨后甲状腺肿以及异位甲状腺肿。笔者有一例胸骨后甲状腺肿,远离甲状腺下极,经CT检查发现,后经手术证实。

四、诊断

单纯性甲状腺肿的临床特点是早期除了甲状腺肿大外多无其他症状,开始为弥散性肿大,以后可以发展为结节性肿大,部分患者后期甲状腺可以变得巨大,出现邻近器官组织受压的现象。根据上述特点诊断多无困难。当患者的甲状腺肿大具有地方流行性、双侧性、结节为多发性、结节性质不均一性等特点,可以做出临床诊断,进而选择一些辅助检查以帮助确诊。对于结节性甲状腺肿,影像学检查往往提示甲状腺内多发低密度病灶,呈实性、囊性和混合性等不均一改变。甲状腺功能检查多数正常。早期可有 T_4 下降,但 T_3 正常或有升高,TSH 升高。后期 T_3、T_4 和 TSH 值都降低。核素扫描示甲状腺增大、变形,甲状腺内有多个大小不等、功能状况不一的结节。在诊断时除与其他甲状腺疾病如甲状腺腺瘤、甲状腺癌、淋巴细胞性甲状腺炎鉴别外,还要注意与上述疾病合并存在的可能。甲状腺结节细针穿刺细胞学检查对甲状腺肿的诊断价值可能不是很大,但对于排除其他疾病则有实际意义。

五、防治

流行地区的居民长期补充碘剂能预防地方性甲状腺肿的发生。一般可采取两种方法：一是补充加碘的盐，每 10～20kg 食盐中加入碘化钾或碘化钠 1g,可满足每日需求量；二是肌内注射碘油。碘油吸收缓慢,在体内形成一个碘库,可以根据身体需碘情况随时调节,一般每3～5 年肌内注射 1mL。但对碘过敏者应列为禁忌,操作时碘油不能注射到血管内。

已经诊断为甲状腺肿的患者应根据病因采取不同的治疗方法。对于生理性的甲状腺肿大,可以多食含碘丰富的食物,如海带、紫菜等。对于青少年单纯甲状腺肿、成人的弥散性甲状腺肿以及无并发症的结节性甲状腺肿可以口服甲状腺制剂,以抑制腺垂体 TSH 的分泌,减少其对甲状腺的刺激作用。常用药物为甲状腺干燥片,每天 40～80mg。另一常用药物为左甲状腺素片,每天口服 50～100μg。治疗期间定期复查甲状腺功能,根据 T_3、T_4 和 TSH 的浓度调整用药剂量。对于因摄入过多致甲状腺肿物质、药物、膳食、高碘饮食的患者应限制其摄入量。对于结节性甲状腺肿出现下列情况时应列为手术适应证:①伴有气管、食管或喉返神经压迫症状。②胸骨后甲状腺肿。③巨大的甲状腺肿影响生活、工作和美观。④继发甲状腺功能亢进。⑤疑为恶性或已经证实为恶性病变。

手术患者要做好充分术前准备,尤其是合并甲亢者更应按要求进行准备。至于采取何种手术方式,目前并无统一模式,每种方式都有其优势和不足。根据不同情况可以选择下列手术方式:

(一)两叶大部切除术

该术式由于保留了甲状腺背侧部分,因此喉返神经损伤和甲状旁腺功能低下的并发症较少。但对于保留多少甲状腺很难掌握,切除过多容易造成甲状腺功能低下,切除过少又容易造成结节残留。将来一旦复发,再手术致喉返神经损伤和甲状旁腺功能低下的机会大大增加。

(二)单侧腺叶切除和对侧大部切除

由于单侧腺体切除,杜绝了本侧病灶残留的机会和复发的机会。对侧部分腺体保留,有利于保护甲状旁腺,从而减少了甲状旁腺全切的可能。手术中先行双侧叶探查,将病变较严重的一侧腺叶切除,保留对侧相对正常的甲状腺。

(三)甲状腺全切或近全切术

本术式的优点是治疗的彻底性和不存在将来复发的可能。但喉返神经损伤,尤其是甲状旁腺功能低下的发生率较高。因此该术式仅在特定情况下采用,操作时应仔细解剖,正确辨认甲状旁腺并对其确切保护十分重要。术中如发现甲状旁腺血供不良应先将其切除,然后切成细小颗粒状,种植到同侧胸锁乳突肌内。切除的甲状腺应当被仔细检查,如有甲状旁腺被误切,也应按前述方法处理。

选择保留部分甲状腺的术式时,切的标本应当送冰冻切片检查,以排除恶性病变。一旦证实为恶性,应切除残留的甲状腺并按甲状腺癌的治疗原则处理。

对于甲状腺全切的患者,尤其是巨大甲状腺肿,应注意是否有气管软化,必要是做预防性气管切开,以免发生术后窒息。

对于术后出现暂时性手脚和口唇麻木甚至抽搐的患者,应及时补充维生素 D 和钙剂,并监测血钙浓度和甲状旁腺激素浓度。多数患者在 1～2 周内症状缓解。不能缓解者需终身服用维生素 D 和钙制剂。甲状旁腺移植是最好的解决方法。

术后患者甲状腺功能多有不足,即使双侧大部切除也会如此。因此应服用甲状腺制剂,其目的一是激素替代治疗,二是抑制腺垂体 TSH 的分泌。服用剂量应根据甲状腺功能进行调节。

第六节　甲状腺腺瘤

甲状腺腺瘤是最常见的甲状腺良性肿瘤。各个年龄段都可发生,但多发生于 30～45 岁,以女性为多,男女之比为 1:(2～6)。多数为单发性,有时为多发性,可累及两叶。右叶稍多于左叶,下极最多。

一、病理

传统上将甲状腺腺瘤分为滤泡性腺瘤和乳头状腺瘤。2004 年 WHO 的肿瘤分类及诊断标准中已经取消了乳头状腺瘤这一类别。多数人认为,真正的乳头状腺瘤不存在,如果肿瘤滤泡中有乳头状增生形态者多称为"伴有乳头状增生的滤泡性腺瘤",这种情况主要发生在儿童。常伴出血囊性变。组织学特征为包膜完整、由滤泡组成、伴有宽大乳头状结构、细胞核深染且不具备诸如毛玻璃样核、核沟、核内假包涵体等乳头状癌的特征。

滤泡性腺瘤是甲状腺腺瘤的主要组织学类型。肉眼观肿瘤呈圆形或椭圆形,大多为实质性肿块,表面光滑,质韧,有完整包膜,大小为数毫米至数厘米不等。如果发生退行性变,可变为囊性,并可有出血,囊腔内可有暗红色或咖啡色液体,完全囊性变的腺瘤仅为一纤维性囊壁。除了囊性变外,肿瘤还可以纤维化、钙化、甚至骨化。显微镜下观察,其组织学结构和细胞学特征与周围腺体不同,整个肿瘤的结构呈一致性。滤泡性腺瘤有一些亚型,它们分别是嗜酸细胞型、乳头状增生的滤泡型、胎儿型、印戒样细胞型、黏液细胞型、透明细胞型、毒性(高功能型)和不典型等。这些腺瘤共有的特征是:①具有完整的包膜;②肿瘤和甲状腺组织结构不同;③肿瘤组织结构相对一致;④肿瘤组织压迫包膜外的甲状腺组织。

二、临床表现

多数患者往往无意中或健康体检时发现颈前肿物,一般无明显自觉症状。肿瘤生长缓慢,可保持多年无变化。但如肿瘤内突然出血,肿块可迅速增大,并可伴局部疼痛和压痛。体积较大的肿瘤可引起气管压迫和移位,局部可有压迫或哽噎感。多数肿瘤为无功能性,不合成和分泌甲状腺激素。少数肿瘤为功能自主性,能够合成和分泌甲状腺素,并且不受垂体 TSH 的制约,因此又称高功能性腺瘤或甲状腺毒性腺瘤,此型患者可出现甲亢症状。体检时直径大于 1cm 的肿瘤多可扪及,多为单发性肿块,呈圆形或椭圆形,表面光滑,质韧,边界清楚,无压痛,可随吞咽而活动。如果肿瘤质变硬,活动受限或固定,出现声音嘶哑、呼吸困难等压迫症状,要考虑肿瘤发生恶变的可能。B超检查可见甲状腺内有圆形或类圆形低回声结节,有完整包膜,周围甲状腺有晕环,并可鉴别肿瘤为囊性或是实性。如肿瘤内有细小钙化,应警惕恶变的可能。颈部薄层增强 CT 检查可见甲状腺内有包膜完整的低密度圆形或类圆形占位病灶,并可观察有无颈部淋巴结肿大。[131]I核素扫描可见肿瘤呈温结节,囊性变者为冷结节,高功能腺瘤表现为热结节,周围甲状腺组织显影或不显影。无功能性腺瘤甲状腺功能多数正常,而高功能性腺瘤 T_3、T_4 水平可以升高,TSH 水平下降。

三、诊断

20~45 岁青壮年尤其是女性患者出现的颈前无症状肿块,应首先考虑甲状腺腺瘤的可能性。根据肿块的临床特点和必要的辅助检查如 B 超等,多数能做出诊断。细针穿刺细胞学检查对甲状腺腺瘤的诊断价值不大,但有助于排除恶性肿瘤。而 81I 扫描有助于高功能性腺瘤的诊断。该病应当注意与结节性甲状腺肿、慢性甲状腺炎和甲状腺腺癌鉴别。结节性甲状腺肿多为双侧性、多发性和结节性质不均一性,无包膜,可有地方流行性。而慢性甲状腺炎细针穿刺可见到大量的淋巴细胞,且抗甲状腺球蛋白抗体和微粒体抗体多数升高。与早期的甲状腺乳头状癌术前鉴别比较困难,如果肿瘤质地坚硬、形状不规则,颈部可及肿大淋巴结、肿瘤内有细小钙化,应考虑恶性的可能。应当注意的是甲状腺腺瘤有恶变倾向,癌变率可达 10％左右。故对甲状腺“结节”的诊断应予全面分析,治疗上要采取积极态度。

四、治疗

甲状腺腺瘤虽然为良性肿瘤,但约有 10％左右腺瘤可发生恶变,且与早期甲状腺癌术前鉴别比较困难,因此一旦诊断,即应采取积极态度,尽早行手术治疗。对局限于一叶的肿瘤最合理的手术方法是甲状腺腺叶切除术。切除的标本即刻行冰冻切片病理检查,一旦诊断为甲状腺癌,应当按照其处理原则进一步治疗。虽然术前检查多可明确肿瘤的部位和病灶数目,但术中仍应当仔细探查对侧腺体,以免遗漏。必要时还要探查同侧腺叶周围的淋巴结,发现异常时需作病理切片检查,以防遗漏转移性淋巴结。目前临床上腺瘤摘除或部分腺叶切除术,仍被广泛采用。但常常遇到两个问题,一是术中冰冻病理切片虽然是良性而随后的石蜡切片结果可能为癌;二是残余的甲状腺存在腺瘤复发的可能。上述两种情况都需要进行再次手术,而再次手术所引起的并发症尤其是喉返神经损伤的机会大大增加。鉴于此,除非有特殊禁忌证,甲状腺腺瘤的术式原则,上应考虑行患侧腺叶切除术。而对于涉及两叶的多发性腺瘤,处理意见尚不统一。有下列几种方法:①行双侧腺叶大部切除;②对主要病变侧行腺叶切除术,对侧作腺瘤摘除或大部切除;③行甲状腺全切术。凡保留部分甲状腺者,都需对切除的标本做冰冻病理切片检查,排除恶性肿瘤。对甲状腺全切术要采取谨慎态度,术中应当尽力保护甲状旁腺和喉返神经。超过一叶范围的切除术可能会造成术后甲状腺功能低下,应当给予甲状腺激素替代治疗,并根据甲状腺功能测定情况调整用药剂量。

对于伴有甲亢症状的功能自主性甲状腺腺瘤应给予适当术前准备,以防术后甲状腺危象的发生。手术方式为腺叶切除术。对于呈热结节而周围甲状腺组织不显影的功能自主性甲状腺腺瘤,有人主张放射性碘治疗,可望破坏瘤体组织,但治疗效果无手术治疗确切。

第七节 乳腺炎症性疾病

一、急性乳腺炎

大多数发生在产后哺乳期的最初 3～4 周内,尤其以初产妇为多见。致病菌大多为金黄色葡萄球菌,少数为链球菌。

(一)病因和病理

急性乳腺炎的感染途径有:①致病菌直接侵入乳管,上行到腺小叶。腺小叶中如有乳汁潴留时,使得细菌容易在局部繁殖后继而扩散到乳腺实质。金黄色葡萄球菌常常引起乳腺脓肿,感染可沿乳腺纤维间隔蔓延,形成多房性的脓肿。②致病菌直接由乳头表面的破损、皲裂侵入,沿淋巴管蔓延到腺叶或小叶间的脂肪、纤维组织,引起蜂窝织炎。金黄色葡萄球菌常常引起深部脓肿,而链球菌感染往往引起弥散性蜂窝织炎。

(二)临床症状

起病时常有高热、寒战等全身中毒症状,患侧乳房体积增大,局部变硬,皮肤发红,有压痛及搏动性疼痛。如果短期内局部变软,说明已有脓肿形成,需要切开引流。患侧的腋淋巴结常有肿大,白细胞计数量常增高。

脓肿的临床表现与其位置的深浅有关,位置浅时,早期有局部红肿、隆起,而深部脓肿早期时局部表现常不明显,以局部疼痛和全身性症状为主。脓肿可以单个或多个;可以先后或同时形成;有时自行破溃或经乳头排出,亦可以侵入乳腺后间隙中的疏松组织,形成乳腺后脓肿。

(三)治疗

早期乳腺炎时患侧乳腺应停止哺乳,同时用吸乳器吸出乳汁,用乳罩托起乳房,局部用热敷或鱼石脂油膏外敷,全身应用抗生素,或局部注射在炎症病灶四周。已有脓肿形成时,则应及时切开引流。深部脓肿如果搏动不明显,可先用超声波定位,并用针头穿刺证实后再行引流。手术切口可循乳管方向做放射状切口,避免乳管损伤而引起乳瘘,如果有数个脓腔,则应分开脓腔间的间隔,充分引流,必要时作几个切口。深部脓肿或乳腺后脓肿,可以在乳腺下皱褶处作弧形切口,在乳腺后间隙与胸肌筋膜间分离,直达脓腔。此种切口便于引流,不易损伤乳管。

(四)预防

乳腺炎的预防较治疗为重要。在妊娠期及哺乳期要保持两侧乳头的清洁,如果有乳头内缩者,应将乳头轻轻挤出后清洗干净。在哺乳前后可用 3％硼酸水洗净乳头。养成定时哺乳的习惯,每次哺乳时应将乳汁吸净,不能吸净时可用手按摩挤出或用吸乳器吸出。如果乳头已有破损或皲裂时,应暂停哺乳,用吸乳器吸出乳汁,待伤口愈合后再行哺乳。

二、乳腺结核

(一)病因

大都是继发于肺或肠系膜淋巴结结核的血源性播散的结果,或是由于邻近的结核病灶(肋骨、胸骨、胸膜或腋淋巴结结核)经淋巴管逆行播散或直接蔓延而引起。

（二）临床表现

常见于 20～40 岁的妇女,病程缓慢。初期时乳房内有一个或数个结节,无疼痛或触痛,与周围组织分界不清,常有皮肤粘连,同侧腋淋巴结可以肿大。临床无发热。脓块软化后形成冷脓肿;可向皮肤穿出形成瘘管或窦道,排出有干酪样碎屑的稀薄脓液,少数患者的肿块经纤维化而变成硬块,使乳房外形改变和乳头内陷,与乳腺癌不易鉴别。

（三）诊断

早期乳腺结核的诊断较困难,常需经活检明确。继而形成溃疡、窦道后,诊断则并不困难。瘘管口或溃疡呈浅蓝红色,皮肤边缘有色泽较苍白的肉芽组织。镜检可见到有坏死组织,有时可以找到结核分枝杆菌。

（四）治疗

注意休息,增加营养,给全身性抗结核药物治疗。如病变较局限时,可切除患处病灶。一般应避免切除乳房,如果病灶较大时,才可做全乳房切除术。

三、乳腺脂肪坏死

大多发生在脂肪丰富、肥大、下垂型乳腺,常有局部外伤史。

（一）症状

起病常较急,突然出现乳房坚硬肿块,与皮肤粘连,可有压痛,与乳腺癌很难鉴别。但一般很少有继续增大。X 线摄片检查时可见有皮肤凹陷,肿块阴影,边界不清,有毛刺状,并可见有微细钙化点等,也不易与乳腺癌相鉴别。

（二）治疗

切除活检是首选的治疗方法。切除的坏死组织切面呈白色。镜检在早期时可见脂肪细胞结构模糊,广泛坏死时可见慢性炎症反应,病变中心有异物巨细胞和淋巴细胞浸润,周围有巨噬细胞和新生结缔组织围绕。

第八节　乳腺良性病变

一、浆细胞性乳腺炎

由于乳晕下导管有阻塞,引起导管扩张,管壁上皮萎缩,管内积聚的类脂质及上皮细胞碎屑腐蚀管壁后,在管壁周围的脂肪组织内见有片状的浆细胞浸润。本病在发展的不同阶段还有不同命名,如乳腺导管扩张症、粉刺型乳腺炎、化学性乳腺炎等。

本病常见于绝经前后,病程较长,可反复发作。早期可有一侧或双侧乳头浆液性排液,有时在乳头或乳晕下形成边界不清的小结节。病变发展时局部可出现红、肿、痛等症状,并在乳晕周围或乳腺实质出现肿块,亦可出现皮肤粘连、乳头回缩、局部水肿以及腋淋巴结肿大等征象,易误诊为乳腺癌。有时肿块逐步软化形成脓肿,破溃后形成经久不愈合的瘘管。

在乳头排液时可以做手术切除扩张的导管。局部炎症明显时应用抗生素治疗。脓肿形成后常自行穿破,形成瘘管,此时应作手术治疗,切除瘘管及其周围组织。

二、乳腺囊性增生病

是妇女中常见的乳腺疾病。本病的命名学很混乱,又名小叶增生、乳腺结构不良症、纤维囊性病等。以往曾称为慢性囊性乳腺炎,实际上本病无炎症性改变,因而不宜应用。本病的特点是乳腺组成成分的增生,在结构、数量及组织形态上出现异常,故称为囊性增生病或乳腺结构不良症。

(一)病因和病理

本病常见于 30～50 岁的妇女,与卵巢功能失调有关。月经周期内乳腺同样亦有周期性的变化,当体内激素比例失去平衡,雌激素水平升高与黄体素比例失调,使乳腺增生后复旧不全,引起乳腺组织增生。切除标本常呈黄白色,质韧,无包膜。切面有时见有很多散在的小囊,实际上是囊状扩张的大小导管,囊壁大多平滑,内有黄绿色或棕色黏稠液体。有时有黄白色乳酪样的物质自管口溢出,成为弥散性囊性病,称为 schim－mel－busch 病。单个张力较大的青色囊肿称蓝顶囊肿。

(二)临床表现

患者常有一侧或两侧乳房胀痛,轻者如针刺样,可累及到肩部、上肢或胸背部。一般在月经来潮前明显,月经来潮后疼痛减轻或消失。检查时在乳房内有散在的圆形结节,大小不等,质韧,有时有触痛。结节与周围乳腺组织的界限不清,不与皮肤或胸肌粘连,有时表现为边界不清的增厚区。病灶位于乳房外上方较多,也可影响到整个乳房。少数患者可有乳头溢液,常为棕色、浆液性或血性液体。病程有时很长,但停经后症状常自动消失或减轻。

(三)治疗

囊性增生病绝大部分可以用非手术治疗,用乳罩托起乳房,中药疏肝理气及调和冲任等方法可缓解疼痛。绝经前期疼痛明显时,可在月经来潮前服用甲睾酮,1 日 3 次,每次 5mg;亦可口服黄体酮,每日 5～10mg,在月经前服 7～10 天。对病灶局限于乳房一部分,月经后仍有明显肿块者也可应用手术治疗。

囊性增生病与乳腺癌的关系尚不明确。流行病学研究提示囊性增生病患者以后发生乳腺癌的机会为正常人群 2～4 倍。囊性增生病本身是否会恶变与其导管上皮增生程度有关。单纯性的囊性增生病很少有恶变,如果伴有上皮不典型增生,特别是重度不典型增生者,则恶变的可能性更大,属于癌前期病变。

三、乳腺导管内乳头状瘤

多见于 40～45 岁经产妇,主要症状是乳头溢出血性液体,而无疼痛。75％的病变在乳晕下的输乳管内,由于乳头状瘤小而软,因而临床检查时常不易触及,有时则可在乳晕下方触及小结节,无皮肤粘连。轻压乳晕区或挤压乳头时,有血性或浆液血性排液,可以帮助定位。发生于小导管的乳头状瘤,位于乳腺的边缘部位,常是多发性的,亦称为乳头状瘤病。

管内乳头状瘤的体积常很小。肉眼可见导管内壁有带蒂的米粒或绿豆大小的乳头状结节突入管腔,富于薄壁血管,极易出血。位于中、小导管的乳头状瘤常伴有小叶增生,切面呈半透明颗粒状,黄白相间,有时与癌不易区别。

输乳管的乳头状瘤很少发生恶变,中小导管的乳头状瘤有恶变的可能。乳头状瘤应作手术切除,对输乳管的乳头状瘤如能摸到肿块,则定位较容易。如未扣及结节,则可沿乳晕部顺时针方向按压,明确出血的乳管开口后,用细钢丝插入该乳管,沿钢丝方向做放射状切口,然后将该导管及其周围乳腺组织切除。小导管乳头状瘤常是多发性,有恶变倾向,必要时应考虑作单纯乳房切除。

四、乳腺纤维腺瘤、巨纤维腺瘤

乳腺纤维腺瘤是青少年女性中常见的肿瘤,发病年龄以 20～30 岁最多。临床上大多是单发的,但 15％～20％的病例可以多发。纤维腺瘤的发生与体内雌激素水平增高有关,肿瘤很少发生于月经来潮前及绝经后。

纤维腺瘤的大小不一,大都呈卵圆形,有时分叶状,表面光滑,实质,有弹性,与周围组织分界清楚,不与皮肤或胸肌粘连,容易推动,活动度大。腋淋巴结常无肿大。纤维腺瘤生长缓慢,可以数年没有变化,但在妊娠、哺乳期或绝经前期可以突然迅速增长。纤维腺瘤超过 7cm 以上者称为巨纤维腺瘤。纤维腺瘤很少发生恶变,但巨纤维腺瘤可恶变成为分叶状肿瘤。

纤维腺瘤虽是良性肿瘤,但还是应该手术切除,以防止其继续生长,并可明确诊断。肿瘤较小在应用局麻注射后常使肿瘤不易扪及,因此最好在肋间神经阻滞下进行手术。肿块位于乳房下方时,可做乳房下皱褶处弧形切口。多发性肿瘤或术后反复生长者可以用男性激素或中草药治疗。经妊娠或哺乳后很少再发生。巨纤维腺瘤的治疗同纤维腺瘤。

五、乳腺分叶状肿瘤

本病与纤维腺瘤、巨纤维腺瘤同系乳腺纤维上皮型肿瘤。以往文献将其命名为分叶状囊肉瘤,近年 WHO 将该肿瘤命名为分叶状肿瘤,其中根据不同的恶性程度,分为低度、中度及高度恶性肿瘤。

分叶状肿瘤的发病年龄为 21～70 岁,病程较长,生长缓慢,瘤体有时很大,边界清楚,呈结节分叶状,质地韧如橡皮,部分区域可以呈囊性。表面皮肤有时由于瘤体张力大而呈菲薄,呈光滑水肿状,很少有淋巴结转移,转移率约 4％～5％。病理切片根据间质细胞的不典型程度,核分裂数等将肿瘤分为高度分化、中度分化及分化差三类。治疗方法主要是手术切除。由于淋巴结转移少,手术范围可以做局部广泛切除或单纯乳房连同胸大肌筋膜切除。如有肿大淋巴结者,则可予一并切除,预后与手术方式及肿瘤分化程度有关。局部切除的复发率较高,复发后再做彻底切除仍可获得较好的效果,中度及高度恶性肿瘤易有血道转移,化疗及放疗的效果尚难评价。

第九节　乳腺恶性肿瘤

一、乳腺癌

乳腺癌是女性中常见的恶性肿瘤,世界上乳腺癌的发病率及病死率有明显的地区差异。欧美国家高于亚非拉国家。在我国京、津、沪及沿海一些大城市的发病率较高,上海市的发病率居全国之首。2006 上海市女性乳腺癌发病率为 56.3/10 万,为全部恶性肿瘤中的 8.3％,占女性恶性肿瘤中的 18.1％,是女性恶性肿瘤中的第一位。

(一)病因

乳腺癌大都发生在 40～60 岁,绝经期前后的妇女,病因尚未完全明确,但与下列因素有关:

(1)内分泌因素:已证实雌激素中雌酮与雌二醇对乳腺癌的发病有明显关系,黄体酮可刺激肿瘤的生长,但亦可抑制脑垂体促性腺激素,因而被认为既有致癌,又有抑癌的作用。催乳素在乳腺癌的发病过程中有促进作用。临床上月经初潮早于 12 岁,停经迟于 55 岁者的发病率较高;第一胎足月生产年龄迟于 35 岁者发病率明显高于初产在 20 岁以前者。

(2)饮食与肥胖:影响组织内脂溶性雌激素的浓度,流行病学研究脂肪的摄取与乳腺癌的病死率之间有明显关系,尤其在绝经后的妇女。

(3)家族史及遗传史:有 10%～15% 的患者有家族史,一级亲属中有乳腺癌患者,其家属常为高危人群。患者的肿瘤中有 BRCA－1 基因突变,其子女发生乳腺癌的机会更高,且发病年龄较轻亦常同时伴有卵巢癌。

(4)以往乳腺良性疾病、放射线照射等与乳腺癌发病有一定关系。

(二)临床变现

乳腺癌最常见的第一个症状是乳腺内无痛性肿块,大多是患者自己在无意中发现的。10%～15% 患者的肿块可能伴有疼痛,肿块发生于乳房外,上象限较多,其他象限较少,质地较硬,边界不清,肿块逐步增大,侵犯柯柏韧带(连接腺体与皮肤间的纤维束)使之收缩,常引起肿块表面皮肤出现凹陷,即称为"酒窝症"。肿块侵犯乳头使之收缩可引起乳头凹陷,肿块继续增大,与皮肤广泛粘连,皮肤可因淋巴的滞留而引起水肿,由于皮肤毛囊与皮下组织粘连较紧密,在皮肤水肿时毛囊处即形成很多点状小孔,使皮肤呈"橘皮状"。癌细胞沿淋巴网广泛扩散到乳房及其周围皮肤,形成小结节,称为卫星结节。晚期时肿瘤可以浸润胸肌及胸壁,而呈固定,乳房亦因肿块的浸润收缩而变形。肿瘤广泛浸润皮肤后融合成暗红色,弥散成片,甚至可蔓延到背部及对侧胸部皮肤,形成"盔甲样",可引起呼吸困难。皮肤破溃,形成溃疡,常有恶臭,容易出血,或向外生长形成菜花样肿瘤。

有 5%～10% 患者的第一症状是乳头溢液,乳头糜烂或乳头回缩。少数患者在发现原发灶之前已有腋淋巴结转移或其他全身性的血道转移。

癌细胞可沿淋巴管自原发灶转移到同侧腋下淋巴结,堵塞主要淋巴管后可使上臂淋巴回流障碍而引起上肢水肿。肿大淋巴结压迫腋静脉可引起上肢青紫色肿胀。臂丛神经受侵或被肿大淋巴结压迫可引起手臂及肩部酸痛。

锁骨上淋巴结转移可继发于腋淋巴结转移之后或直接自原发灶转移造成。一旦锁骨上淋巴结转移,则癌细胞有可能经胸导管或右侧颈部淋巴结进而侵入静脉,引起血道转移。癌细胞亦可以直接侵犯静脉引起远处转移,常见的有骨、肺、肝等处。骨转移中最常见部位是脊柱、骨盆及股骨,可引起疼痛或行走障碍;肺转移可引起咳嗽、咯血、胸腔积液;肝转移可引起肝大、黄疸等。

(三)临床分期

目前常用的临床分期是按国际抗癌联盟建议,并于 2002 年经修改的 TNM 国际分期法。

T(原发肿瘤):

T_{is} 原位癌、限于乳头的湿疹样癌。

T_0 乳房内未扪及肿瘤。

T_x 肿瘤已被切除。

T_1 肿瘤最大径 $\leqslant 2cm$。

$T_{1\ mine}$ 微小浸润性癌,最大径 $\leqslant 0.1cm$。

T_{1a} 肿瘤最大径 $> 0.1cm$,$\leqslant 0.5cm$。

T_{1b} 肿瘤最大径 $> 0.5cm$,$\leqslant 1cm$。

T_{1c} 肿瘤最大径 $> 1cm$,$\leqslant 2cm$。

T_2 肿瘤最大径 $> 2cm$,$\leqslant 5cm$。

T_3 肿瘤最大径 $> 5cm$。

T_4 任何大小的肿瘤直接侵犯胸壁(a)或皮肤(b)(胸壁包括肋骨、肋间肌、前锯肌,但不包括胸肌)。

T_{4a} 侵犯胸壁。

T_{4b} 乳房皮肤水肿(包括橘皮样改变),溃疡或限于同侧皮肤的卫星结节。

T_{4c} 上述两者(T_{4a} 和 T_{4b})同时存在。

T_{4d} 炎性乳腺癌。

N(区域淋巴结):

N_0 同侧腋窝未扪及肿大淋巴结。

N_1 同侧腋窝扪及活动的淋巴结。

N_2 同侧腋淋巴结转移融合成团块或与其他组织粘连。

N_3 同侧锁骨上、下淋巴结有转移或临床明显的内乳淋巴结转移。

N_{3a} 同侧锁骨下淋巴结转移。

N_{3b} 同侧内乳淋巴结和腋淋巴结转移。

N_{3c} 同侧锁骨上淋巴结转移。

M(远处转移):

M_0 无远处转移。

M_1 有远处转移(包括皮肤浸润超过同侧乳房)临床分期:

0 期:$T_{is}N_0M_0$。

Ⅰ 期:$T_{1x}N_0M_0$。

Ⅱ A 期:$T_{0\sim1}N_1M_0$;$T_2N_0M_0$。

Ⅱ B 期:$T_2N_1M_0$;$T_3N_0M_0$。

Ⅲ A 期:$T_{0\sim2}N_2M_0$;$T_3N_{1\sim2}M_0$。

Ⅲ B 期:$T_4N_{0\sim2}M_0$。

Ⅲ C 期:任何 TN_3M。

Ⅳ 期:任何 T 任何 NM_1。

(四)病理分型

国内将乳腺癌的病理分型如下:

1.非浸润性癌

(1)导管内癌:癌细胞局限于导管内,未突破管壁基底膜。

(2)小叶原位癌:发生于小叶,未突破末梢腺管或腺泡基底膜。

2.早期浸润性癌

(1)导管癌早期浸润:导管内癌细胞突破管壁基底膜,开始生芽,向间质浸润。

(2)小叶癌早期浸润:癌细胞突破末梢腺管或腺泡壁基底膜,开始向小叶间质浸润,但仍局限于小叶内。

3.浸润性特殊型癌

(1)乳头状癌:癌实质主要呈乳头状结构,其浸润往往出现于乳头增生的基底部。

(2)髓样癌伴大量淋巴细胞浸润:癌细胞密集成片、间质少、癌边界清楚,癌巢周围有厚层淋巴细胞浸润。

(3)小管癌:细胞呈立方或柱状,形成比较规则的单层腺管,浸润于基质中,引起纤维组织反应。

(4)腺样囊性癌:由基底细胞样细胞形成大小不一的片状或小梁,中有圆形腺腔。

(5)黏液腺癌:上皮黏液成分占半量以上,黏液大部分在细胞外,偶在细胞内,呈印戒样细胞。

(6)顶泌汗腺癌:癌细胞大,呈柱状,可形成小巢、腺泡或小乳头状。主、间质常明显分离。

(7)鳞状细胞癌:可见细胞间桥、角化。

(8)乳头湿疹样癌:起源于乳头的大导管,癌细胞呈泡状,在乳头或乳晕表皮内浸润,大多伴有导管癌。

4.浸润性非特殊型癌

(1)浸润性小叶癌:小叶癌明显向小叶外浸润,易发生双侧癌。

(2)浸润性导管癌:导管癌明显向实质浸润。

(3)硬癌:癌细胞排列成细条索,很少形成腺样结构,纤维间质成分占2/3以上,致密。

(4)单纯癌:介于硬癌与髓样癌之间,癌实质与纤维间质的比例近似。癌细胞形状呈规则条索或小梁,有腺样结构。

(5)髓样癌:癌细胞排列呈片状或巢状,密集,纤维间质成分少于1/3,无大量淋巴细胞浸润。

(6)腺癌:癌实质中,腺管状结构占半数以上。

5.其他罕见型癌

有分泌型(幼年性)癌、富脂质癌(分泌脂质癌)、纤维腺瘤癌变、神经内分泌癌、化生性癌、乳头状瘤病癌变等。

6.特殊型癌

炎性乳腺癌、副乳腺癌、男性乳腺癌。

(五)临床检查和诊断

乳腺是浅表的器官,易于检查,检查时置患者于坐位或卧位,应脱去上衣,以便作双侧比较。

1.视诊

应仔细检查观察:①双侧乳房是否对称、大小形状,有无块物突出或静脉扩张。②乳头位置有无内陷或抬高。乳房肿块引起乳头抬高,常是良性肿瘤的表现;如伴乳头凹陷则恶性可能性大。此外,观察乳头有无脱屑、糜烂、湿疹样改变。③乳房皮肤的改变,有无红肿、水肿凹陷、

2.扣诊

由于月经来潮前乳腺组织经常肿胀,因而最好在月经来潮后进行检查。未经哺乳的乳腺质地如橡皮状,较均匀;曾哺乳过的乳腺常可能触及小结节状腺体组织;停经后乳腺组织萎缩,乳房可被脂肪组织代替,扣诊时呈柔软,均质。

一般在平卧时较易检查,并与坐位时检查做比较。平卧时,肩部略抬高,检查外半侧时应将患者手上举过头,让乳腺组织平坦于胸壁;检查内半侧时手可置于身旁,用手指掌面平坦而轻柔地进行扣诊,不能用手抓捏,以免将正常的乳腺组织误为肿块。应先检查健侧,再检查患侧乳房。检查时应有顺序地扣诊乳腺的各个象限及向腋窝突出的乳腺尾部。再检查乳头部有无异常以及有无液体排出。检查动作要轻柔,以防挤压而引起癌细胞的播散。最后检查腋窝、锁骨下、锁骨上区有无肿大淋巴结。

检查乳房肿块时要注意:①肿块的部位与质地,50%以,上的乳腺肿瘤发生在乳腺的外上方。②肿块的形状与活动度。③肿瘤与皮肤有无粘连,可用手托起乳房,有粘连时局部皮肤常随肿瘤移动,或用两手指轻轻夹住肿瘤两侧稍提起,观察皮肤与肿瘤是否有牵连。④肿瘤与胸肌筋膜或胸肌有无粘连。患者先下垂两手,使皮肤松弛,检查肿瘤的活动度。然而嘱两手用力叉腰,使胸肌收缩,作同样检查,比较肿瘤的活动度。如果胸肌收缩时活动减低,说明肿瘤与胸肌筋膜或胸肌有粘连。⑤有乳头排液时应注意排液的性质、色泽。如未明确扣及乳房内肿块时,应在乳晕旁按顺时针方向仔细检查有无结节扣及注意有无乳头排液。有排液应做涂片细胞学检查。⑥检查腋淋巴结,检查者的右手前臂托着患者的右前臂,让其右手轻松地放在检查者的前臂上,这样可以使腋窝完全松弛。然而检查者用左手检查患者右侧腋部,可以扣及腋窝最高位淋巴结,然后自上而下检查胸大肌缘及肩胛下区的淋巴结。同法检查对侧腋淋巴结如果扣及肿大淋巴结时要注意其大小、数目、质地、活动度以及周围组织粘连等情况。⑦检查锁骨上淋巴结,注意胸锁乳突肌外侧缘及颈后三角有无肿大淋巴结。

3.其他辅助检查方法

与病理检查比较,临床检查有一定的误差,即使有丰富临床经验的医师对原发灶检查的正确率约为70%～80%。临床检查腋窝淋巴结约有30%假阴性和30%～40%假阳性,故尚需其他辅助诊断方法,以提高诊断的正确率。常用的辅助诊断方法有:

(1)乳腺 X 线摄片检查:常用的钼靶摄片适用于观察软组织的结构。恶性肿瘤的图像呈形态不规则、分叶和毛刺状的阴影,其密度较一般腺体的密度为高,肿块周围常有透明晕,肿块的大小常较临床触及的为小。30%的恶性病灶表现为成堆的细砂粒样的小钙化点。此外,位于乳晕下的肿块引起乳头内陷在 X 线片上可表现为漏斗征。X 线片的表现有导管阴影增粗增多,血管影增粗、皮肤增厚等。

X 线检查也可用作乳腺癌高发人群中的普查,使能发现早期病灶。

(2)B 超波检查:可以显示乳腺的各层结构、肿块的形态及其质地。恶性肿瘤的形态不规

则,回声不均匀,而良性肿瘤常呈均匀实质改变。上海医科大学肿瘤医院应用超声波诊断乳腺恶性肿瘤的正确率达 87%。超声波检查对判断肿瘤是实质性还是囊性较 X 线摄片为好,但对肿块直径在 1cm 以下时的鉴别能力较差。

(3)乳腺导管镜检查:常用于有乳头排液患者,用导管镜直接插入排液的乳腺管,可以了解该导管病变的性质是乳头状瘤还是导管扩张,并可有助于早期乳腺癌的检查。

(4)脱落细胞学检查:有乳头排液,可做涂片检查,一般用苏木-伊红或巴氏染色。有乳头糜烂或湿疹样改变时,可做印片细胞学检查。

(5)空芯针活组织检查:术前为了了解肿瘤的性质及其生物学特性,以便术前设计综合治疗的方案,可以应用空芯针穿刺获得肿瘤组织做检查,穿刺时应掌握正确穿刺的方法,了解病理性质及时治疗。

(6)切除活组织检查:病理检查是决定治疗的最可靠的方法,切除活检时应将肿块完整切除并送组织学检查。亦有在切取活检时立即送冰冻切片检查,如证实为恶性时及时行根治性手术或保乳手术。

(六)治疗

乳腺癌的治疗目前多采用综合治疗。对早期能手术的患者应用手术治疗,同时术后应用辅助治疗。对局部晚期乳腺癌可应用术前新辅助治疗以后手术,对晚期不宜手术或复发病例以全身性药物及对症治疗。

1.治疗原则

按照临床病期、肿瘤部位、乳腺癌治疗方法的选择大致如下原则:

(1)Ⅰ、ⅡA 期:以手术治疗为主,可以采用根治性手术或保乳手术。术后根据淋巴结情况及预后指标决定是否需要辅助治疗。

(2)ⅡB、ⅢA 期:以根治性手术为主,术前根据病情常应用辅助化疗,内分泌治疗或放疗,术后常需应用辅助治疗。

(3)ⅢB、ⅢC 期:局部病灶较大或同侧锁骨上、下淋巴结有转移或内乳淋巴结有明显转移者,可用放疗、化疗、内分泌及放射治疗,手术可做为综合治疗的一个组成部分。

(4)第Ⅳ期:以化疗、内分泌治疗为主,手术及放疗是局部辅助治疗的方法。

2.手术治疗

自从 1894 年 Halsted 创立了乳腺癌根治术以来,该术式一向被认为是典型的常规手术。1948 年 Handley 在第二肋间内乳淋巴结的活检手术中,证实该淋巴结亦是乳腺癌的第一站转移途径,从而开展了各种清除内乳淋巴结的扩大根治手术。1970 年以后较多采用是改良根治手术,80 年代以后,对临床Ⅰ、Ⅱ期乳腺癌应用保留乳房的手术,缩小了手术范围,术后应用放射线治疗。缩小手术范围的原因除了目前发现的早期病例增多,还由于患者对外形的要求,加上放射线设备的改善,超高压直线加速器到达肿瘤的深部剂量增加,可减少皮肤反应。还有一些资料认为即使手术范围扩大,但疗效无明显提高,其原因主要是癌细胞的血道播散,即使临床一期病例手术后仍有 10%~15%因血道转移而失败。因而认为乳腺癌一开始就有波及全身的危险。以往在根治性手术时,需将腋淋巴结作常规的清除,术后常有上肢水肿、功能障碍等后遗症。然而各期乳腺癌的淋巴结转移率仅为 40%~50%,因而常规作淋巴结清除,可能使 50％～60％的患者接受了不必要的手术。因而近年来提出"前哨淋巴结活检"。根据活检结果再决定是否需要清除淋巴结。手术的目的是：①控制局部及区域淋巴结，以减少局部复发；②了解原发灶的病例类型、分化程度、激素受体测定结果、淋巴结转移及其转移部位和程度等以及肿瘤的生物学特性检测。以帮助选用手术后综合治疗的方案。

(1)手术方法：乳腺癌的手术方式很多，手术范围可自保留乳房同时应用放射治疗直到扩大根治手术，但是没有一种固定的手术方式适合各种不同情况的乳腺癌。对手术方式的选择应结合患者病情及医疗条件来全面考虑，如手术医师的习惯，放射治疗和放疗的条件，患者的年龄、病期、肿瘤的部位等具体情况，以及患者对外形的要求。

1)乳腺癌根治术及扩大根治术：是最早期应用的手术方式，一般可在全身麻醉或高位硬膜外麻醉下进行。切口上缘相当于缘突部位，下缘达肋弓，但目前采用横切叩。皮肤切除范围应在肿瘤外 4～5cm。细致剥离皮片，尽量剥除皮肤下脂肪组织，剥离范围内侧到胸骨缘，外侧达腋中线。先后切断胸大、小肌的附着点，保留胸大肌的锁骨份，可用以保护腋血管及神经，仔细解剖腋窝及锁骨下区，清除所有脂肪及淋巴组织，尽可能保留胸长、胸背神经，使术后，上肢高举及向后动作不受阻碍。最后将乳房连同其周围的脂肪组织、胸大肌、胸小肌、腋下和锁骨下淋巴结及脂肪组织一并切除，皮肤不能缝合或缝合时张力较大，予以植皮。在切口下方另作小切口，置负压吸引 48～72 小时，以减少积液，使皮片紧贴于创面。

Handley(1948)在根治术的同时做第二肋间内乳淋巴结的活检，国内李月云等(1955)报道根治术时内乳淋巴结活检的阳性率为 19.3％(23/119)，证实内乳淋巴结与腋下淋巴结同样是乳腺癌的第一站转移的淋巴结。上海医科大学肿瘤医院在 1242 例乳腺癌扩大根治术病例中，腋下淋巴结转移率为 51％，内乳淋巴结转移率为 17.7％。临床检查腋下未扪及肿大腋淋巴结的病例中，内乳淋巴结转移率为 3％；有肿大淋巴结时，内乳淋巴结转移率为 21％。肿瘤位于乳房外侧者内乳淋巴结转移率为 12.9％，位于内侧及乳房中央者为 22.5％。

上述手术同时清除内乳淋巴结称为扩"大根治术。手术方式有两种：①胸膜内法(Urban)手术，是将胸膜连同内乳血管及淋巴结一并切除。胸膜缺损需用阔筋膜修补，术后并发症多，现已较少采用；②胸膜外手术，手术时保留胸膜。切除第 2～4 软骨，将内乳血管及其周围淋巴脂肪组织连同乳房、肌肉及腋淋巴脂肪组织整块切除。对病灶位于内侧及中央者该手术方式还是值得应用的。但目前该种手术方式在临床应用由于发现的病期较早，同时为术后放射治疗所替代，该两种术式已很少应用，但在适当的病例中仍有其一定的价值。

2)乳腺癌改良根治术：本手术的特点是保留胸肌，使术后有较好外形，术时尽量剥离腋窝及胸肌淋巴结，方法有：①保留胸大、小肌的改良根治Ⅰ式(Auch－incloss 手术)；②仅保留胸大肌的改良根治Ⅱ式(Patey 手术)。大都采用横切口，皮瓣分离时保留薄层脂肪。术后可保存较好的功能及外形，便于需要时做乳房重建手术。此方式适合于微小癌及临床第二期乳腺癌。

3)单纯乳房切除：仅切除乳腺组织、乳头、部分皮肤和胸大肌筋膜。术后用放射线照射锁骨上、腋部及内乳区淋巴结，此方法适用于非浸润性癌、微小癌、湿疹样癌限于乳头者，亦可用于年老体弱不适合根治手术或因肿瘤较大或有溃破、出血时配合放射治疗。

4)保留乳房的局部切除，术后应用放射治疗是近年来逐步应用较多的手术方式，适合于临床一、二期,尤其肿瘤小于 3～4cm,位于乳腺周围,而腋淋巴结无明确肿大的患者,手术切除肿瘤及周围 1～2cm 的正常乳腺组织。腋淋巴结可以同时清扫或作前哨淋巴结活检,术后应用全乳及同侧锁骨区的照射,在合适病例中,其疗效与根治术相同。

5)前哨淋巴结活检:前哨淋巴结是指第一个接受乳腺回流的区域淋巴结,在乳腺手术时可以用同位素或染料注入乳腺癌,探查前哨淋巴结,并活检。如果该淋巴结有转移时再作腋淋巴结清除;而该淋巴结无转移时,腋淋巴结可不作清除随访,以避免不必要的手术,前哨淋巴结活检的准确性 95%,而假阴性率＜5%。

根治性手术后,手术侧上肢的功能常受到一定的障碍,同时上肢常因淋巴回流受阻而引起肿胀。术后应用负压吸引,防止腋窝积液,早期开始上肢功能锻炼,可使功能恢复,减少肿胀。手术病死率较低,国内外报道约为 0.17%～0.30%,上海医科大学报道根治术及扩大根治术无手术病死率。治疗失败原因中 2/3 是因血道转移,1/3 为局部复发。上海医科大学肿瘤医院各期乳腺癌的局部复发率在根治术为 9%,扩大根治术为 3%。

手术治疗的预后主要与病期、年龄、绝经与否、有无妊娠、哺乳、病例类型以及肿瘤的激素受体,及癌基因 Her－2/neu 的表达等有关,其中主要影响预后的因素是手术时的病期及淋巴结有无转移。据统计,上海医科大学肿瘤医院根治性手术的 10 年生存率在一期病例为85%～88%,二期为 65%～70%,三期为 35%～45%;淋巴结有转移者为 40%～50%,无转移者为80%～90%。激素受体阳性者的预后较好而癌基因 Her－2/neu 的表达者预后较差,如激素受体及 Her－2/neu 均阴性者的预后不良。

(2)手术禁忌证:有以下情况不适合手术治疗:①乳房及其周围有广泛皮肤水肿,其范围超过乳房面积的一半以上;②肿块与胸壁固定;③腋下淋巴结显著肿大且已与深部组织紧密粘连;④患侧上肢水肿或有明显肩部酸痛;⑤乳房及其周围皮肤有卫星结节;⑥锁骨上淋巴结转移;⑦炎性乳腺癌;⑧已有远处转移。

3.放射治疗

与手术相似,也是局部治疗的方法。放射治疗以往常用于乳腺癌根治手术前后作为综合治疗的一部分,近年来已配合早期病例的保乳手术后作为一种主要的治疗手段。

(1)术后放疗:保留乳房手术后做全胸壁及锁骨区放疗,常规根治术或改良根治术后有腋淋巴结转移的患者,照射锁骨上及内乳区淋巴结。亦有用于肿瘤位于乳房中央或内侧而无腋淋巴结转移的病例,照射锁骨上及内乳区,如病灶位于乳房外侧而无腋淋巴结转移者,一般不需术后照射。放射设备可以用直线加速器,照射野必须正确,一般剂量为 50Gy(5 000cGy)/5w。对术后照射的疗效目前尚难定论,大多报道可以减少局部及区域淋巴结的复发,但不改变患者的生存率。

(2)术前放疗:主要用于第三期病例或病灶较大、有皮肤水肿、经新辅助化疗后疗效不明显的患者。照射后局部肿瘤缩小,水肿消退,可以提高手术切除率。术前放疗可降低癌细胞的活力,减少术后局部复发及血道播散,提高生存率。一般采用乳腺两侧切线野,照射剂量为 40Gy(4000cCy)/4w,照射结束后 2～4 周手术。

炎性乳腺癌可用放射治疗配合化疗。

(3)肿瘤复发的放射治疗:对手术野内复发结节或锁骨上淋巴结转移,放射治疗常可取得较好的效果。局限性骨转移病灶应用放射治疗的效果也较好，可以减轻疼痛。

4.化学治疗

在实体瘤的化学治疗中，乳腺癌应用化疗的疗效较好。化疗对晚期或复发病例也有较好的效果。术前、术后应用化疗的综合治疗是近年来发展的方向。常用的化疗药物有环磷酰胺、氟尿嘧啶、甲氨蝶呤、多柔比星、紫杉类、卡培他滨、健择、长春瑞滨等，在应用单一药物中多柔比星及紫杉类药物的疗效较好。近年来联合应用多种化疗药物治疗晚期乳腺癌的有效率达 $40\%\sim60\%$。

术前化疗（又称新辅助化疗）的目的是使原发灶及区域淋巴结转移灶缩小，肿瘤降期，以提高手术切除率。同时癌细胞的活力受到抑制，减少远处转移且对循环血液中的癌细胞及亚临床型转移灶也有一定的杀灭作用。同时也可以了解肿瘤对化疗是否敏感。抗癌药物治疗的应用常用多种药物联合方案。

术后化疗可以杀灭术中可能散播的癌细胞以及"亚临床型"转移灶。常应用多种药物的联合化疗。以往常用的方案为环磷酰胺、甲氨蝶呤及氟尿嘧啶三药联合应用（CMF方案），对绝经期前已有淋巴结转移病例可以提高生存率，但对绝经期后病例的疗效提高并不显著。近年来常用的以蒽环类及紫杉类为主的联合化疗。如 CAF、CEF 及 TAC、AC－T 等方案（A 为多柔比星、E 为表柔比星、T 为紫杉醇）。根据细胞动力学的理论，术后化疗宜早期开始，术后一般不超过 1 个月，时间为 $6\sim8$ 个疗程。长期应用并不提高疗效，同时对人体的免疫功能有一定的损害。

5.内分泌治疗

以往根据患者的年龄、月经情况、手术与复发间隔期、转移部位等因素来选用内分泌治疗，其有效率约 $30\%\sim35\%$。目前应用甾体激素受体的检测可以更正确地判断应用内分泌治疗的效果。

（1）内分泌疗法的机制：乳腺细胞内有一种能与雌激素相结合的蛋白质，称为雌激素受体。细胞恶变后，这种雌激素受体可以继续保留，亦可以丢失。如仍保存时，细胞的生长和分裂仍受体内的内分泌控制，这种细胞称为激素依赖性细胞；如受体丢失，细胞就不再受内分泌控制，称为激素非依赖性细胞或自主细胞。

雌激素对细胞的作用是通过与细胞质内雌激素受体的结合，形成雌激素受体复合物，然后转向核内而作用于染色体，导致基因转录并形成新的蛋白质，其中包括孕激素受体。孕激素受体是雌激素作用的最终产物，孕激素受体的存在也说明雌激素受体确有其活力。雌激素受体测定阳性的病例应用内分泌治疗的有效率约 $50\%\sim60\%$，如果孕激素受体亦为阳性者，可达 $70\%\sim80\%$，雌激素受体测定阴性病例的内分泌治疗有效率仅为 $5\%\sim8\%$。目前常用的测定乳腺癌组织内雌激素受体及孕激素受体的方法为免疫组化法可在冰冻切片或石蜡切片上测定，阳性细胞群占整个癌细胞数的 10% 以上者为阳性病例。雌激素受体及孕激素受体测定的阳性率约为 $50\%\sim60\%$。影响雌激素受体及孕激素受体阳性率的因素很多，绝经后病例的阳性率高于绝经前病例，阳性病例的细胞分化程度常较好，预后亦较阴性病例为佳。

雌激素受体及孕激素受体的测定可用以制订治疗方案，在晚期或复发病例中如激素受体测定阳性病例可以选用内分泌治疗，而阴性病例应用内分泌治疗的效果较差，应以化疗为主。

手术后如受体测定阳性的病例预后较阴性者为好,此类病例如无转移者,则术后不必用辅助化疗,可以用内分泌治疗;有淋巴结转移者则可用化疗合并内分泌治疗。

(2)内分泌治疗的方法:有切除内分泌腺体及内分泌药物治疗两种。切除内分泌腺体中最常用的是去势方法即卵巢切除术或用放射线照射卵巢,其目的是消除体内雌激素的来源,对雌激素受体测定阳性的绝经前妇女常有较好的疗效,对骨转移、软组织及淋巴结转移的效果也好,而对肝、脑等部位转移则基本无效。对于放射线照射卵巢目前已较少应用。近年有药物卵巢抑制剂,如戈舍瑞林为抑制脑垂体促性腺激素,用药后可抑制卵巢功能而致停经,停药后卵巢功能可以恢复。

绝经前乳腺癌患者,有较广泛的淋巴结转移,同时测定肿瘤的雌激素受体为阳性者,在根治术后,作预防性去势治疗,可以推迟手术到复发间期,但不明显延长生存期。晚期男性乳腺癌病例切除睾丸常有较好的效果,有效率可达 60%~70%。

内分泌药物治疗常用的为雌激素受体调变剂。雌激素受体调变剂常用的为他莫昔芬(三苯氧胺)其作用是与雌激素竞争雌激素受体,从而抑制癌细胞的增长。雌激素受体阳性的患者的有效率约 55%,阴性者则小于 5%。对软组织、骨、淋巴结转移的效果较好。他莫昔芬也用于早期乳腺癌手术后激素受体阳性患者作为辅助治疗。1998 年早期乳腺癌临床研究协作组(EBCTCG)对全球 55 个临床研究共计 37000 例患者随机对照术后应用他莫昔芬,对激素受体阳性患者可降低 47%的复发风险及 26%死亡风险,对淋巴结阳性及阴性患者均有一定的疗效。他莫昔芬用法为每日 20mg,作为辅助治疗应用的时间为 5 年,超过 5 年时并未再提高疗效,不良反应有潮热、白带增多子宫内膜增厚、肝功能受损、视力模糊等。极少数患者增加了子宫内膜癌的发生率。

托瑞米芬(法乐通)的作用与他莫昔芬相似,其类雌激素作用同他莫昔芬。新的甾体类雌激素受体调变剂有氟维司琼等。

绝经后妇女的体内雌激素来源于肾上腺分泌的雌激素前体物及胆固醇转为雄烯二酮及睾酮,经芳香化酶作用后转为雌二醇及雌酮,因此应用芳香化酶抑制剂可以阻断体内雌激素的合成,用药后可抑制体内 98%~99%的雌激素的合成。目前常用的第三代芳香化酶抑制剂有非甾体类的阿那曲唑及来曲唑,以及甾体类的依西美坦。用于晚期患者的效果优于他莫昔芬。作为术后辅助治疗用于绝经后激素受体阳性患者,目前有多个临床研究比较第三代芳香化酶抑制剂与他莫昔芬的疗效,有起始应用,转换应用(用 2~3 年的他莫昔芬后转换用芳香化酶抑制剂)以及延续应用(用 5 年他莫昔芬后再改用芳香化酶抑制剂),各种研究的结果显示第三代芳香化酶抑制剂的效果较他莫昔芬为好,能提高无病生存率,但总生存率则无明显差别,第三代芳香化酶抑制剂的不良反应有骨质疏松、骨关节病变等。

黄体类制剂有甲羟孕酮、甲地孕酮等对乳腺癌都有一定疗效,目前作为内分泌治疗二线或三线药物。

靶向治疗:在乳腺癌中,有 20%~30%患者中有 Her−2/neu 基因的扩增或其蛋白质的过度表达,此类患者的预后往往较差。近年来抗 Her−2/neu 基因的单克隆抗体赫塞汀已用于临床,对晚期患者有较好效果,作为辅助治疗能提高患者的生存率,赫塞汀的应用必须有 Her−2/neu 基因的扩增或过度表达,作为辅助治疗的疗程为一年。

乳腺癌是常见的浅表肿瘤。早期发现，早期诊断并不困难。早期手术及术前后合理的综合治疗的效果较好，乳腺癌目前尚无一级预防方法，但要选择既符合计划生育要求，又能防止乳腺癌发病率增加的合理生育方案。提倡母乳喂养，绝经后减少脂肪摄入量，有助于预防乳腺癌的发生。在妇女中提倡自我检查，对高危险人群进行定期筛查，有助于乳腺癌的早期发现。

二、男性乳腺癌

约占乳腺癌病例中 1%，上海医科大学肿瘤医院报道占乳腺癌中 1.29%。发病年龄高峰在 50～60 岁，略大于女性乳腺癌。病因尚未完全明确，但与睾丸功能减退或发育不全、长期应用外源性雌激素以及肝功能失常等有关。

病例类型与女性病例相似，但男性乳腺无小叶腺泡发育，因而病例中无小叶癌。

男性乳腺癌的主要症状是乳房内肿块。常发生在乳晕下或乳晕周围，质硬，由于男性乳房较小，因而肿瘤容易早期侵犯皮肤及胸肌，淋巴结转移的发生亦较早。男性乳房肿块同时伴乳头排液或溢血者常为恶性的征象。

治疗应早期手术，术后生存率与女性乳腺癌相似，但有淋巴结转移者其术后 5 年生存率较差，约 30%～40%。晚期病例采用双侧睾丸切除术及其他内分泌治疗常有一定的姑息作用，其效果较女性卵巢切除为佳。

三、湿疹样乳腺癌

是一种特殊类型的乳腺癌，又称帕哲（Paget）病。其组织来源可能起自乳头下方大导管的上皮细胞癌变，向上侵犯乳头，向下沿导管侵犯乳腺实质。早期时常为一侧乳头瘙痒、变红，继而变为粗糙、增厚、糜烂、局部有痂皮、脱屑或渗出物，病变可逐步累及乳晕皮肤。初起时乳房内常无肿块，病变进展后乳房内可出现块物。组织学特点是乳头表皮内有细胞较大，胞浆丰富、核大的（Paget）细胞，乳管内可见有管内癌组织。

典型的 Paget 病诊断并不困难，在早期时不易与乳头湿疹相鉴别。乳头湿疹病程较短，病灶边界不清，周围皮肤亦有炎症改变。必要时作乳头糜烂部涂片或活组织检查，可以明确诊断。

Paget 病病变限于乳头或乳晕时是属于特殊型乳腺癌，仅限于乳头时作单纯乳房切除即可达到根治，乳晕受累时应作改良根治术。乳房内已有明确肿块时，其治疗方法及其预后与一般乳腺癌相似。

四、双侧乳腺癌

指双侧乳腺同时或先后出现的原发性乳腺癌，发病率约为乳腺癌中 5%～7%。双侧同时发生的乳腺癌的诊断标准为：①双侧肿块大小相似，均无区域淋巴结的转移；②双侧均未经治疗；③双侧均能手术，无皮下淋巴管的浸润。此外，双侧病灶均在外上方，可做为诊断标准之一。双侧非同时发生的乳腺癌平均间隔为 5～7 年，但以第一侧治疗后的 3 年内为多。其诊断标准为：①第一侧癌诊断肯定，并已经治疗；②第一侧术后至少 2 年无复发；③无其他部位远处转移。双侧的病理基本类型不一样，可做为双侧原发癌的诊断标准，但还有些临床特点可以帮助鉴别第二侧是否为原发癌还是转移癌。

双侧乳腺癌的治疗与单侧乳腺癌相似，明确诊断后及时手术，预后较单侧乳腺癌为差。

五、妊娠及哺乳期乳腺癌

乳腺癌发生在妊娠或哺乳期的约占乳腺癌中 1%～3%。妊娠及哺乳期由于体内激素水平的改变、乳腺组织增生、充血、免疫功能降低，使肿瘤发展较快，不易早期发现，因而其预后亦较差。

妊娠及哺乳期乳腺癌的处理关系到患者和胎儿的生命，是否需要终止妊娠应根据妊娠时间及肿瘤的病期而定。早期妊娠宜先终止妊娠，中期妊娠应根据肿瘤情况决定，妊娠后期应及时处理肿瘤，待其自然分娩。许多报道在妊娠后期如先处理妊娠常可因此而延误治疗，使生存率降低，哺乳期乳腺癌应先中止哺乳。

治疗根据病情选用不同的术式，术后根据病理检查决定是否需综合治疗，预防性去势能否提高生存率尚有争论。

无淋巴结转移病例的预后与一般乳腺癌相似，但有转移者则预后较差。

有报道乳腺癌手术后再妊娠时其预后反而较好。实际上能再妊娠者大多是预后较好的患者。乳腺癌无淋巴结转移病例手术后至少间隔 3 年才可再妊娠，有淋巴结转移者术后如再妊娠应至少间隔 5 年。

六、隐性乳腺癌

是指乳房内未查到原发病灶而以腋淋巴结转移或其他部位远处转移为首发症状的乳腺癌，约占乳腺癌中 0.3%～0.5%，原发病灶常很小，往往位于乳腺外上方或其尾部，临床不易察觉。术前常规钼靶摄片以及腋淋巴结的病理检查及激素受体测定有助于明确诊断。淋巴结病理切片检查提示肿瘤来自乳腺的可能时，如无远处转移，即使乳腺内未扪及肿块亦可考虑按照乳腺癌治疗。术后标本经 X 线摄片及病理检查可能发现原发病灶，预后与一般乳腺癌相似。

七、炎性乳腺癌

炎性乳腺癌指肿瘤伴有皮肤红肿、局部温度增高、水肿、肿块边界不清，腋淋巴结常有肿大，有时与晚期乳腺癌伴皮肤炎症难以鉴别。皮肤活检可见到皮下淋巴管内有癌栓。此类肿瘤生长迅速，发展快，恶性程度高，预后差。治疗主要用化疗及放疗，一般不做手术治疗。

八、乳腺恶性淋巴瘤

乳腺原发恶性淋巴瘤属于结外型淋巴瘤，较少见。发病年龄常较轻，表现为一侧或双侧乳房内一个或多个散在的活动性肿块，边界清楚，质韧，与皮肤无粘连，有时伴体表淋巴结或肝脾肿大。临床检查不易确诊，常需活检才能明确，治疗可用手术与放疗及化疗的综合治疗。

九、乳腺间叶组织肉瘤

较少见。性质与身体其他部位的间叶组织肉瘤相似，其中以恶性纤维组织细胞瘤较多见，此外，还有血管肉瘤、神经纤维肉瘤、恶性神经鞘瘤等。症状常为无痛性肿块，圆形或椭圆形，可呈结节分叶状，边界清，质硬，与皮肤无粘连，淋巴结转移少见。

治疗应采用手术切除，失败原因常为血道转移，局部切除不彻底时可有局部复发。

第十节 其他乳腺病变

一、先天性发育异常

自胚胎第六周起,在腹侧两旁自腋窝到腹股沟线(乳线)上由外胚层的上皮组织发生 6～8 对乳头状的局部隆起,称为乳头始基。正常情况下,除胸前一对外,其他均于出生前退化,如不退化即形成多余乳头或乳房。多乳头或多乳房常见于胸前正常乳腺的内下方或乳房外上方近腋窝处,亦称副乳腺。男、女均可有,女性多见,常有遗传性。在经期、妊娠或哺乳期可引起副乳腺处肿痛,甚至有乳汁分泌,副乳腺亦可发生肿瘤。乳腺完全阙如或无乳头是很少见的。

其他乳房发育异常有儿童性早熟和乳腺增生肥大,可见于肾上腺皮质肿瘤或卵巢肿瘤。还有巨大的处女型乳腺肥大症等。

二、男性乳房发育症

是一侧或两侧乳房呈女性样发育、肥大,常见于青年期或成人。患者常为一侧或两侧的乳腺肥大或乳晕下盘块状物。开始时常发生于乳晕下,块物质韧如橡胶样,边界不清,有时有压痛或疼痛,一般很少恶变。

男性乳房发育症大多属于生理性或由于体内激素不平衡所致。单侧者与内分泌功能障碍无关,而双侧性时常与睾丸功能不全有关,如腮腺炎后睾丸萎缩、外伤性睾丸萎缩、睾丸或肾上腺皮质肿瘤等有关。肝硬化、肝炎或 B 族维生素缺乏使体内雌激素量相对增多,引起乳房发育,同样在长期服用雌激素后也可引起乳房发育。长期应用异烟肼、螺内酯、洋地黄、抗忧郁等药物后亦可导致乳房发育。

男性乳腺由于没有腺小叶,因而乳房发育在病理上仅显示乳管增生和囊状扩大,有纤维组织及脂肪组织增生,无腺泡生长。

男性乳腺发育一般不需治疗,症状明显时可以服用甲睾酮等治疗。如果经久不消,可以手术切除。术时可做环乳晕的弧形切口,保留乳头。老年患者需与恶性肿瘤相鉴别。

第十一节 急性胰腺炎

一、概述

急性胰腺炎是外科临床常见的急腹症之一,从轻型急性胰腺炎到重型急性胰腺炎,由于两者严重度不一,所以预后相差甚远。在急性胰腺炎中,约 80% 左右为轻型胰腺炎,经非手术治疗可以治愈。而另 20% 的重型胰腺炎由于起病骤然、病情发展迅速,患者很快进入危重状态,往往在数小时至数十小时之内产生全身代谢紊乱、多脏器功能衰竭并继发腹腔及全身严重感染等,即使给予及时治疗(包括外科的干预),仍有 30% 左右的病死率。因此,虽然目前对急性胰腺炎的病情发展和病程转归有了一定的认识,治疗手段也有显著进步,但对于重症急性胰腺炎的发病机制、病情变化规律及治疗方法仍存在较多的难题,有待我们去解决。

二、病因与发病机制

急性胰腺炎是指胰腺消化酶被异常激活后对胰腺本身及其周围脏器和组织产生消化作用而引起的炎症性疾病。到目前为止对于急性胰腺炎的发病机制仍未完全清楚,基本原因与Vater壶腹部阻塞引起胆汁反流入胰管和各种因素造成胰管内压力过高、胰管破裂、胰液外溢等有关。急性胰腺炎发病因素众多,胆道疾病、酗酒、高脂血症和医源性创伤都可以诱发胰腺炎,其中,最常见的病因是胆道疾病,其次,则是酗酒及医源性的创伤包括手术损伤、内镜操作等。近年来,高脂血症诱发的急性胰腺炎逐渐增多。其他的病因还有外伤、十二指肠病变如十二指肠憩室、高钙血症、药物因素(如他莫昔芬、雌激素等)的诱发,以及妊娠等。另外,有少数急性胰腺炎找不到原因,称特发性胰腺炎。

急性胰腺炎是因胰腺分泌的各种消化酶被各种因素异常激活,导致对胰腺组织本身及其周围脏器和组织产生消化,即"自我消化"作用。正常情况下,胰腺腺泡分泌的消化酶并不能引起自身消化,主要是有一系列的保护机制运作:①胰腺导管上皮有黏多糖保护。②胰酶在胰腺内主要以胰酶原的形式存在,胰酶原是没有活性的。③各种胰酶原以酶原颗粒的形式存在于胰腺腺上皮细胞内,酶原颗粒呈弱酸性,可以保持胰蛋白酶原的稳定形式。④在胰腺实质和胰管之间,胰管和十二指肠之间的胰液分泌压和胆管中的胆汁分泌压之间均存在着正常的压力梯度,维持胰管内胰液的单向流动,使胰液不会发生反流,Oddi括约肌和胰管括约肌也是保证压力梯度存在、防止反流的重要因素。总之,保持胰酶在胰腺内的非活化形式存在是维持胰腺正常运转的关键,任何原因诱发了酶原在胰腺内不适时地激活都将会启动急性胰腺炎的病程。

急性胰腺炎的发病机制复杂,在病情发展过程中,还有新的因素参与,促使病情进一步变化。至今,确切的发病机制尚不完全清楚,目前已了解的发病机制归纳如下。

(一)急性胰腺炎的启动因素

1.胰酶被异常激活的机制

胆胰管内压力升高和胆汁反流的因素胆管和胰管在解剖学上的特异性造成胆胰管的压力联动。通常,近80%的正常人群存在胆胰管的共同通道。当共同通道受阻时,可造成胆汁反流进入胰管;胰管出口的梗阻也会导致胰管内压力的升高。胆管内的结石梗阻在共同通道的末端,以及胆管癌、胰头癌、十二指肠乳头的病变,十二指肠镜逆行性胰胆管造影(ERCP)都可以导致胆胰管开口的梗阻和胰管内压力的升高。反流进入胰管的胆汁中的游离脂肪酸可以直接损伤胰腺组织,也可以激活胰酶中的磷脂酶原A,产生激活的磷脂酶A。它使胆汁中的卵磷脂成为有细胞毒性的溶血卵磷脂,引起胰腺组织的坏死。磷脂酶A除作用于胰腺局部,还作用于全身,引起呼吸和循环的功能障碍。弱碱性的胆汁也可以激活胰管内胰酶颗粒中的各种酶原,提前启动了胰酶的活性。胰管内压力的上升还可以破坏胰管上皮,使胰液逆向流入胰腺间质内,被激活的各种胰酶对胰腺组织产生自身消化,导致胰腺的坏死。急慢性的胆道系统炎症也会诱发十二指肠乳头的炎症性水肿、痉挛和狭窄,胆胰管内的压力升高,导致急性胰腺炎。

此外,十二指肠乳头周围的病变(如十二指肠憩室)、十二指肠穿透性溃疡、胃次全切除术后输入襻淤滞症等都可以造成十二指肠腔内压力的升高,导致十二指肠内容物反流入胰管。因十二指肠内容物中含有肠激酶以及被激活的各种胰酶、胆汁酸和乳化的脂肪,一旦这些内容物进入胰管后,再激活胰管内胰液中的各种胰酶原,造成胰腺组织自身消化,发生急性胰腺炎。

2.酒精中毒的因素

在西方国家,酒精中毒引起的急性胰腺炎约占总数的 25%。酒精中毒导致胰腺炎的机制尚未完全明确,大致归纳为以下几个方面:①酒精的刺激作用:大量饮酒刺激胰腺分泌增加,同时酒精可以引起 Oddi 括约肌痉挛,这样使胰管内压升高,导致细小胰管破裂,胰液进入胰腺实质,胰蛋白酶原被胶原酶激活,胰蛋白酶再激活磷脂酶、弹力蛋白酶、糜蛋白酶等,导致胰腺自身消化。②酒精对胰腺的直接损伤作用:血液中的酒精可直接损伤胰腺组织,使胰腺腺泡细胞变性坏死,蛋白合成能力减弱。

3.高脂血症的因素

目前,国内外较为公认的高脂血症导致胰腺炎的机制有以下几点:①三酰甘油的分解产物对腺泡的直接损伤。高脂血症的患者游离脂肪酸产生过多,超出了清蛋白的结合能力,胰腺内高浓度聚集的游离脂肪酸就会产生细胞毒性,损伤胰腺腺泡细胞和小血管,导致胰腺炎的发生。此外,游离脂肪酸可以诱发胰蛋白酶原激活加速,加重腺泡细胞的自身消化和胰腺炎的病理损害。②当血清内血脂>2.15mmol/L 时,患者的血液黏滞度增高,Ⅶ因子活性、纤溶酶原激活抑制物活性增高,干扰纤溶,易于形成血栓。高脂血症也会激活血小板,产生缩血管物质血栓素 A2,导致胰腺血液微循环障碍。而高脂血症中大分子的乳糜微粒可直接栓塞毛细血管,使胰腺缺血坏死。

4.其他因素

急性胰腺炎的起病因素众多,发病机制也很复杂,目前尚未完全明晰。在不同的国家和地区,主要的发病因素也不相同。除以上较为常见的因素以外,还有暴饮暴食的饮食因素,外伤和医源性损伤的创伤因素,以及妊娠、高钙血症等有关的代谢因素,以及一些药物相关的药物因素、败血症相关的感染因素和精神因素等。

(二)导致急性胰腺炎病变加重的因素

80%的急性胰腺炎患者属于轻型急性胰腺炎,这些患者保守治疗有效,经自限性的胰腺炎过程,很快能够恢复。但另外 20%左右的患者,开始就呈现危及生命的临床表现,随着胰腺组织的出血、坏死及后腹膜大量炎性毒素液的渗出,病情急剧加重,全身代谢功能紊乱,出现肺、肾、心、脑多脏器功能障碍并继发局部及全身感染,最终导致患者死亡。是什么原因导致这部分患者病变加重,近年来研究揭示,尽管不同的始动因素诱发了急性胰腺炎,但在启动后的急性胰腺炎的进程上,它的病理生理过程是一致的,导致病变加重的因素也是相同的,而且这些因素又相互交叉、互相作用,使急性胰腺炎的病变严重化,病程复杂化。

1.白细胞的过度激活和全身炎症反应

胰腺炎是一炎症性疾病,炎症介质和细胞因子过度释放是重症急性胰腺炎病情加重的重要因素。1988 年 Rind-emecht 提出急性胰腺炎的白细胞过度激活学说。近年来的实验研究显示,巨噬细胞、中性粒细胞、内皮细胞和免疫系统均参与急性胰腺炎的病变过程,并诱发了多种细胞因子的级联反应。其中,单核巨噬细胞在损伤因子的刺激下,能够合成和释放多种细胞因子,如 TNF-a、IL-1 等,也释放活性自由基及蛋白酶和水解酶,引起前列环素类物质、白三烯等炎症介质的分泌,引起和增强全身炎症反应。细胞因子在炎症反应中,能刺激粒细胞的活化,大量释放损伤性炎性介质,其中 PMN－弹力蛋白酶含量增高,它能够降解细胞外基质中的各种成分,水解多种血浆蛋白,破坏功能完好的细胞,加重胰腺的出血、坏死和胰外脏器的损伤,并导致全身代谢功能的严重不平衡,临床上出现急性反应期症状,即形成了全身炎症反应综合征(SIRS),最终可导致多脏器功能衰竭(MOF),此时是重症急性胰腺炎病程第一阶段,也是重症急性胰腺炎的第一个死亡高峰。

2.感染

患者度过急性胰腺炎急性反应期的全身代谢功能紊乱和多脏器功能不全后,接着要面临的是胰腺坏死灶及胰外脂肪组织坏死灶的感染和全身的脓毒血症,它是急性坏死性胰腺炎第二阶段的主要病变,也是急性胰腺炎患者的第二个死亡高峰时期。急性胰腺炎患者并发的局部和全身的感染多为混合性感染,主要的致病菌是来源于肠道的革兰阴性杆菌和厌氧菌。肠道菌群移位到胰腺和身体其他部位,是因为肠道黏膜屏障在急性胰腺炎的早期就受到破坏。急性胰腺炎发病早期血流动力学改变,使肠道供血减少、肠黏膜缺氧,黏膜屏障被损伤。早期的禁食治疗,也使肠黏膜绒毛的营养状态下降,加剧了肠道黏膜屏障的破坏,使得肠黏膜的通透性异常增加,细菌和内毒素移位到胰腺和胰外侵犯的坏死组织内,导致胰腺坏死灶继发感染、胰腺和胰周脓肿及全身脓毒血症。

3.胰腺血液循环障碍的因素

有实验研究表明,胰腺的供血不足和胰腺的微循环障碍可以诱发和加重胰腺炎的发生和发展。在解剖上,胰腺小叶内中央动脉是唯一的胰腺腺叶的供血动脉,相互间缺少交通支。一旦中央动脉因各种原因导致供血障碍,容易发生胰腺小叶坏死,小叶内腺泡细胞的坏死会产生胰酶颗粒的释放和激活。在急性胰腺炎的病程中,胰腺血液循环障碍进一步加剧了胰腺坏死的发展,使病变加重。

4.急性胰腺炎全身代谢功能的改变和对重要脏器的影响

轻型急性胰腺炎病变仅局限在胰腺局部,而重症急性胰腺炎的病变则以胰腺病变和胰外侵犯共同存在为特点。重症急性胰腺炎影响全身多脏器功能的途径是多因素的,大量胰酶释放入血、失控的炎症反应、微循环的障碍、再灌注的损伤、感染等都可以诱导多脏器功能不全。其中全身炎症反应综合征(SIRS)是多脏器功能不全的共同途径。在重症急性胰腺炎的早期,主要表现为循环系统、呼吸系统和肾功能受到影响。而到了感染期则全身多脏器和代谢功能均受伤害。

(1)对循环系统的影响:重症急性胰腺炎患者胰腺、胰周组织、腹膜后的大量液体渗出导致全身循环血容量的急剧丧失,造成低血容量性休克。同时,过度释放的损伤性炎性介质带来全身炎症反应综合征,炎症介质对心血管系统的作用和血液分布不均是休克的主要原因。因此临床上单纯的液体补充并不能有效地中止重症胰腺炎患者的休克病程。

(2)呼吸功能的影响:胰腺炎症激活的弹性蛋白酶促使全身免疫细胞释放大量的炎症介质,具有细胞毒性的细胞因子和炎症介质导致血管内皮和肺泡上皮的损伤。肺毛细血管内皮损伤后大量血浆成分渗透到肺间质和肺泡内。磷脂酶 A2 的异常释放和激活,使卵磷脂转变成溶血卵磷脂,破坏了肺泡表面的活性成分,肺泡表面张力增加。以上原因造成肺的顺应性降低,患者可表现为进行性缺氧和呼吸困难。急性胰腺炎并发的肺损伤(ALI)或急性呼吸窘迫综合征(ARDS)是短时间内患者死亡的主要原因,约占死亡总数的近 60%。此外,重症胰腺炎患者腹腔内的大量渗出和肠壁水肿、肠蠕动障碍产生腹腔内的高压(IAH),也迫使横膈抬高,影响了呼吸功能,造成呼吸困难和缺氧,这与 ARDS 有所不同。

(3)肾功能的影响:在重症急性胰腺炎早期,肾前因素是导致肾功能损伤的主要原因。急性炎症反应期的有效循环血量的相对或绝对不足引起严重的肾缺血,使肾小球滤过下降,肾组织缺氧。长时间的肾供血不足,以及全身炎症反应和感染的情况下,炎症介质也可以直接或间接导致肾功能损害,出现急性肾小管坏死。

(4)其他:对肝功能的影响是因为胰酶和血管活性物质及炎症介质通过门静脉回流入肝,破坏肝细胞,此外,血容量的不足也导致回肝血量的减少损伤肝细胞。胰头水肿可压迫胆总管导致梗阻性黄疸。脑细胞缺血、缺氧以及磷脂酶的作用使中枢神经系统发生病变。在严重的感染期,真菌感染也可带来烦躁不安、神志模糊、谵妄等精神神经症状。

(5)代谢的改变:重症急性胰腺炎的代谢性改变主要表现在低钙血症和高血糖。

血钙低于 1.87mmol/L(7.5mg/L)预示胰腺炎病变严重,预后不良。低钙血症往往发生在发病后的第三天。低钙血症的发生主要是因为胰周和腹膜后脂肪坏死区域发生钙盐皂化作用。由于血钙约半数与清蛋白结合,在低蛋白血症时也会导致总钙值降低。此外,胰腺炎时胰高血糖素的分泌增加,通过降钙素的释放和直接抑制钙的吸收可引起低钙血症。血钙严重降低代表脂肪坏死范围的增大,胰腺炎的胰周病变严重。

胰腺炎全程均可出现高血糖。胰腺炎早期多是因为机体的应激反应,胰高糖素的代偿性分泌所致。后期则是因为胰腺坏死、胰岛细胞广泛受到破坏、胰岛素分泌不足。

三、病理

急性胰腺炎的基本病理改变包括水肿、出血和坏死。任何类型的急性胰腺炎都具有上述3 种改变,只是程度有所不同。一般急性胰腺炎在病理上分为急性水肿性胰腺炎(又称间质性胰腺炎)和急性出血坏死性胰腺炎。

(一)急性水肿性胰腺炎

肉眼可见胰腺呈弥散性和局限性水肿、肿胀、变硬,外观似玻璃样发亮。镜下可见腺泡和间质水肿、炎性细胞浸润,偶有轻度的出血和局灶性坏死,但腺泡和导管基本正常。此型胰腺炎占急性胰腺炎的绝大多数,其预后良好。

(二)急性出血坏死性胰腺炎

大体上胰腺肿大,胰腺组织因广泛出血坏死而变软,出血区呈暗红色或蓝黑色,坏死灶呈灰黄、灰白色。腹腔伴有血性渗液,内含大量淀粉酶,网膜及肠系膜上有小片状皂化斑。镜检:胰腺组织呈大片出血坏死,腺泡和小叶结构模糊不清。胰导管呈不同程度扩张,动脉有血栓形成。坏死灶外有炎性区域围绕。当胰腺坏死灶继发感染时,被称为感染性胰腺坏死。肉眼可见胰腺腺体增大、肥厚,呈暗紫色。坏死灶呈散在或片状分布,后期坏疽时为黑色,全胰坏死较少发生。

四、分类

急性胰腺炎因发病原因众多,病程进展复杂,预后差别极大,因此,分类侧重的方面不同,分类的方法也就有所不同。

(一)病因学分类

1.胆源性胰腺炎

由于胆管结石梗阻或胆管炎、胆囊炎诱发的急性胰腺炎。患者首发症状多起自中上腹或右,上腹,临床上 50% 以上的急性胰腺炎都是胆道疾病引起。

2.酒精性胰腺炎

因酗酒引起的急性胰腺炎,国外报道较多,西方国家约占急性胰腺炎的 25% 左右。

3.高脂血症性胰腺炎

高血脂诱发的急性胰腺炎。近年来逐渐增多,正常人群如血脂高于 11mmol/L,易诱发急性胰腺炎。

4.外伤或手术后胰腺炎

胆道或胃的手术、Oddi 括约肌切开成形术、ERCP 后诱发的急性胰腺炎。

5.特发性胰腺炎

病因不明的急性胰腺炎,多数是微小胆石引起。

6.其他

还有药物性急性胰腺炎、妊娠性急性胰腺炎等。

(二)病理学分类

1.急性水肿性胰腺炎

又称急性间质水肿性胰腺炎。

(二)急性坏死性胰腺炎

又称急性出血坏死性胰腺炎。

(三)病程和严重程度分类

1.轻型急性胰腺炎

仅为胰腺无菌性炎症反应及间质水肿,或有胰周少量炎性渗出。

2.重型急性胰腺炎

指胰腺炎症及伴有胰周坏死、脓肿或假性囊肿等局部并发症出现,造成全身代谢紊乱,水、电解质、酸碱平衡失调,出现低血容量性休克等。

3.暴发性急性胰腺炎

指在起病 48~72 小时内经充分的液体复苏及积极地脏器支持治疗后仍出现多脏器功能障碍的重症急性胰腺炎患者,病情极为凶险。

五、临床表现

急性胰腺炎起病急骤,临床表现的严重程度和胰腺病变的轻重程度相关,轻型胰腺炎或胆源性胰腺炎的初发症状较轻,甚至被胆道疾病的症状所掩盖。而重症胰腺炎在剧烈腹痛的临床表现基础上症状逐渐加重,出现多脏器功能障碍,甚至多脏器功能衰竭。

(1)腹痛、腹胀:突然出现上腹部剧烈疼痛是急性胰腺炎的主要症状。腹痛前,多有饮食方面的诱因,如暴饮暴食、酗酒和油腻食物。腹痛常为突然起病,剧烈的上腹部胀痛,持续性,位于中上腹偏左,也可以位于中上腹、剑突下。胆源性胰腺炎患者的腹痛常起于右上腹,后转至正中偏左。可有左肩、腰背部放射痛。病情严重的患者,腹痛表现为全上腹痛。腹痛时,患者常不能平卧,呈弯腰屈腿位。

(2)随病情的进展,腹痛呈一种持续性胀痛,随后转为进行性腹胀加重。部分患者腹胀的困扰超过腹痛,少数老年患者可主要表现为腹胀。胰腺炎患者腹痛腹胀的强度与胰腺病变的程度相一致,症状的加重往往预示着病变严重程度的加重。

(3)恶心呕吐:伴随腹痛而来,恶心呕吐频繁,呕吐物大多为胃内容物,呕吐后腹痛腹胀症状并不能缓解为其特点。

(4)发热:多数情况下轻型急性胰腺炎及重型急性胰腺炎的早期体温常在38℃左右,但在胆源性胰腺炎伴有胆道梗阻、化脓性胆管炎时,可出现寒战、高热。此外,在重症急性胰腺炎时由于胰腺坏死伴感染,高热也是主要症状之一,体温可高达39℃以上。

(5)休克:在重症急性胰腺炎早期,由于大量的液体渗透到后腹膜间隙、腹腔内、肠腔内或全身的组织间质中,患者出现面色苍白、脉搏细速、血压下降等低血容量性休克症状,并尿量减少。此外,在重症急性胰腺炎的感染期,如果胰腺及胰周坏死感染,组织及化脓性积液不及时引流时,可出现感染性休克。有少数患者以突然的上腹痛及休克伴呼吸等多脏器功能障碍和全身代谢功能紊乱为表现的发病特点,称为暴发型胰腺炎。

(6)呼吸困难:在重症急性胰腺炎的早期,一方面由于腹胀加剧使横膈抬高影响呼吸,另一方面由于胰源性毒素的作用,使肺间质水肿,影响肺的气体交换,最终导致呼吸困难。患者呼吸急促,呼吸频率常在30次/分以上,$PaO_2 < 60mmHg$。少数患者可出现心、肺、肾、脑等多脏器功能衰竭及DIC。

(7)其他:约有25%左右的患者会出现不同程度的黄疸,主要是因为结石梗阻和胰头水肿压迫胆总管所致,也可因胰腺坏死感染或胰腺脓肿未能及时引流引起肝功能不良而产生。此外,随着病情的进展,患者会出现少尿、消化道出血、手足抽搐等症状,严重者可有DIC的表现。

六、体格检查

(一)一般情况检查

患者就诊时呈急腹症的痛苦面容,精神烦躁不安或神态迟钝,口唇干燥,心率、呼吸频率较快,大多心率在90次/分以上,呼吸频率在25次/分以上,一部分患者巩膜可黄染,血压低于正常。

腹部检查:

压痛,轻型水肿性胰腺炎,仅有中上腹或左上腹压痛,轻度腹胀,无肌卫,无反跳痛。重症坏死性病例,全腹痛,以中上腹为主,上腹部压痛,伴中重度腹胀,上腹部有压痛、反跳痛等腹膜炎体征。根据胰腺坏死的程度和胰外侵犯的范围,以及感染的程度,腹膜炎可从上腹部向全腹播散。左侧腰背部也会有饱满感和触痛。有明显的肠胀气,肠鸣音减弱或消失。重症患者可出现腹腔积液,腹腔穿刺常可抽到血性液体,查腹腔积液淀粉酶常超过1500单位。坏死性胰腺炎进展到感染期时,部分患者有腰部水肿。

一些患者左侧腰背部皮肤呈青紫色斑块,被称为Grey－Turner征。如果青紫色皮肤改变出现在脐周,被称为Cullen征。这些皮肤改变是胰液外渗至皮下脂肪组织间隙,溶解皮下脂肪,使毛细血管破裂出血所致,出现这两种体征往往预示病情严重。

(二)全身情况

胆源性胰腺炎患者如果有结石嵌顿在壶腹部,会出现黄疸。也有少数患者会因为炎症肿大的胰头压迫胆总管产生黄疸,但这种类型的黄疸程度较浅,总胆红素指数很少超过100mmol/L。

早期或轻型胰腺炎体温无升高或仅有低于38℃的体温。坏死性胰腺炎患者病程中体温超过38.5℃,预示坏死继发感染。

患者左侧胸腔常有反应性渗出液,患者可出现呼吸困难。少数严重者可出现精神症状,包括意识障碍、神志恍惚甚至昏迷。

重症坏死性胰腺炎在早期的急性反应期最易出现循环功能衰竭、呼吸功能和肾衰竭,此时会出现低血压和休克,以及多脏器功能衰竭的相关表现和体征,如呼吸急促、发绀、心动过速等。

七、实验室检查

(一)淀粉酶的测定

血、尿淀粉酶的测定是胰腺炎诊断最常用和最重要的手段。血清淀粉酶在急性胰腺炎发病的2小时后升高,24小时后达高峰,4~5天恢复正常。尿淀粉酶在发病的24小时后开始上升,下降缓慢,持续1~2周。血尿淀粉酶在发病后保持高位不能回落,表明胰腺病变持续存在。很多急腹症都会有血清淀粉酶的升高,如上消化道穿孔、胆道炎症、绞窄性肠梗阻等,故只有血尿淀粉酶升高较明显时才有临床诊断的意义。使用Somogyi法,血淀粉酶正常值在40~110U,超过500U,有诊断急性胰腺炎的价值。测值越高,诊断的意义越大。

淀粉酶/肌酐清除率比值:淀粉酶清除率/肌酐清除率(%)=(尿淀粉酶/血淀粉酶)/(尿肌酐/血肌酐)×100%,正常人该比值是10%~5%,一般小于4%,大于6%有诊断意义。急性胰腺炎时,肾脏对淀粉酶的清除能力增加,而对肌酐不变,因此,淀粉酶/肌酐清除率比值的测定可以协助鉴别诊断。

(二)血清脂肪酶的测定

因血液中脂肪酶的唯一来源是胰腺,所以具有较高的特异性。发现血中淀粉酶和脂肪酶平行升高,可以增加诊断的准确性。

(三)C反应蛋白,PMN-弹力蛋白酶的测定

C反应蛋白是急性炎症反应的血清标志物,PMN-弹力蛋白酶为被激活的白细胞释放,也反映了全身炎症反应的程度,因此,这两个指标表明急性胰腺炎的严重程度。48小时的C反应蛋白达到150mg/L,预示为重症急性胰腺炎。

(四)血钙

由于急性坏死性胰腺炎周围组织脂肪坏死和脂肪内钙皂形成消耗了钙,所以,血钙水平的降低也侧面代表了胰腺坏死的程度。血钙降低往往发生在发病后的第2~3天后,如果血钙水平持续低于1.87mmol/L,预后不良。

(五)血糖

急性胰腺炎早期,血糖会轻度升高,是与机体应激反应有关。后期,血糖维持在高位不降,超过11.0mmol/L(200mg/dl),则是因为胰腺受到广泛破坏,预后不佳。

(六)血红蛋白和血细胞比容

急性胰腺炎患者血红蛋白和血细胞比容的改变常常反映了循环血量的变化。病程早期发现血细胞比容增加＞40％，说明血液浓缩，大量液体渗入人体组织间隙，表明胰腺炎病情危重。

(七)其他

在胰腺炎的治疗过程中，要随时监测动脉血气分析、肝肾功能、血电解质变化等指标，以便早期发现机体脏器功能的改变。

八、影像学检查

(一)B超检查

B超由于无创、费用低廉、简便易行而成为目前急腹症的一种普查手段。在急性胆囊炎、胆管炎、胆管结石梗阻等肝胆疾病领域，诊断的准确性甚至达到和超过CT。但是，B超检查结果受到操作者的水平、腹腔内脏器气体的干扰等影响。B超也是急性胰腺炎的首选普查手段，可以鉴别是否有胆管结石或炎症，是否是胆源性胰腺炎。胰腺水肿改变时，B超显示胰腺外形弥散肿大，轮廓线膨出，胰腺实质为均匀的低回声分布，有出血坏死病灶时，可出现粗大的强回声。因坏死性胰腺炎时常常有肠道充气，干扰了B超的诊断，因此B超对胰腺是否坏死诊断价值有限。

(二)CT检查

平扫和增强CT检查是大多数胰腺疾病的首选影像学检查手段。尤其是对于胰腺炎，虽然诊断胰腺炎并不困难，但对于坏死性胰腺炎病变的程度、胰外侵犯的范围及对病变的动态观察，则需要依靠增强CT的影像学判断。单纯水肿型胰腺炎，CT表现为：胰腺弥散性增大，腺体轮廓不规则，边缘模糊不清。出血坏死型胰腺炎，CT表现：肿大的胰腺内出现皂泡状的密度减低区，增强后密度减低区与周围胰腺实质的对比更为明显。同时，在胰周小网膜囊内、脾胰肾间隙、肾前后间隙等部位可见胰外侵犯。目前，CT的平扫和增强扫描已是胰腺炎诊疗过程中最重要的检查手段，临床已接受CT影像学改变作为病情严重程度分级和预后判别的标准之一。

九、穿刺检查

(一)腹腔穿刺

是一种安全、简便和可靠的检查方法，对有移动性浊音者，在左下腹和右下腹的麦氏点作为穿刺点，穿刺抽出淡黄色或咖啡色腹腔积液，腹腔积液淀粉酶测定升高对诊断有帮助。

(二)胰腺穿刺

适用于怀疑坏死性胰腺炎继发感染者。一般在CT或B超定位引导下进行，将吸出液或坏死组织进行细胞学涂片和细菌或真菌培养，对确定是否需要手术引流有一定帮助。

十、诊断

病史、体格检查和实验室检查可以明确诊断。急性水肿型胰腺炎，或继发于胆道疾病的水肿型胰腺炎，常不具有典型的胰腺炎临床症状。血尿淀粉酶的显著升高，结合影像学检查结果也可以确立诊断。通常，急性胰腺炎患者血尿淀粉酶大于正常值的5倍以上，B超或CT检查胰腺呈现上述改变，可以诊断急性水肿型胰腺炎。

急性出血坏死性胰腺炎，又称重症急性胰腺炎，以及在此基础上出现的暴发性急性胰腺炎的概念,在 2006 年西宁第十一届全国胰腺外科会议上,中华医学会外科分会胰腺外科学组制订了《重症急性胰腺炎诊治指南》,可供临床指导:

急性胰腺炎伴有脏器功能障碍,或出现坏死、脓肿或假性囊肿的局部并发症者,或两者兼有。腹部体征包括明显的压痛、反跳痛、肌紧张、腹胀、肠鸣音减弱或消失。可有腹部包块,偶见腰肋部皮下瘀斑征(Grey-Turner 征)和脐周皮下瘀斑征(Cullen 征)。可以并发一个或多个脏器功能障碍,也可伴有严重的代谢功能紊乱,包括低钙血症,血钙低于 1.87mmol/L(7.5mg/dl),增强 CT 为诊断胰腺坏死的最有效方法,B 超及腹腔穿刺对诊断有一定帮助。重症急性胰腺炎的 APACHEⅡ评分在 8 分或 8 分以上。Balthazar CT 分级系统在Ⅱ级或Ⅱ级以上。在重症急性胰腺炎患者中,凡在起病 72 小时内经充分的液体复苏,仍出现脏器功能障碍者属暴发性急性胰腺炎。

十一、严重度分级

重症急性胰腺炎无脏器功能障碍者为Ⅰ级,伴有脏器功能障碍者为Ⅱ级,其中 72 小时内经充分的液体复苏,仍出现脏器功能障碍的Ⅱ级重症急性胰腺炎患者属于暴发性急性胰腺炎。

十二、重症急性胰腺炎的病程分期

全病程大体可以分为三期,但不是所有患者都有三期病程,有的只有第一期,有的有两期,有的有三期。

(一)急性反应期

自发病至两周左右,常可有休克、呼衰、肾衰竭、脑病等主要并发症。

(二)全身感染期

2 周~2 个月左右,以全身细菌感染、深部真菌感染(后期)或双重感染为其主要临床表现。

(三)残余感染期

时间为 2~3 个月以后,主要临床表现为全身营养不良,存在后腹膜或腹腔内残腔,常常引流不畅,窦道经久不愈,伴有消化道瘘。

十三、局部并发症

(一)急性液体积聚

发生于胰腺炎病程的早期,位于胰腺内或胰周,无囊壁包裹的液体积聚。通常靠影像学检查发现。影像学上为无明显囊壁包裹的急性液体积聚。急性液体积聚多会自行吸收,少数可发展为急性假性囊肿或胰腺脓肿。

(二)胰腺及胰周组织坏死

指胰腺实质的弥散性或局灶性坏死,伴有胰周脂肪坏死。胰腺坏死根据感染与否又分为感染性胰腺坏死和无菌性胰腺坏死。增强 CT 是目前诊断胰腺坏死的最佳方法。在静脉注射增强剂后,坏死区的增强密度不超过 50Hu(正常区的增强为 50~150Hu)。

包裹性坏死感染,主要表现为不同程度的发热、虚弱、胃肠功能障碍、分解代谢和脏器功能受累,多无腹膜刺激征,有时可以触及上腹部或腰肋部包块,部分病例症状和体征较隐匿,CT扫描主要表现为胰腺或胰周包裹性低密度病灶。

(三)急性胰腺假性囊肿

指急性胰腺炎后形成的有纤维组织或肉芽囊壁包裹的胰液积聚。急性胰腺炎患者的假性囊肿少数可通过触诊发现,多数通过影像学检查确定诊断。常呈圆形或椭圆形,囊壁清晰。

(四)胰腺脓肿

发生于急性胰腺炎胰腺周围的包裹性积脓,含少量或不含胰腺坏死组织。感染征象是其最常见的临床表现。它发生于重症胰腺炎的后期,常在发病后 4 周或 4 周以后。有脓液存在,细菌或真菌培养阳性,含极少或不含胰腺坏死组织,这是区别感染性坏死的特点。胰腺脓肿多数情况下是由局灶性坏死液化继发感染而形成的。

十四、治疗

近年来,对急性胰腺炎的病理生理认识逐步加深,针对不同病程分期和病因的治疗手段不断更新,使急性胰腺炎的治愈率稳步提高。由于急性胰腺炎的病因病程复杂,病情的严重程度相差极大,单一模式的治疗方案不能解决所有的急性胰腺炎病例。因此,结合手术和非手术治疗为一体的综合治疗才能收到预期的效果。总体来说,在非手术治疗的基础上,有选择的手术治疗才能达到最好的治愈效果。总的治疗原则为:在非手术治疗的基础上,根据不同的病因,不同的病程分期选择有针对性的治疗方案。

(一)非手术治疗

非手术治疗原则:减少胰腺分泌,防止感染,防止病情进一步发展。单纯水肿型胰腺炎,经非手术治疗可基本治愈。

1.禁食、胃肠减压

主要是防止食糜进入十二指肠,阻止促胰酶素的分泌,减少胰腺分泌胰酶,打断可能加重疾病发展的机制。禁食、胃肠减压也可减轻患者的恶心、呕吐和腹胀症状。

2.抑制胰液分泌

使用药物对抗胰酶的分泌。包括间接抑制和直接抑制药物。间接抑制药物有 H2 受体阻滞剂和质子泵抑制剂如西咪替丁和奥美拉唑,通过抑制胃酸分泌减少胰液的分泌。直接抑制药物主要是生长抑素,它可直接抑制胰酶的分泌。有人工合成的生长抑素八肽和生物提取物生长抑素十四肽。

3.镇痛和解痉治疗

明确诊断后,可使用止痛剂,缓解患者痛苦。要注意的是哌替啶可产生 Oddi 括约肌痉挛,故联合解痉药物如山莨菪碱等同时使用。

4.营养支持治疗

无论是急性水肿性胰腺炎还是急性坏死性胰腺炎,起病后,为了使胰腺休息,都需要禁食较长的一段时间,因此营养支持尤为重要。起病早期,患者有腹胀、胃肠道功能障碍,故以全胃肠道外的静脉营养支持为主(TPN)。对不同病因的急性胰腺炎,静脉营养液的配制要有不同。高脂血症型急性胰腺炎,要减少脂源性热量的供给。一旦恢复肠道运动,就可以给予肠道营养。目前的观点认为,尽早采用肠道营养,尽量减少静脉营养,可以选择空肠营养和经口的肠道营养。肠道营养的优点在于保护和维持小肠黏膜屏障,阻止细菌的肠道移位。在静脉营养、空肠营养和经口饮食三种方法中,鼻肠管(远端在屈氏韧带远端 20cm 以下)和空肠造瘘营养最适合早期使用。无论是静脉营养还是肠道营养,都要注意热卡的供给、水电解质的平衡,避免低蛋白血症和贫血。

5.预防和治疗感染

抗生素的早期预防性使用目前尚有争议。在没有感染出现时使用预防性抗生素,有临床研究证实并未减少胰腺感染的发生和提高急性胰腺炎的治愈率,反而长期的大剂量的抗生素使用加大了真菌感染的机会。我们认为,在急性水肿性胰腺炎,没有感染的迹象,不建议使用抗生素。而急性坏死性胰腺炎,可以预防性使用抗生素。首选广谱的、能透过血胰屏障的抗生素如喹诺酮类、头孢他啶、亚胺培南等。

6.中医中药治疗

中药的生大黄内服和皮硝的外敷,可以促进肠功能早期恢复和使内毒素外排。50mL 水煮沸后灭火,加入生大黄 15～20g 浸泡 2～3 分钟,过滤冷却后给药。可以胃管内注入,也可以直肠内灌注。皮硝 500g,布袋包好外敷于上腹部,一天 2 次,可以促进腹腔液体吸收减轻腹胀和水肿,控制炎症的发展。

(二)针对性治疗方案

在上述急性胰腺炎基本治疗基础上,对不同原因、不同病期的胰腺炎病例,还要有针对性地治疗,包括对不同病因采用不同的治疗手段,对处于不同病期的患者采用个体化的治疗方案。

1.针对不同病因的治疗方案

(1)急性胆源性胰腺炎的治疗:急性胆源性胰腺炎是继发于胆道疾病的急性胰腺炎,它可以表现为胆道疾病为主合并有胰腺炎症,也可以表现为以胰腺炎症状为主同时伴有胆道系统的炎症。对这类疾病,首先是要明确诊断,胆管是否有梗阻。

1)胆管有梗阻:无论是否有急性胆管炎的症状,都要外科手段解决胆道梗阻。首选手段是 ERCP＋EST、镜下取石,有需要可行鼻胆管引流。内镜治疗不成功,或患者身体条件不适合十二指肠镜检查,可行开腹手术。开腹可切除胆囊、胆总管切开引流、胆道镜探查并取石。手术一定要彻底解除胆胰管的梗阻,保证胆总管下端和胆胰管开口处的通畅,这与急性梗阻性化脓性胆管炎的处理还是有区别的。

2)胆管无梗阻:胆囊炎症引起胰腺炎或胆管小结石已排出,胆总管无梗阻表现,可先行非手术的保守治疗,待胰腺炎病情稳定,出院前,可行腹腔镜胆囊切除术。

(2)急性非胆源性胰腺炎的治疗:单纯水肿性胰腺炎可通过上述保守治疗治愈。而急性坏死性胰腺炎,则要对病例进行胰腺炎的分期,针对不同的分期选用不同的方案。

(3)高脂血症性急性胰腺炎的治疗:近年来此类患者明显增多,因此在患者入院时要询问高脂血症、脂肪肝和家族性高脂血症病史,静脉抽血时注意血浆是否呈乳糜状,且早期检测血脂。对于该类患者要限制脂肪乳剂的使用,避免应用可能升高血脂的药物。三酰甘油＞11.3mmol/L易发生急性胰腺炎,需要短时间内降到 5.65～6.8mmol/L 以下。可使用的药物有小剂量的低分子肝素和胰岛素。快速降脂技术有血脂吸附和血浆置换等。

2.对于重症急性胰腺炎,针对不同病期的治疗

(1)针对急性炎症反应期的治疗:

1)急性反应期的非手术治疗:重症急性胰腺炎,起病后就进入该期,出现早期的全身代谢功能的改变和多脏器功能衰竭,因此该期的非手术治疗主要是抗休克、维持水电解质平衡、对重要脏器功能的支持和加强监护治疗。由于急性坏死性胰腺炎胰周及腹膜后大量渗出，造成血容量丢失和血液浓缩，同时存在着毛细血管渗漏，因此以中心静脉压（CVP）或肺毛细血管楔压（PWCP）为扩容指导，纠正低血容量性休克，并要注意晶体胶体比例，减少组织间隙液体潴留。在血容量不足的早期，快速地输入晶胶体比例在 2∶1 的液体，一旦血容量稳定，即改为晶胶体比例在 1∶1 的液体，以避免液体渗漏入组织间隙。同时要适当控制补液速度和补液量，进出要求平衡，或者负平衡 300～500mL/d，以减少肺组织间质的水肿，达到"肺干燥"的目的。除上述的非手术治疗措施外，针对加重病情的炎性介质和组织间液体潴留，还可以通过血液滤过来清除炎性介质和排出第三间隙过多的体液。即在输入液体到循环血液中保持循环系统的稳定的同时，使组织间隙中的过多积聚的液体排除。

2）早期识别暴发性急性胰腺炎和腹腔间隔室综合征：在早期进行充分液体复苏、正规的非手术治疗和去除病因治疗的同时，密切观察脏器功能变化，如果脏器功能障碍呈进行性加重，即可及时判断为暴发性急性胰腺炎，需要创造条件，争取早期手术引流，手术方式尽量简单以渡过难关。

腹腔内压（IAP）增加达到一定程度，一般说来，当 IAP≥25cm H_2O 时，就会引发脏器功能障碍，出现腹腔间隔室综合征（ACS）。本综合征常是暴发性急性胰腺炎的重要并发症及死亡原因之一。腹腔内压的测定比较简便、实用的方法是经导尿管膀胱测压法。患者仰卧，以耻骨联合作为 0 点，排空膀胱后，通过导尿管向膀胱内滴入 100mL 生理盐水，测得平衡时水柱的高度即为 IAP。ACS 的治疗原则是及时采用有效的措施缓解腹内压，包括腹腔内引流、腹膜后引流以及肠道内减压。要注意的是，ACS 分为胀气型（Ⅰ型）和液体型（Ⅱ型），在处理上要分别对待。对于Ⅰ型，主要采用疏通肠道、负水平衡、血液净化；Ⅱ型则在Ⅰ型的基础上加用外科干预措施引流腹腔液体。在外科手术治疗前，可先行腹腔灌洗治疗。腹腔灌洗治疗方法如下：在上腹部小网膜腔部位放置一进水管，在盆腔内放置一根出水管，持续不断地采用温生理盐水灌洗，每天灌洗量约 10 000mL，维持 10～14 天。这样可以使腹腔内大量的有害性胰酶渗液稀释并被冲洗出来。做腹腔灌洗特别要注意无菌操作，避免医源性感染。还要注意引流管通畅，记录出入液体的量，保持出入液量基本平衡或出水量多于入水量。

3）治疗中手术治疗的时机：在非手术治疗过程中，若患者出现精神萎靡、腹痛、腹胀加剧，体温升高，体温≥38.5℃，WBC≥20×10⁹/L 和腹膜刺激征范围≥2 个象限者，应怀疑有感染存在，需做 CT 扫描。判断有困难时可以在 CT 导引下细针穿刺术（FNA），判断胰腺坏死及胰外侵犯是否已有感染。CT 上出现气泡征，或细针穿刺抽吸物涂片找到细菌者，均可判为坏死感染。凡证实有感染者，且作正规的非手术治疗，已超过 24 小时病情仍无好转，则应立即转手术治疗；若患者过去的非手术治疗不够合理和全面时，则应加强治疗 24～48 小时，病情继续恶化者应行手术治疗。手术方法为胰腺感染坏死组织清除术及小网膜腔引流加灌洗，有胰外后腹膜腔侵犯者，应作相应腹膜后坏死组织清除及引流，或经腰侧做腹膜后引流。有胆道感染者，加做胆总管引流。若坏死感染范围广泛且感染严重者，需做胃造瘘及空肠营养性造瘘。必要时创口部分敞开。

（2）针对全身感染期的治疗：①有针对性选择敏感的，能透过血胰屏障的抗生素如喹诺酮类、头孢他啶或亚胺培南等。②结合临床征象作动态 CT 监测，明确感染灶所在部位，对感染病灶,进行积极的手术处理。③警惕深部真菌感染,根据菌种选用氟康唑或两性霉素 B。④注意有无导管相关性感染。⑤继续加强全身支持治疗,维护脏器功能和内环境稳定。⑥营养支持,胃肠功能恢复前,短暂使用肠外营养,胃排空功能恢复和腹胀缓解后,停用胃肠减压,逐步开始肠内营养。

(3)腹膜后残余感染期的治疗:①通过窦道造影明确感染残腔的部位、范围及比邻关系,注意有无胰瘘、胆瘘、肠瘘等消化道瘘存在。②强化全身支持疗法,加强肠内营养支持,改善营养状况。③及时做残余感染腔扩创引流,对不同消化道瘘做相应的处理。

3.针对双重感染,即合并真菌感染的治疗

由于早期使用大剂量的广谱抗生素,加上重症患者机体免疫力低下,因此急性坏死性胰腺炎患者在病程中很容易并发真菌感染。尤其是肺、脑、消化道等深部真菌感染,并没有特异性的症状,临床上真菌感染早期难以判断。在重症胰腺炎患者的治疗过程中,如果出现不明原因的神志改变、不明原因的导管相关出血、气管内出血、胆道出血,不明原因的发热,就要高度怀疑有深部真菌感染存在。临床上寻找真菌感染的证据,是根据咽拭子、尿、腹腔渗液、创面等的涂片检查,以及血真菌培养,如果血真菌培养阳性或以上多点涂片有两处以上发现有统一菌株的真菌,即可诊断深部真菌感染。重症胰腺炎并发的真菌感染多数是念珠菌,诊断确立后,应尽早运用抗真菌药物。抗真菌药物首选氟康唑,治疗剂量为 200mg,一天 2 次,预防剂量是一天 1 次。若氟康唑治疗无效,可选用两性霉素 B。两性霉素 B 是多烯类广谱抗真菌药,主要的不良反应为可逆性的肾毒性,与剂量相关。还有血液系统的毒副作用,临床使用应注意观察血常规、电解质和肾功能。

(三)手术治疗

部分重症急性胰腺炎,非手术治疗不能逆转病情的恶化时,就需要手术介入。手术治疗的选择要慎重,何时手术,做何种手术,都要严格掌握指征。

1.手术适应证

(1)胆源性急性胰腺炎:分梗阻型和非梗阻型,对有梗阻症状的病例,要早期手术解除梗阻。非梗阻的病例,可在胰腺炎缓解后再手术治疗。

(2)重症急性胰腺炎病程中出现坏死感染:有前述坏死感染的临床表现及辅助检查证实感染的病例,应及时手术清创引流。

(3)暴发性急性胰腺炎和腹腔间隔室综合征:对诊断为暴发性急性胰腺炎患者和腹腔间隔室综合征患者,如果病情迅速恶化,非手术治疗方法不能缓解,应考虑手术介入。尤其是对暴发性急性胰腺炎合并腹腔间隔室综合征的患者。但在外科手术介入前应正规非手术方法治疗24~48 小时,包括血液滤过和置管腹腔灌洗治疗。手术的目的是引流高胰酶含量的毒性腹腔渗液和进行腹腔灌洗引流。

(4)残余感染期,有明确的包裹性脓腔,或由胰瘘、肠瘘等非手术治疗不能治愈。

2.手术方法

(1)坏死病灶清除引流术:是重症急性胰腺炎最常用的手术方式。该手术主要是清除胰腺坏死病灶和胰外侵犯的坏死脂肪组织以及含有毒素的积液,去除坏死感染和炎性毒素产生的基础,并对坏死感染清除区域放置灌洗引流管,保持术后有效地持续不断地灌洗引流。

术前必须进行增强 CT 扫描,明确坏死感染病灶的部位和坏死感染的范围。患者术前有明确的坏死感染的征象,体温大于 38.5℃,腹膜刺激征范围超过 2 个象限以上,白细胞计数超过 $20 \times 10^9/L$,经积极的抗感染支持治疗病情持续恶化。

通常选用左侧肋缘下切口,必要时可行剑突下人字形切口。进腹后,切开胃结肠韧带,进入小网膜囊,将胃向上牵起,显露胰腺颈体尾各段,探查胰腺及胰周各区域。术前判断胰头有坏死病灶,需切开横结肠系膜在胰头部的附着区。对于胰头后有侵犯的患者,还要切开十二指肠侧腹膜(Kocher 切口)探查胰头后区域。胰外侵犯的常见区域主要有胰头后、小网膜囊、胰尾脾肾间隙、左半结肠后和升结肠后间隙,两侧肾周脂肪间隙,胰外侵犯严重的患者,还可以沿左右结肠后向髂窝延伸。对于以上部位的探查,要以小网膜囊为中心,分步进行。必要时可切断脾结肠韧带、肝结肠韧带和左右结肠侧腹膜。尽可能保持横结肠以下区域不被污染。胰腺和胰周坏死病灶常难以区分明显界限,坏死区常呈黑色,坏死病灶的清除以手指或卵圆钳轻轻松动后提出。因胰腺坏死组织内的血管没有完全闭塞,为避免难以控制的出血,术中必须操作轻柔,不能拉动的组织不可硬性拉扯。坏死病灶要尽可能地清除干净。清除后,以对半稀释的过氧化氢溶液冲洗病灶,在坏死病灶清除处放置三腔冲洗引流管,并分别于小网膜囊内、胰尾脾肾间隙、肝肾隐窝处放置三腔管。引流管以油纱布保护隔开腹腔内脏器,可以从手术切口引出,胰尾脾肾间隙引流管也可以从左肋缘下另行戳孔引出。术中常规完成"三造瘘"手术,即胆总管引流、胃造瘘、空肠造瘘。胆总管引流可以减轻 Oddi 括约肌压力,空肠造瘘使术后尽早进行空肠营养成为可能。术后保持通畅地持续地灌洗引流。灌洗引流可持续 3~4 周甚至更长时间。

规则全胰切除和规则部分胰腺切除现已不常规使用。坏死组织清除引流术后患者的全身炎症反应症状会迅速改善。但部分患者在病情好转一段时间后再次出现全身炎症反应综合征的情况,增强 CT 判断有新发感染坏死病灶,需再次行清创引流术。

再次清创引流术前,通过 CT 要对病灶进行准确定位,设计好手术入路,避免进入腹腔内未受污染和侵犯的区域。再次清创引流的手术入路可以从原切口沿引流管进入,也可以选肾切除切口和左右侧大麦氏切口,经腹膜外途径进入感染区域。

(2)胰腺残余脓肿清创引流手术:对于已度过全身感染期,进入残余感染期的患者,感染残腔无法自行吸收,反而有全身炎症反应综合征者,可行残余脓肿清创引流术。操作方法同坏死病灶清除引流术,只要把冲洗引流管放在脓腔内即可,也不需要再行"三造瘘"手术。

(3)急性坏死性胰腺炎出血:出血可以发生在急性坏死性胰腺炎的各个时期。胰腺坏死时一方面胰腺自身消化,胰腺实质坏死胰腺内血管被消化出血;另一方面大量含有胰蛋白酶、弹性蛋白酶和脂肪酶的胰液外渗,腐蚀胰腺周围组织和血管,造成继发出血。当进行胰腺坏死组织清创术时和清创术后,出血的概率更高,既有有活性的胰腺组织被清除时引起的创面出血,但主要是已坏死的组织被清除后,新鲜没有坏死栓塞的血管暴露于高腐蚀性的胰液中,导致血管壁被破坏出血。此外,在重症胰腺炎时,30% 的患者会发生脾静脉的栓塞,导致左上腹部门脉高压,左上腹部静脉屈曲扩张,一旦扩张血管被破坏常常导致致命性的出血。急性坏死性胰腺炎造成的出血常常来势凶猛,一旦出现常危及生命。治疗坏死性胰腺炎出血,可分别或联合采用动脉介入栓塞治疗和常规手术治疗。常规手术治疗可采用在药物治疗和介入治疗无效的情况下。手术主要是开腹缝扎止血手术,同时也要及时清除胰腺和周围的坏死组织,建立充分的腹腔和胰床的引流。

第十二节 慢性胰腺炎

慢性胰腺炎以胰腺实质发生慢性持续性炎性损害,可导致胰腺实质纤维化、胰管扩张、胰管结石或钙化等不可逆性形态改变,并可引起顽固性疼痛和永久性内、外分泌功能损失。迄今,对其发病机制、病理生理和发病过程仍不十分清楚,各种治疗方法包括手术治疗也仅限于针对慢性胰腺炎的并发症及改善症状,是至今难治的疾病之一。

一、病因

长期酗酒是引起慢性胰腺炎的主要原因。在西方国家 70%～80% 的病例与长期酗酒和营养不良有关。研究证明,在经常酗酒的人中,慢性胰腺炎的发病率比不酗酒的人高 50 倍。长期酗酒能使胰液分泌减少,蛋白质在胰液中的含量升高,重碳酸盐降低,以致胰液中的蛋白质沉淀于细小的胰管中引起堵塞、慢性炎症和钙化。在我国胆石性因素占了相当的比例。

4% 的甲状旁腺功能亢进症并发慢性胰腺炎,可能与高钙血症有关,因此慢性胰腺炎患者必须检测血钙浓度,特别在胰腺有钙化时。

慢性胰腺炎常与高脂血症,胰腺先天性异常,胰腺外伤或手术有关。

另一种类型发生于严重营养不良的儿童中,患者有腹痛和胰腺钙化,很少并发糖尿病,但逐渐发生胰腺功能不全,补充营养后胰腺病变能完全复原。有些慢性胰腺炎属于常染色体显性遗传,在一个家庭内可发生 2 个或 2 个以上的患者,其临床和放射学表现与酒精性胰腺炎相似。

二、病理

近代观点(Singh SM,1990 年)将慢性胰腺炎按其病理分为两类,即酒精性和梗阻性慢性胰腺炎。

(一)酒精性慢性胰腺炎

这在西方国家是一种常见类型。在早期可见胰腺小导管内有蛋白类物质沉积,后来碳酸钙加入,形成钙化。蛋白类物质堵塞小导管,使近端管腔扩张,周围实质有炎性浸润,最后腺泡组织消失,代之以纤维组织,胰腺出现萎缩和缩小。偶见导管的交替扩张和狭窄,呈串珠状表现。胰岛或可较长时间存在,但由于其周围纤维组织中的小静脉已栓塞,内分泌不能进入血液循环,故仍发生糖尿病。在疾病的后期,由于炎症反复发作纤维化使腺体实质变得坚硬,胰腺表面呈灰白色。在纤维化严重受累区域,胰腺小叶消失,切面呈白色,很少出血。主胰管分段或全程扩张,胰腺的超微结构提示腺泡细胞分泌亢进,成熟的酶原颗粒数减少,但前酶原数以及粗内质网、高尔基复合体、细胞核和核仁均增大,线粒体变大,导管和中心腺泡细胞数也增多。

(二)梗阻性慢性胰腺炎

胰腺导管梗阻可因肝胰壶腹纤维化、乳头炎症、主胰管狭窄、肿瘤压迫等因素所致。Uscanga发现纤维化组织由半衰期较短的胶原组成,故胰腺炎的梗阻性病变有时是可逆的,多数导管内无蛋白类物质堵塞。胰腺的外观同酒精性胰腺炎,但其镜检所见截然不同,病变弥散,无小叶解剖外貌,外分泌组织广泛受累,导管口径仍规则,无狭窄,大导管中度扩张而小导管仍正常大小,导管上皮完整,腔内空虚,很少有蛋白堵塞物或钙化。

三、临床表现

(一)腹痛

腹痛是慢性胰腺炎最主要的症状,90%的病例诉腹痛,通常位于中上腹或左上腹并放射至背部。进餐后腹痛加剧。

腹痛的部位与胰腺病变的位置有关,胰头病变引起右上腹痛,胰体尾部病变时腹痛位于中上和左上腹部。背部放射痛提示炎症已扩展至腹膜后。腹痛常为持续性隐痛或剧痛,饮酒和饱餐可引起发作,每次发作持续数天。随着疾病的进展,发作的次数越来越频繁,持续的时间越来越久,腹痛的程度也越来越重,最终有10%～20%患者腹痛也可消失,所谓"无痛性慢性胰腺炎",但随之出现胰腺功能不全的症状,例如脂肪痢和体重减轻。

(二)体重减轻

体重丧失也是慢性胰腺炎的重要症状之一,约发生于75%的病例,主要由于畏食和惧怕进食引起腹痛所致,其次,严重的胰腺病变可引起胰酶分泌减少和吸收不良。

(三)胰腺功能不全

胰腺内外分泌功能丧失90%以上,必然会引起吸收不良。脂肪痢是最常见的症状,粪便奇臭,量多且呈泡沫状,含大量脂肪颗粒。30%左右患者并发糖尿病。

四、诊断和术前检查

诊断主要根据病史、体格检查,辅以必要的实验室检查和诊断操作。绝大多数的慢性胰腺炎根据病史和体格检查就可做出诊断,为了进一步明确胰腺的结构改变,例如胰腺钙化、肿块、胰管扩张或狭窄,胰腺囊肿等,应进行必要的放射学和超声检查,常规拍腹部X线平片,30%～50%可发现胰腺钙化。传统的低张十二指肠造影目前已被灰阶B超和CT所替代。

灰阶B超和CT对于明确胰腺的病变程度极有帮助,特别是灰阶B超具有较高的敏感性和特异性而无放射性的危害,故深受医师和患者的欢迎。若有腹腔积液和胃肠胀气等干扰B超的检查时可改行CT。

逆行胰胆管造影(ERCP)可直接发现胰管的扩张和狭窄,并能获得组织作活检,对于鉴别恶性肿瘤特别有裨益,且对选择手术方式帮助很大,但此种检查属于损伤性,在慢性胰腺炎时可引起较多并发症。

五、病史和体格检查

腹部X线平片(胰腺钙化)－＋胰腺功能测定＋－胰腺疾病72小时粪脂检测 ERCPCT 血管造影术无胰腺疾病,B超检查慢性胰腺炎72小时粪脂定量。

确定诊断后,术前检查的目的是进一步评价胰腺内、外分泌功能,了解胰腺结构改变的程度,包括胰腺大小、形态、胰管狭窄和扩张的部位,有无假性囊肿等,以便选择合适的手术方式。

六、治疗

治疗原则：①控制症状,改善生活质量;②去除病因和纠正存在的胰管梗阻因素,保护胰腺功能;③预防和治疗并发症及寻找胰腺内、外分泌功能的替代治疗方法。

(一)手术适应证

(1)保守治疗难于控制的顽固腹痛者:CP引起疼痛的机制尚未完全明了,主要的假说有黏稠的胰液和胰管结构的改变引起胰管内压力增高,支配胰腺的神经周围炎症以及胰腺炎性肿块内局部疼痛介质的释放等。有学者基于对CP自然病程的研究认为随着病程的进展,患者的胰腺会"燃尽"(burnout),大多数患者最终将不再腹痛,因此建议使用保守治疗,但最近通过对大样本的病例较长期的随访后,发现仅50%的患者腹痛可自然缓解,故应先以止痛药物治疗。按世界卫生组织推荐三阶梯治疗方案。其主要内容是:"按需服药"和"按时服药"。第一阶梯表示疼痛程度很轻,给非麻醉性镇痛药如:阿司匹林、吲哚美辛、萘普生、布洛芬和甲氯芬那酸(抗感染酸钠)等。第二阶梯表示中等程度疼痛,可以给非麻醉性镇痛药和弱作用的麻醉性镇痛药如:可待因等。第三阶梯表示疼痛剧烈,所以要给强作用麻醉性镇痛药(如吗啡、哌替啶、美沙酮氢化吗啡酮、曲马朵、羟吗啡酮和二氢埃托啡等)和非麻醉性镇痛药。注意麻醉性镇痛药有成瘾性、药物依赖性和耐药性不能滥用。联合用药效果较好,如氯丙嗪＋曲马多;吗啡＋酚妥拉明等用Baxter管给药5mL/h。疼痛顽固不能控制且影响生活和工作者可考虑手术治疗。避免酗酒仍是关键。

(2)胰腺邻近器官受累引起并发症者:大约10%～30%的CP患者中胰头发生炎性肿块并累及邻近器官可能导致胆总管、十二指肠甚至横结肠的狭窄、阻塞,而门静脉、脾静脉受压则可引起狭窄、栓塞并导致门静脉高压症,并可继发食管胃底静脉曲张出血。

(3)胰腺假性囊肿:指应用内镜不能持久控制的伴有胰管病变的假性囊肿。

(4)胰管结石,胰管狭窄伴胰管梗阻。

(5)无法排除胰腺恶性疾病者:有时部分CP患者即使经过全面详尽的检查,仍无法排除胰腺癌的可能,须接受手术治疗。最近,欧洲与美国七个胰腺中心最初诊断为CP的2015例患者经2年以上的随访后,发现16.5%的患者最终确诊为胰腺癌,证实有部分病例继发于腺体的慢性炎症基础。因此,手术时应注意警惕胰腺癌的存在,术中快速冰冻切片和穿刺涂片对诊断有一定的帮助。

(二)手术方法的选择

1.引流手术

适用于CP分类中的没有邻近器官并发症的大胰管性胰腺炎或胰石性胰腺炎和慢性阻塞性胰腺炎。单纯引流手术的方法主要有Peustow术式(胰管纵行切开与空肠做侧侧型Roux－en－Y吻合或DeVal术式(横断胰尾,使与空肠做端－端型Roux－en－Y吻合)。只要病例选择得当,尤其是主胰管扩张明显者,我们的实践经验提示效果较好。

2.去神经治疗

内脏神经切除或神经节切除术对部分患者有效。凡无胰管扩张、囊肿及结石者,病变位于胰头部可行胰头丛切除术;病变位于胰体尾部可行左内脏神经及腹腔神经节切除。神经节切除可致内脏神经失调,且并发症多。单纯切除神经后2年复发率高。近年有人用胸腔镜行内脏神经切除术,钳夹和电凝 $T_{5\sim9}$ 较大内脏神经和 $T_{10\sim11}$ 较小内脏神经,并发症少。从理论上讲,去神经治疗有其理论依据,但远期效果不理想。因此,目前此法应用较少。

3.胰十二指肠切除术

主要适用于胰头肿块及胰头多发性分支胰管结石和不能校正的 Oddi 括约肌狭窄等病例。手术方法主要为 Whipple 手术或 PPPD 手术。优点是能有效地控制腹痛症状,缓解率可达到 80%~90%,能够解决周围器官的并发症,并能发现和根治胰腺癌。其缺点是手术创伤大,术后并发症发生率较高(5%~15%),远期病死率高(5 年病死率为 20%~40%),其原因可能与重建的消化道破坏了正常的肠胰轴引起胰岛素分泌水平的降低,从而导致糖尿病的发生或恶化以及胰腺外分泌功能的丧失有关。

4.保留十二指肠的胰头切除术 DPRHP)

是目前所提倡应用于治疗 CP 有胰头肿块或周围器官并发症的一类手术方法。1972 年保留胰周器官(胃、胆总管和十二指肠)的 DPRHP 术式开始应用于临床,Beger 和 Frey 分别于 1980 年和 1987 年正式应用于治疗有胰头肿块或周围器官并发症的 CP。Beger 术式和 Frey 术式的相同点都是作胰头次全切除术(注意保留十二指肠降段的肠系膜血管)并保留胰周器官,不同点在于重建方式:前者在门静脉前方横断胰腺,并作胰体与空肠端端吻合,胰头残余部分与空肠侧侧吻合;后者不切断胰腺而作纵向切开胰管联合胰头残余部分与空肠的侧侧吻合。DPRHP 治疗 CP 的 5 年腹痛缓解率达到 85%~95%,并能持久控制邻近器官的并发症。手术病死率在 1.8% 以下,远期病死率仅 3.6%。其最大的优点是保留了十二指肠,因为十二指肠不但是钙、铁等离子的吸收点,又是胃、胆及小肠正常运动和分泌的起搏点,就此保留了正常的生理性消化,术后 80% 左右患者的体重有所增加,70% 患者能恢复正常工作。可惜很多患者的病理改变不适合上述手术指征,慢性胰腺炎的治疗仍然是一个棘手问题,以病因治疗为主,在随访过程中还要与癌变相鉴别。

5.全胰切除自体胰岛移植

对全胰腺广泛炎症改变和多发分支胰管结石的患者,不能通过局部切除或胰管切开等方式达到治疗目的者,可考虑全胰切除,自体胰岛移植,但此手术方法需慎重。

第十三节　胰腺囊肿

胰腺囊肿分成真性和假性囊肿两大类:前者较少见,一般囊肿较小,有时不引起临床症状;后者比真性囊肿多见,多发生在急性胰腺炎或外伤之后,常引起症状。

一、病因和病理

(一)真性胰腺囊肿

指其囊壁完整并有,上皮覆衬者,少数囊壁覆衬的上皮细胞可因囊内压力过高或受胰酶的消化作用而逐渐消失,致使不易与假性囊肿鉴别。

1.先天性

是胰腺外分泌腺的先天性畸形病变,较罕见,可分为孤立性囊肿和多发性囊肿,后者可以是肝、肾、脾等多部位囊肿在胰腺的表现。

先天性单个真性囊肿多为单发和单房性,大小不一,偶为多房性,多见于婴幼儿。囊壁由立方形、柱状或复层鳞状上皮组成,囊内为清晰或混浊液体,棕黄色,淀粉酶含量多升高。胰腺多囊性疾病包括有胰腺纤维化囊性病、胰腺多囊性疾病伴小脑肿瘤和视网膜血管瘤(Hippel－Lindau病)、胰腺囊肿伴多囊肾(Osath－nondh－Potter病,Ⅰ型或Ⅱ型)。肠源性胰腺囊肿仅见数例文献报道,其囊壁含有胃壁上皮和平滑肌纤维。皮样囊肿含有毛发、牙齿,囊壁可有钙化灶。胰腺血管瘤样囊肿极少见,部分囊壁呈海绵样并含有血液,囊壁由内皮细胞组成。

2.后天性

又分胰管阻塞引起的潴留性囊肿,冈胰腺内出血或坏死病变继发引起的退行性囊肿,棘球绦虫或猪囊虫引起的寄生虫囊肿,以及包括囊腺瘤和囊腺癌在内的赘生性囊肿。囊腺瘤约占所有胰腺良性囊肿的 10%,而囊腺癌仅占胰腺恶性肿瘤的 1%。

(1)潴留性囊肿:占胰腺囊肿的 10%～20%,多由于急、慢性炎症所致的胰管狭窄或阻塞引起分泌液潴留而成,也可因结石或寄生虫阻塞胰管所致。囊肿多为单发,其内壁常为单层立方或扁平上皮覆盖,囊内为富含胰酶的清亮液体。少数巨大囊肿的内层上皮可由于囊内高压、炎症及胰酶的消化作用而完全失去上皮结构。

(2)赘生性囊肿:分成浆液性囊腺瘤、黏液性囊腺瘤和黏液性囊腺癌三类。

浆液性囊腺瘤为最常见的胰腺囊性肿瘤,为良性肿瘤,不恶变,多由多发性小囊肿集聚而成肿块,囊壁由扁平或立方形上皮细胞组成,囊内液体清晰,含有糖原,偶很少或不含黏液。可发生在胰腺任何部位,但以胰头部多见。

黏液性囊腺瘤呈单囊或多囊,约 2～10cm 大小,呈不规则圆形成分叶状。有明显包膜。

囊壁有时附有小囊腔,其中含有混浊黏液,无糖原,囊壁由高柱上皮组成,或呈乳头状排列,有时可见不典型的,上皮细胞。黏液性囊腺瘤组织学检查上具有良性肿瘤特征,但具有潜在恶性。

黏液性囊腺癌临床表现与黏液性囊腺瘤相似,要注意鉴别。黏液性囊腺癌囊性肿块一般都很大,多囊性,内有大量黏液,良性者囊壁为单层上皮,恶性者则为复层,上皮,可见核分裂和不典型细胞。

黏液性囊腺瘤和囊腺癌均好发于胰体尾部。

(二)假性胰腺囊肿

多因胰腺急性炎症或外伤所致胰液外溢致周围组织纤维增生而成,囊壁无上皮细胞覆衬,故称为假性囊肿。假性囊肿形成一般在 2 周以上,囊壁成熟需要 4～6 周时间。假性囊肿形成后有的还与胰管相通。囊肿的部分后壁与胰腺相连,囊壁的其他部分由胰腺周围的脏器,如胃、横结肠以及有关的韧带和系膜等组成。囊液含蛋白质、坏死组织、炎性细胞和纤维素等,其中淀粉酶含量很高。如囊内含有脓液,需与胰腺脓肿区别。文献上偶见有原因不明的胰腺假性囊肿的报道。

二、临床表现

(一)真性囊肿

比较少见,且一般都较小,除赘生性囊肿外多数无症状。先天性囊肿多见于小儿,胰腺纤维性囊肿多因继发的肠梗阻或消化吸收不良始被发现。赘生性囊肿多见于中年以上成人。黏液性囊腺瘤好发于 40～59 岁妇女,偶见于年轻女性,囊腺癌患者的发病年龄高于囊腺瘤,大多在 60 岁以上。胰腺囊腺瘤和囊腺癌的主要临床表现均为腹痛和腹块,其鉴别靠病理学检查。腹痛通常为隐痛,或仅为饱胀不适感。腹块可小可大,质地从囊性感到坚硬感不定,一般无触痛。伴发囊内出血时,肿块可骤然增大,腹痛加剧和触痛明显。当肿瘤浸润或压迫胆管时,可出现阻塞性黄疸。

(二)假性胰腺囊肿

患者多数有急性胰腺炎或腹部外伤史,潜伏期十数日至数月不等。其症状有囊肿本身引起的,如中上腹或左上腹疼痛,由间歇性逐渐转为持续性钝痛,并向背部或左肩部放射;亦有囊肿压迫引起的症状,如上腹部不适、恶心、呕吐等,压迫胆管可引起胆管扩张和黄疸。出现腹部肿块,呈进行性肿大,位于中上腹,或偏右、偏左,一般呈圆形、光滑,并有紧张感。囊肿伴发感染时可出现高热。个别囊肿可破向胃、十二指肠、胸腔或腹前壁,形成腹内、外胰瘘。如直接穿破入腹膜腔,则出现腹膜炎或胰性腹腔积液。

三、诊断

胰腺囊肿不引起症状者常不易被发现,有时仅在尸解或手术时始证实其存在。腹部外伤或急性胰腺炎发作后出现腹部肿块,特别在急性胰腺炎后血清、尿淀粉酶值久未降至正常者,应考虑胰腺假性囊肿的可能。为了进一步明确胰腺囊肿的存在及其所在位置,常需作下列影像学检查。

(一)超声检查

囊肿直径 2cm 以上者,超声探查在回声图上可见到液平段。超声探测仅能证实肿块的囊性性质以及其与胰腺的邻近关系,不能提示囊肿必然源自胰腺,也难以鉴别真性囊肿和假性囊肿。由于操作方便,常列为常规检查。

(二)CT 扫描和 MRI 检查

可显示囊肿与周围的解剖关系,也有助于鉴别囊肿实质肿瘤。CT 检查有助于发现胰腺内囊性病变,从囊肿形态、囊壁厚薄、囊腔内赘生物等可区别假性囊肿与囊性肿瘤。钙化多见于囊性肿瘤,黏液囊性肿瘤囊泡较大,囊内有组织,壁较厚;而浆液性囊腺瘤则呈蜂窝状,囊壁薄而光滑。位于胰外较易诊断为假性囊肿,如假性囊肿位于胰腺内,系多房性,囊内有碎屑、出血、偶有钙化就很难与囊性肿瘤区别。

(三)内镜逆行胰胆管造影检查(ERCP)

可见主胰管受压移位或扭曲伴不同程度的扩张,部分患者的胰管表现为狭窄或受压,但囊性肿瘤与胰管一般都不相通。

(四)胃十二指肠钡餐检查

如能发现胃、十二指肠或横结肠移位情况符合由小网膜囊长出的囊肿时,提示胰腺囊肿的可能。

(五)其他检查

细针穿刺检查有助于术前诊断并能鉴别各种不同囊性病变,囊液检查有时对囊腺癌的鉴别有些帮助,如浆液性囊腺瘤囊液含有糖原,CEA 值<4ng/mL;而黏液性囊性肿瘤的囊液黏度较高,不含糖原,穿刺细胞学检查如发现黏液细胞和癌细胞,诊断可明确,但假阴性率较高。黏液性囊腺瘤与黏液性囊腺癌两者 CEA 均增高(>5ng/mL),CA_{125}、CA_{15-3}、CA_{72-4}升高提示恶变。CA_{19-9}价值不大,因在假性囊肿也可增高。淀粉酶和脂肪酶在黏液性囊性肿瘤多不增高,但在假性囊肿明显增高。

四、治疗

手术治疗为胰腺囊肿唯一的有效疗法,其方式需视囊肿的性质、大小及其部位而定。

(一)囊肿和胰腺部分切除术

适用于赘生性囊肿和某些真性囊肿。囊腺癌者尚需做胰腺大部切除。

(二)囊肿内引流术

适用于囊壁较坚厚的假性囊肿,多在发病后 2~3 个月后施行,因这时囊壁已成熟并已纤维化,有利于缝合。一般的假性囊肿很少有完全切除的可能,因其位置深在,囊壁血运丰富,且周围粘连致密,很少有清晰的分界线,切除技术上较为困难。常在囊肿的最低部做横形切开,取空肠与该横切口作 Rouxen-Y 式空肠囊肿吻合术。

(三)囊肿外引流术

适用于并发感染的囊肿和囊壁脆薄的假性囊肿。术后需每日换药,漏出胰液较多、愈合时间也长是其缺点。术后按胰瘘处理,并补充静脉高价营养,待病情稳定后内引流术,一般至少等待 3 个月。胰瘘不能愈合者,经半年左右切除瘘,并做胰管与肠道吻合的手术。

第十四节　胰腺囊性肿瘤

胰腺囊性肿瘤(PCN)仅占胰腺肿瘤的 5%~10%。近年来,随着影像学诊断技术的发展,PCN 的发现较过去有了明显的增加。复旦大学附属中山医院在 1998 年之前的 40 年间仅收治了 18 例 PCN,而自 1999 年 1 月~2006 年 12 月收治的 PCN 已达 104 例。世界卫生组织公布的胰腺肿瘤分类中的囊性肿瘤包括浆液性囊性肿瘤、黏液性囊性肿瘤、导管内乳头状黏液性肿瘤、实性假乳头性肿瘤,腺泡细胞囊腺癌、导管腺癌囊性变和胰腺内分泌肿瘤囊性变。其中,浆液性囊性肿瘤,黏液性囊性肿瘤和胰管内乳头状黏液性肿瘤占了 PCN 的 90% 左右。前两者既往俗称为"胰腺囊腺瘤(癌)"。

一、浆液性囊性肿瘤和黏液性囊性肿瘤

浆液性囊性肿瘤多见于胰腺头颈部,分为微囊型和寡囊型两类。微囊型多见,占 70%~80%,由许多直径小于 2cm 的小囊组成,切面呈蜂窝状或海绵状,有时可见中央纤维瘢痕,囊壁菲薄,囊腔内液体多清亮。寡囊型由单个或数个直径大于 2cm 的囊组成。镜下见囊壁衬以富含糖原的单层立方上皮细胞。

浆液性囊腺瘤曾被认为是无恶性倾向的完全良性疾病,但近年来已有近 10 例浆液性囊腺癌的报道,不过是否由浆液性囊腺瘤发展而来尚不清楚。

黏液性囊腺瘤多见于胰腺体尾部,为巨囊或多房性。囊腔多在 2cm 以上,与胰管不相通,囊腔内可见纤维分隔,囊液为黏稠淡黄色液体。镜下见囊壁内衬分泌黏液的柱状上皮,偶见乳头状结构。内衬上皮多为不连续。黏液性囊腺瘤间质呈卵巢型,由较丰富的梭形细胞组成,这是镜下与胰管内乳头状黏液性肿瘤鉴别的主要特征。组织学上黏液性囊腺瘤分为良性(腺瘤),低度恶性(交界瘤)和恶性(囊腺癌)。囊腺癌有非浸润癌和浸润癌之分。Sarr 等报道了84 例黏液性囊腺瘤,其中腺瘤 54 例(65%),交界瘤和非浸润癌 23 例(27%),浸润癌 7 例(8%)。

黏液性囊腺瘤具有高度恶性潜能,瘤体愈大,癌的可能性也愈大。文献报道黏液性囊腺癌的直径均超过 3cm。

浆液性囊腺肿瘤和黏液性囊性肿瘤均多见于女性,无特征性临床表现,常见症状有腹痛、腹胀不适、食欲减退、黄疸、消瘦、腹块、腹泻等。复旦大学附属中山医院的资料显示,浆液性囊腺肿瘤和黏液性囊性肿瘤首发症状以腹痛最多见(21%),其次是腹胀(15%),其他依次为腹块,黄疸,食欲缺乏及消瘦。黄疸及消瘦见于浸润性黏液性囊腺瘤。大约 38% 的患者无临床症状。

浆液性囊腺肿瘤典型 CT 表现为多个直径<2cm 的囊,构成蜂窝状、中央有星状瘢痕、并有中央型钙化,边界清楚。但只有 30% 的患者有这种特征性的影像。子囊直径>2cm 的寡囊型浆液性囊腺肿瘤常常与黏液性囊性肿瘤不易鉴别,有时也容易与胰腺假性囊肿相混淆,浆液性囊腺肿瘤的特征是分隔比较薄、分隔轻度强化,一般没有邻近脏器的侵犯。

黏液性囊性肿瘤的 CT 特征为单房或多房性低密度肿瘤,内有纤维分隔,囊壁较厚,可有结节,偶见高密度的钙化影。如囊壁不规则,分隔厚而不均匀,有乳头状突起,强化较明显和钙化明显,甚至囊壁呈蛋壳样钙化者,或有周围浸润征象者,提示恶性可能。不典型病例,如单囊、无囊壁结节或者囊内有出血坏死者,CT 常不能做出明确的诊断。

无症状的浆液性囊腺肿瘤可不予处理,定期随访即可。而对有症状的,或与黏液性囊性肿瘤不能鉴别的,应手术治疗。浆液性囊腺肿瘤手术可根据肿瘤的部位行非根治性的胰腺切除术,如胰腺节段切除术(位于胰颈体部肿瘤),甚至囊肿摘除术。浆液性囊腺肿瘤切除后即能获治愈。

黏液性囊性肿瘤有恶变倾向,且临床常不能鉴别其良恶性,需手术治疗。位于胰头部的肿瘤可行经典或保留幽门胰十二指肠切除术。颈或体部肿瘤可行胰腺节段切除术,但切除后需作冰冻切片检查,如为恶性肿瘤,则需作根治性手术。体尾部肿瘤可行远端胰切除术,有时需同时切除脾脏,一般不需要淋巴结清扫。Sarr 等对手术切除的 54 例腺瘤和 23 例交界性和非浸润性黏液性囊性肿瘤随访平均 11 年,均未见复发。

浸润性黏液性囊性肿瘤须根据肿瘤部位行胰十二指肠切除术或远端胰腺及脾切除术。需要强调的是,不要因为囊腺癌巨大而轻易放弃手术,巨大肿瘤对大血管主要是推移,直接浸润少见;手术切除的浸润黏液性囊性癌的 5 年生存率可达到 15%～33%。

二、胰管内乳头状黏液性肿瘤

1982 年日本学者首先报道了 4 例起源于胰腺大导管的恶性肿瘤,称之为"胰腺产黏液癌",1996 年,WHO 正式命名为导管内乳头状黏液性肿瘤(IPMNs)。IPMNs 多位于胰头、钩突部,其次为体尾部,也可累及整个胰腺。其基本的病理特征是胰管内出现分泌黏液的异常上皮,导致胰管内大量黏液潴留、胰液淤滞和胰管扩张。根据起源部位肿瘤分为主胰管型、分支胰管型和混合型三种类型。肿瘤与胰管相通,切面见主胰管及部分分支显著扩张,并有大量黏液潴留,导管壁部分增厚或有乳头状突起。显微镜下,IPMNs 是由立方或柱状上皮细胞围绕一纤维血管轴心形成的乳头构成的,无卵巢型间质。组织学分型同黏液性囊性肿瘤。导管内乳头状黏液腺瘤有恶变倾向,其中,主胰管型 LPMNs 的恶变率高达 60%～92%,分支胰管型的恶变率为 6%～40%。恶性 IPMNs 往往能从镜下观察到从良性腺瘤、不典型增生到恶性肿瘤的连续变化。

胰管内乳头状黏液性肿瘤多见于中老年男性,腹痛是常见的首发症状。在 Sohn 等报道的 136 例 IPMNs 中,51% 表现为腹痛,腹痛可能与胰管堵塞造成的胰管高压有关,也可能是胰管堵塞后继发胰腺炎的表现之一,有些患者可有反复的急性胰腺炎发作。部分至因胰管长期阻塞,外分泌和内分泌功能受损,导致特发性的慢性胰腺炎,表现为脂肪泻、糖尿病和体重下降。复旦大学附属中山医院收治的 56 例患者以腹痛(46%)和黄疸(32%)为首发症状,6 例(11%)为偶然发现。

主胰管型胰管内乳头状黏液性肿瘤的 CT 检查可发现导管节段性和弥散性扩张,并见扩张的导管内充满低密度的黏液或多发的乳头状结节。如主胰管直径＞10mm,或胰管内结节＞10mm,提示恶性可能。主胰管型胰管内乳头状黏液性肿瘤有时与慢性胰腺炎伴胰管扩张病例很难鉴别,这也是以往常误诊为慢性胰腺炎的主要原因。慢性胰腺炎扩张的胰管呈粗细不等的改变,内无结节,偶有结石;而胰管内乳头状黏液性肿瘤扩张的胰管则规则一致。分支胰管型的 CT 表现为分叶状囊性肿物,包膜薄,境界清,与胰管相通。如肿瘤直径＞30mm且伴有导管腔内结节,提示恶性可能。分支胰管型胰管内乳头状黏液性肿瘤与黏液性囊性肿瘤鉴别的关键是与胰管是否沟通,MRCP 和 ERCP 在这方面更具优势。

对主胰管型胰管内乳头状黏液性肿瘤,应切除所有的病灶,最大限度地减少残留胰腺的复发,根据病变部位行胰十二指肠切除术或远端胰腺切除术。对分支胰管型的治疗原则,目前学术界尚有争议,有学者认为如病灶小、局限且没有导管内结节,可观察随访,在随访的过程中如出现下列迹象,则行肿瘤切除术:①肿瘤快速增大;②胰管明显扩张,出现增生结节。一般认为胰管内乳头状黏液性肿瘤切除后必须根据远切端的冰冻切片决定切除范围,如切缘阳性(PanIn Ⅱ级),则须扩大切除范围,直至阴性,有时甚至须行全胰切除。但现在也有学者提出不同的观点,长期随访的资料也显示一些当年切缘阳性的患者并未如预料的出现肿瘤的转移或复发,推测可能与胰管内乳头状黏液性肿瘤的进展缓慢有关。对于此类肿瘤,是否有必要因为切缘的不典型增生而行全胰切除术,从而导致终身的胰岛素和胰酶替代,还值得商榷。浸润性胰管内乳头状黏液性肿瘤须行淋巴结清扫。文献报道腺瘤和非浸润性胰管内乳头状黏液性肿瘤的 1、2 和 5 年生存率分别为 97%、94% 和 77%;而浸润性胰管内乳头状黏液性肿瘤的 1、2 和 5 年生存率分别为 72%、58% 和 43%。

三、实性假乳头性肿瘤

胰腺实性假乳头状瘤（SPT）是一种罕见的低度恶性胰腺肿瘤，占胰腺肿瘤的比例不到1%，其组织来源尚不清楚。临床表现和组织病理学与其他胰腺肿瘤不同。实性假乳头状瘤为实性或囊实性，多有包膜。较小的肿瘤以实性区为主，较大的肿瘤以充满陈旧血液的囊性区为主，仅在边缘残留少数肿瘤细胞。镜下肿瘤实性区内为实性细胞巢，细胞较均匀一致，血管纤细而稀少，故其特征不同于胰腺内分泌肿瘤。囊性区残留的少量肿瘤成分由均匀细小的假乳头组成，部分瘤细胞空泡变而呈泡沫状，甚至气球状，类似吞噬脂肪的组织细胞。

实性假乳头状瘤属于交界性或低度恶性肿瘤，以膨胀性生长为主，可发生恶变，侵犯、突破包膜，浸润周围组织、血管和器官等。血道转移为主，通过肠系膜上静脉、门静脉首先转移到肝脏，10%～15%的患者就诊时存在肝或腹腔转移。

实性假乳头状瘤好发于中青年女性，复旦大学附属中山医院普外科胰腺肿瘤专业组治疗近年治疗的 13 例实性假乳头状瘤患者只有一例男性。平均年龄 40.6 岁，最年轻的患者为 16 岁。实性假乳头状瘤早期特异无症状，多数患者以腹部肿块为首发表现，就诊时肿瘤体积往往超过 10cm。偶有上腹部轻微腹痛、腹胀等非特异性消化道症状；部分患者有腹泻、消瘦等症状。近 1/3 的 PCN 无症状，因其他疾病或体检行影像学检查时偶然发现。

实性假乳头状瘤对放、化疗均不敏感，手术切除是最有效的治疗方法。肝转移或复发病例，亦可采用手术治疗。如果肿瘤包膜完整，位于胰腺表面，或外生性肿瘤，与周围组织界限清楚，可行肿瘤摘除术。胰腺颈或体部肿瘤大部分位于胰腺实质组织中的可行胰腺节段切除术；胰头部肿瘤则需行胰十二指肠切除术。如肿瘤侵犯门静脉或肠系膜上血管，可予以切除后重建。胰腺体尾部的肿瘤可行胰体尾切除术。不需要作扩大的淋巴结清扫术。如有肝局限性转移者可做肝脏局部切除术。SPT 进展缓慢，预后良好，即使肿瘤发生转移，或者肿瘤仅被部分切除，大部分患者也能获得 5 年以上的生存时间。

第十五节　胰瘘

胰瘘是急慢性胰腺炎、腹部外伤和腹部外科手术，特别是胰腺手术后的严重并发症之一。此时，胰液由非生理途径流出，常导致腹腔内的感染和出血。若处理不当，胰瘘、感染与出血又会相互影响，形成恶性循环，甚至造成患者死亡。胰瘘分为胰内瘘和胰外瘘。胰液经引流管或切口流出体表则为胰外瘘，多见于胰腺手术后。2005 年一个由国际权威胰腺外科专家组成的研究小组（ISGPF）对并发于胰腺手术后的胰瘘正式命名为术后胰瘘（POPF），特指胰肠吻合口漏（如胰十二指肠切除术），或胰腺残端漏（如远端胰腺切除术等）。胰内瘘是指漏出的胰液向内通向腹腔、胸腔或各个相邻空腔器官，常见于急、慢性胰腺炎。若胰液经破裂的胰管漏出后被周围组织包裹，可形成假性囊肿。如果流入游离腹腔则导致胰源性腹腔积液。有时胰液可流向后方，向上进入胸腔而产生胰源性胸腔积液。罕见情况下，胰液腐蚀周围的肠壁可形成胰肠瘘。

一、术后胰瘘

(一)诊断

ISGPF 推荐的术后胰瘘(POPF)的诊断标准为:胰腺手术后 3 天及 3 天以上,腹腔引流液淀粉酶浓度大于正常血清淀粉酶上限 3 倍,依据胰瘘造成的临床后果,将术后胰瘘分为三级:①A 级:患者无临床症状,而且胰瘘能自行愈合,病程一般不超过 3 周;②B 级:患者可有腹痛、发热和白细胞增高,需要某些临床治疗干预,腹腔引流通常持续 3 周以上;③C 级:患者出现严重的脓毒症,或伴有多器官功能障碍,需重症监护治疗,必要时需经皮穿刺引流或再次手术。

Pratt 等依据该标准回顾性地分析了 256 例胰腺手术患者,术后胰瘘的发生率为 32.4%,其中 A 级 41 例,B 级 32 例和 C 级 10 例,分别占胰瘘的 49.4%,38.6%和 12%。复旦大学附属中山医院对 134 例胰腺手术患者的前瞻性研究显示,术后胰瘘的病例为 53 例,发生率为 39.6%,其中 A 级 23 例,B 级 27 例和 C 级 3 例,分别占胰瘘的 43.4%、50.9%和 5.7%。两组的资料提示胰腺术后的胰瘘发生率相当高,但严重而需再手术的胰瘘仅占 10%左右,绝大多数在积极治疗后均能痊愈。

胰腺手术后第一天腹腔引流液中的淀粉酶浓度是术后胰瘘的一项独立危险因素。2007年 Molinari 等对 137 例接受胰腺手术患者的前瞻性研究报告指出,术后第一天腹腔引流液淀粉酶浓度≥5000U/L,应作为预测术后胰瘘的有价值的指标。

B 超、CT 或 MRI 等影像学检查对术后胰瘘的诊断有一定的参考价值。尤其在引流不理想,或出现全身感染症状的情况下,应考虑行 B 超、CT 或 MRI 检查,了解引流管的位置以及有无胰周积液或脓肿形成。

(二)预防

影响术后胰瘘的危险因素除了患者因素(年龄、伴随疾病、黄疸、低蛋白血症等),疾病因素(胰腺质地、胰管直径、胰腺外分泌功能等)外,胰腺手术的围术期处理和手术相关因素(术中出血量、吻合方式、手术技巧等)尤为重要。

1.抑制胰腺外分泌

生长抑素类制剂具有抑制胰液分泌的作用,常被用于术后胰瘘的预防,但其预防作用尚有争议。Montorsi 的前瞻性对照研究显示,预防性应用生长抑素类制剂奥曲肽能有效降低术后胰瘘的发生;国内学者的回顾性研究结论也多肯定其预防作用。但 2005 年 Moon 等对 190 例胰十二指肠切除术患者进行了回顾性研究,单因素分析显示奥曲肽不能降低术后胰瘘的发生率。复旦大学附属中山医院的经验是,如术后第一天腹腔引流液淀粉酶浓度≥5000U/L 时使用生长抑素类制剂,而非常规应用。

有文献报道,术前接受放疗、化疗或介入治疗的患者术后胰瘘的发生率较低,可能因胰腺组织纤维化而抑制了胰腺的外分泌功能,从而降低术后胰瘘发生的危险。但术前放疗、化疗或介入治疗因其严重的不良反应且可能增加其他的术后并发症,不可做为预防术后胰瘘的常规手段。

2.提高手术技巧,改进手术方式

胰腺手术是复杂的高难手术,手术者的技术和经验是发生术后胰瘘的重要影响因素。术中解剖层次不清,操作粗暴,使胰腺损伤严重,或者直接伤及胰管,则发生术后胰瘘的机会极多。术后胰腺肿胀、坏死并继发感染,造成胰管破裂,也是发生胰瘘的因素。胰十二指肠切除术时如果钩突未能完全切除,残留的胰腺组织可能在术后发生出血、坏死,导致胰瘘的发生。

吻合时胰管被缝扎或受压,胰液流出不畅,胰管内压力增高导致破裂,胰瘘发生。此外,吻合口不严密,或张力高而使吻合口血供不良,都会影响吻合口愈合。

胰腺残端的处理是预防术后胰瘘的关键。胰腺与消化道重建的经典方式是胰空肠吻合,目前大多采用套入式端端或端侧胰空肠吻合、胰管对空肠黏膜(即黏膜对黏膜)端侧胰空肠吻合。彭淑墉教授设计的"捆绑式胰肠吻合"也为临床所采用。Fabre 主张胰胃吻合以减少胰瘘,但胰腺断端出血、胃排空障碍及术后胰酶分泌不足等并发症限制了其临床应用的普及。胰管内放置支架管,通过内引流或外引流使胰液引流至远离吻合口的部位,同时有胰管内减压的作用,是降低胰瘘的有效技术。至于远端胰腺切除术的残端处理,关键是必须缝扎主胰管及大的胰管分支,然后用大网膜或横结肠系膜包裹胰腺残端,可以有效预防胰瘘。

根据目前的文献资料,尚难评价某一吻合方式的优劣。复旦大学附属中山医院的经验是,首先手术者应选择自己最熟悉的吻合方式,不可盲从。其次,操作轻柔,"善待"胰腺,吻合口必须有良好的血供。缝合要紧密、牢固,吻合口不能有张力。胰管内放置支架管可有效防止胰瘘,需注意支架管远端应超过胆肠吻合口,防止胰酶被激活而直接腐蚀吻合口。腹腔引流管的放置不要贴紧吻合口,防止压迫吻合口而影响愈合。

3.治疗

A 级胰瘘为胰液的单纯漏,不引起临床症状,通畅引流即可治愈。B 级胰瘘的患者常需要禁食、胃肠减压,给予肠外营养或肠内营养支持。对于伴有腹痛、发热和白细胞升高者,需使用抗生素。腹腔引流通常超过 3 周。C 级胰瘘患者若出现严重的脓毒症,应转入重症监护病房并采取积极的治疗干预措施,包括禁食、胃肠减压、维持水电解质和酸碱平衡、全肠外营养或肠内营养、选用敏感抗生素和生长抑素类制剂。若因腹腔感染和脓肿形成且引流不畅,可先考虑在 B 超或 CT 引导下经皮穿刺引流。如引流效果仍不满意,可选择手术放置双套管持续负压吸引。通常经过及时恰当的处理,常能取得理想的效果。如患者全身状况进行性恶化,出现不同程度多器官功能障碍,可能需考虑再次手术,行胰周坏死组织清除及更充分的引流。

二、胰内瘘

(一)胰腺假性囊肿

详细参见本章第十三节。

(二)胰源性胸腔积液和胰源性腹腔积液

胰源性胸、腹腔积液多由酗酒引起胰管破裂所致,临床上常无胰腺炎病史。胰源性胸腔积液患者通常表现为呼吸困难、胸痛、咳嗽等肺部症状。胰源性腹腔积液患者以无痛性大量腹腔积液为首发症状。可采用 B 超检查并做穿刺液淀粉酶和清蛋白含量检测,如淀粉酶浓度>1000U/L,清蛋白浓度>30g/L,即可明确诊断。胰源性胸、腹腔积液患者早期选择非手术治疗,包括禁食、胃肠减压、全肠外营养、使用生长抑素类制剂,以及胸、腹腔穿刺引流,以促进浆膜面粘连。非手术治疗常需持续 2～3 周,无效者可考虑外科治疗。根据胰管造影明确胰管破裂部位后决定手术方案。远端胰管破裂或胰体尾的囊肿破裂可行远端胰腺切除术或胰管空肠 Roux—en—Y 吻合术。近胰头部的胰管破裂或囊肿破裂可行空肠和破裂部位胰管或囊肿的吻合术。

(三)胰肠瘘

胰腺假性囊肿或脓肿向邻近肠腔破溃造成胰肠瘘后大多数患者会引起出血或感染,此时需要按情况进行手术治疗。

第二章　神经外科疾病

第一节　颅脑损伤

一、头皮损伤

(一)头皮血肿

头皮富含血管,遭受钝性打击或碰撞后,可使组织内血管破裂出血,而头皮仍完整。按血肿出现于头皮内的具体层次可分为皮下血肿、帽状腱膜下血肿和骨膜下血肿。

较小的头皮血肿可自行吸收,不需处理;较大的血肿,采用局部适当加压包扎,有利于防止血肿的扩大,必要时在严格的无菌条件下穿刺抽吸,再加压包扎;若血肿继发感染,应及时切开引流;对儿童、体弱者或巨大帽状腱膜下血肿应注意防治休克。处理头皮血肿时,应考虑到颅骨损伤,甚至脑损伤的可能。

(二)头皮裂伤

头皮裂伤常由锐器或钝器伤所致。伤口的大小、形状、深度与致伤因素及帽状腱膜层是否破裂有关。由于头皮血供丰富,出血较多,严重者可发生休克。

现场急救,应立即压迫创缘,控制明显的出血点,局部加压包扎。头皮血供丰富,愈合能力强,即使伤后超过24h,只要没有明显的感染征象,仍可进行彻底的一期清创缝合。裂口较平直,创缘整齐无缺损,可直接缝合;头皮缺损较多缝合困难者,可切开帽状腱膜或作转移皮瓣来修补创面。注意伤口深处有无骨折及碎骨片,并作相应处理;术后常规使用抗生素和破伤风抗毒素。

(三)头皮撕脱伤

头皮撕脱伤常因长发卷入转动的机器中,将连同帽状腱膜在内的大块或全部头皮撕脱,有时连同部分骨膜也被撕脱,使颅骨暴露,创面大,出血多,易致休克。

现场应采用有效的包扎、止血,并将撕脱的头皮和患者同时送入医院,经积极抗休克后行清创术,根据情况选择不同的处理方法:有蒂相连且有血运者可直接复位缝合;对完全游离者,有条件时可用显微外科吻合头皮小血管,若能成活可望长出头发或行中厚或全厚皮片移植;若骨膜已撕裂,需在颅骨外板上多处钻孔,待新鲜肉芽长出后,再行植皮术;术后应注意抗休克,抗感染和创面的观察处理。

二、颅骨骨折

颅骨骨折指颅骨受到暴力作用,引起颅骨的完整性和连续性中断。根据骨折部位分为颅顶骨折和颅底骨折;按骨折形态分为线形骨折、凹陷性骨折和粉碎性骨折;按骨折处是否与外界相通分为闭合性骨折和开放性骨折。骨折部位不同常有不同的临床表现。颞骨鳞部、颅底和额骨眶部骨质薄,较易发生骨折;颅顶骨硬脑膜与颅骨内板附着较松,易被剥离形成血肿;颅底部硬脑膜与颅骨内板紧密相连,颅底骨折时硬脑膜易被撕裂造成脑脊液漏;当骨折线波及气窦时,可发生颅内积气。

(一)颅顶骨线形骨折

颅顶部线形骨折发生率最高,诊断主要依靠病史及 X 线检查。单纯线形骨折不需特殊处理,但应警惕合并脑损伤,当骨折线通过硬脑膜血管沟或静脉窦时,应注意颅内血肿发生的可能,需严密观察病情及必要的 CT 复查。

(二)颅顶骨凹陷性骨折

凹陷性骨折好发于额骨及顶骨,骨折部位切线位的 X 线检查可显示骨折陷入深度,CT 检查不仅可了解骨折情况,还可了解有无合并脑损伤。凹陷性骨折是否需外科手术,取决于凹陷部位、深度和范围。手术指征包括:①因骨折片压迫脑重要功能区,引起感觉、运动障碍或癫痫等;②合并脑损伤或大面积的骨折片凹陷导致颅内压增高者;③凹陷深度超过 1cm;④开放性粉碎性骨折,碎骨片易致感染,需清创复位者;⑤对静脉窦处凹陷性骨折,如未引起神经受损或颅内压增高,即便陷入较深,也不宜轻易手术,必须手术时,术前应做好术中大出血的准备。

(三)颅底骨折

颅底骨折以线形为主,大多数是由颅盖部骨折线延伸到颅底,也可由间接暴力所致。根据发生部位可分为前、中、后颅窝骨折。

1.临床表现

(1)颅前窝骨折:骨折累及眶顶和筛骨,可有鼻出血,眶周广泛淤血斑("熊猫眼"征)及球结膜下淤血斑。若硬脑膜、骨膜均破裂,可有脑脊液鼻漏;若筛板或视神经管骨折,可合并嗅神经或视神经损伤。

(2)颅中窝骨折:若累及蝶骨,可有鼻出血或合并脑脊液鼻漏;若累及颞骨岩部,硬脑膜、骨膜及鼓膜均破裂,则可有脑脊液耳漏;若鼓膜完整,脑脊液可经咽鼓管流往咽部,可误认为鼻漏;常合并第Ⅶ、Ⅷ对脑神经损伤;若累及蝶骨和颞骨的内侧,可损伤垂体或第Ⅱ、Ⅲ、Ⅳ、Ⅴ、Ⅵ对脑神经。

(3)颅后窝骨折:累及颞骨岩部后外侧,可出现乳突部皮下淤血斑(Battle 征);若累及枕骨基底部,可出现枕下部肿胀及皮下淤血斑;岩尖部骨折可合并后组颅神经损伤。

2.诊断与处理

颅底骨折 X 线诊断阳性率低,诊断主要依靠上述临床表现,出现脑脊液漏者可确诊。颅底骨折本身无须特殊处理,凡伴有脑脊液漏者应视为开放性颅脑损伤,早期应用抗生素预防感染,不可堵塞、冲洗鼻腔或外耳道,不做腰穿,取头高位,避免用力咳嗽,绝大多数漏口可自行愈合,超过 1 个月仍未停止漏液,可考虑手术修补硬脑膜漏口。

三、脑损伤

(一)脑震荡

脑震荡表现为一过性脑功能障碍,无肉眼可见的神经病理改变,显微镜下可见神经结构紊乱,具体机制尚未明了。

1.临床表现

(1)意识障碍:伤后立即出现,可为神志不清或完全昏迷,持续数秒或数分钟,一般不超过 30min。

(2)逆行性遗忘:指清醒后大多不能回忆受伤当时及伤前一段时间内发生的事情。

(3)自主神经功能紊乱:较重者可有面色苍白、出汗、脉细速、呼吸浅慢、血压下降、肌张力降低等表现,随着意识的恢复很快趋于正常。

(4)神经系统检查无阳性体征,脑脊液无红细胞,CT 检查颅内无异常。

2.治疗

单纯脑震荡无须特殊治疗,适当的休息,依病情选用镇静、镇痛等药物,如地西泮、罗通定、谷维素等;对少数头昏、头痛、失眠持续时间较长者,除对症治疗外,应重视心理治疗,做好解释工作,多数预后良好;对昏迷时间较长或头痛、呕吐较重者,应注意监测生命体征和继发性脑损伤。

(二)脑挫裂伤

脑挫裂伤是指脑组织实质性损伤,主要发生在大脑皮质,轻者有大脑皮质或深部组织点状出血,重者伴有软脑膜、血管同时破裂,可伴有外伤性蛛网膜下隙出血、继发脑水肿、血肿形成而危及生命。

1.临床表现

(1)意识障碍:表现为伤后立即昏迷,由于伤情不同。昏迷程度、昏迷时间常不同,可数小时、数日至长期持续昏迷,昏迷时间越长,提示伤情越重;少数局限的脑挫裂伤,可不出现意识障碍。

(2)局灶性症状与体征:若伤及脑皮质功能区,伤后可立即出现相应症状,如伤及运动中枢可出现偏瘫、语言中枢可出现失语等;伤及大脑非重要功能区如额极、颞极等所谓"哑区"可无局灶性体征。

(3)生命体征改变:损伤较重者可因继发脑水肿或颅内血肿而出现急性颅内压增高甚至脑疝的表现,如血压升高、心率下降、体温升高、瞳孔改变;下丘脑损伤可出现高热、昏迷、水电解质紊乱等。

(4)头痛与恶心呕吐:可能与颅内压增高、自主神经功能紊乱或外伤性蛛网膜下隙出血有关,后者可出现颈项强直等脑膜刺激征。

2.诊断

对有神经系统阳性体征的,可根据定位体征及意识障碍程度,结合受伤史,来判断部位及程度;对没有神经系统阳性体征、多发性脑挫裂伤或脑深部损伤,临床定位常困难,必要的辅助检查可明确诊断。

(1)CT 检查:不仅可清楚地显示脑挫裂伤的部位、程度和有无继发性损害,还可与脑震荡作鉴别诊断,对条件具备者,应列为首选检查手段。

(2)MRI 检查:不作为首选,但对脑干、胼胝体及轴索损伤有独特优势。

(3)腰穿:可了解有无蛛网膜下隙出血及颅内压增高,急性颅内压增高应慎用。

3.治疗

(1)非手术治疗:目的是防止脑外伤后一系列病理生理变化加重脑损害,促进机能恢复。轻型和中型脑挫裂伤患者,主要是对症治疗,防治脑水肿,观察病情,病情变化或有新的体征应及时复查 CT，了解颅内有无迟发出血或损伤，及时排除和发现颅内血肿；处于昏迷状态的重型患者应保持呼吸道通畅，采用侧卧位，防止呕吐及误吸，及时清除呼吸道分泌物，若短期不能清醒者应行气管切开，以减少气道阻力；控制入水量和使用脱水剂，注意水电解质平衡，减轻脑水肿；脑水肿严重、高热者可用冬眠低温等治疗。

（2）手术治疗：对严重脑挫裂伤，进行性颅内压增高；脑挫裂伤伴有颅内血肿，CT 占位效应明显，中线结构明显移位，应及时开颅清除坏死脑组织及血肿，必要时去除骨瓣减压。

(三)原发性脑干损伤

脑干包括中脑、脑桥和延髓。原发性脑干损伤是一种严重的，甚至是致命的损伤，单纯的脑干损伤较少见，常与弥散性脑损伤并存。主要表现为受伤当时立即昏迷，昏迷程度较深，持续时间较长；昏迷原因与脑干网状结构受损，上行激动系统功能障碍有关；其症状与体征在受伤当时即已出现，不伴有颅内压增高，可与继发性脑干损伤鉴别。有时可有特殊表现，如伤及中脑，意识障碍较为突出；桥脑损伤可有双侧瞳孔极度缩小、眼球凝视等；累及延髓可表现为严重的呼吸循环功能紊乱。MRI 检查有利于了解细微损伤灶的具体部位和范围，明显优于 CT。原发性脑干损伤的治疗以非手术治疗为主，与重型脑挫裂伤相似。

(四)弥散性轴索损伤

弥散性轴索损伤为外力引起脑的扭曲变形，脑内产生剪切或牵拉作用，造成脑白质广泛性轴索损伤。病变可分布于大脑半球、胼胝体、小脑或脑干。可与脑挫裂伤同时发生或继发脑水肿而使病情加重。主要表现为受伤当时立即出现昏迷，昏迷时间可较长；昏迷的原因是广泛的轴索损害，使皮层与皮层下中枢失去联系。若累及脑干，患者可有一侧或双侧瞳孔改变，表现为一侧或双侧瞳孔散大、对光反射消失、同向凝视或呼吸循环功能紊乱等。神志好转后，可因继发脑水肿而再次昏迷。CT 扫描可见大脑皮层与髓质交界处、胼胝体、脑干、内囊或第三脑室周围有多个点状或小片状出血灶，CT 发现常难以解释较重的临床表现；MRI 能更清晰显示损伤程度及提高小出血灶的检出率。治疗同原发性脑干损伤。

第二节　脑出血

颅内出血根据出血部位包括硬膜外出血、硬膜下出血、蛛网膜下隙出血、脑实质内出血和脑室内出血等。这里所说的脑出血主要指脑实质出血和脑室内出血，即通常人们所称的脑出血或出血性脑卒中。脑出血按病因可分为外伤性和自发性两大类，外伤性脑出血不在本章讨论之列。自发性脑出血又可因高血压、颅内动脉瘤或血管畸形破裂等血管因素或颅内肿瘤出血以及血液病等其他全身疾病引发脑出血者。脑出血占脑卒中患者的 20%～30%，其中高血压病引起的脑出血约占其中的半数以上，病死率（约达 40%）也远高于其他缺血性脑病，而且常遗留不同程度神经功能障碍。本章即以高血压动脉硬化性脑出血为主，讨论脑出血的外科诊断和治疗要领。

一、病因

关于脑出血病因和发病机制的探讨已有 200 多年历史,通过大量临床观察和病理、解剖研究,证实高血压是导致脑出血的主要原因,而高血压引起脑出血的主要机制是在脑动脉硬化基础上的动脉慢性病变,一旦有诱因致血压突然升高,即易引起脑出血。但到目前为止,脑出血的具体发生机制仍有争议。

(一)微动脉瘤学说

这是目前最为接受的观点,最早由 Charca 在 1868 年对脑出血患者行尸检时发现脑小动脉的粟粒状动脉瘤破裂可能是引起脑出血的原因。后来,RossRussel、Cole 和 Caplan 等通过微血管造影或尸检发现,微动脉瘤多见于高血压患者(46%),也见于少数正常血压者(7%),多见于高血压脑出血者(85%),高血压脑未出血者较少(35%);多见于 65 岁以上者(71%),而50 岁以下者较少(10%)。微动脉瘤的部位与临床高血压脑出血好发部位吻合,多在壳核、苍白球、丘脑及小脑等。微动脉瘤直径为 0.2~1.5mm,这些微动脉瘤有些瘤壁缺乏内膜层,有些瘤壁极薄,还有些是纤维胶原包绕血液形成的假性动脉瘤。所以当在长期高血压的基础上,这些微动脉瘤成为血管的薄弱环节,容易破裂发生脑出血。

(二)动脉壁病变学说

包括以下几种损害。

1.动脉瘤的透明变性:高血压引起脑动脉硬化后,脑内小动脉管壁可出现退行性变,长期高压的结果使内膜通透性增加,血管内容物渗入管壁,引起管壁的缺氧改变,即呈光镜所见的脂质透明样变性或纤维样坏死。这是高血压脑出血管常见的病理改变,也被认为是脑出血的病理基础之一。

2.夹层动脉瘤。

3.脑动脉本身的结构:脑动脉外膜和中层结构薄弱,也是在高血压病时发生脑出血的解剖基础。

4.脑血管淀粉样变性:虽与高血压无直接关系,但脑血管中层和外膜出现淀粉样物质沉积,导致动脉壁收缩能力受损及血管壁强度降低。在此情况下,如血压再升高,易发生血管的破裂出血。

(三)脑梗死后出血

高血压脑动脉硬化引起的脑动脉痉挛或栓塞后,远端脑组织缺血软化,脑动脉周围组织对血管的支持减少,可在血压升高时诱发脑出血。

(四)小静脉出血

高血压脑出血以脑小动脉出血为主。但由于静脉管壁本身的薄弱,也有部分出血来源于静脉血管破裂。

二、病理

高血压脑出血好发于基底节区以及脑干、小脑等深部神经核等,基底节区的豆纹动脉及丘脑穿通动脉破裂为最常见的原因。脑叶约占 10%。其病理表现包括血肿及对周围脑组织的压迫两方面。一般认为,高血压脑出血是血管破裂一次性的结果,在数小时内凝固成新鲜血肿,血肿可向内破入脑室,向外进入蛛网膜下隙,局限于脑实质内者有一不规则的血肿腔,如未手术清除,脑内血块随时间逐渐液化,吸收,细胞崩解,释放含铁血黄素,囊腔渐缩小,内为黄色囊液。如血肿较大,则对脑组织压迫也较重,周围水肿明显,可致局部压力增高,脑组织移位,变形,形成脑疝。血肿周围组织在急性期为缺血水肿反应,可能有点状出血,严重者可发生软化坏死。随着血肿吸收,囊腔周围也逐渐形成胶质瘢痕。高血压脑出血可引发一些神经系统的病理生理异常。

(一)脑水肿

脑水肿的成因包括高血压脑出血后,血脑屏障破坏引起的血管源性脑水肿,脑组织受压,缺血缺氧引起的细胞毒性脑水肿,以及血肿液化过程中化学物质刺激产生的水肿。临床水肿的消退常慢于血肿的吸收。

(二)脑缺血

脑缺血的原因是局部脑血流量降低,引起脑血流降低的因素包括局部压迫引起的脑灌注压下降,颅内压增高引起全脑血流量下降以及血肿液化时释放缩血管物质引起血管收缩等所致。这些因素引起脑缺血可以加重高血压脑出血的继发损害,影响预后。

(三)高颅压

引起颅内压增高的原因主要为脑内血肿、脑水肿引起的颅内容物增多所致,部分出血破入脑室引起梗阻性脑积水也可加速高颅压的发生。

三、分类

高血压脑出血一般可按出血源动脉及出血部位分类。按发生率高低依次可分为壳核出血(40%~70%)、丘脑出血(约13%)、脑叶出血(约10%);脑干出血(约10%)、小脑出血(约10%)、尾状核出血(3%~7%)、多灶性出血(1.5%~2.6%)。

四、临床表现

发病年龄多在50岁以上,寒冷时发病较多。可能有颅压增高和血压增高的诱发因素。主要临床表现取决于出血的量、速度和出血部位,主要症状包括:

(一)前驱症状

发病前数分钟至数天内发生,表现为头痛、头晕、精神障碍、视力下降、烦躁不安、肢体麻木、嗜睡等。

(二)一般症状

1.意识障碍

可因出血量和部位不同表现为意识模糊直至深昏迷不等,部分少量出血患者可保持清醒。

2.呕吐

由于颅内压增高,或脑干直接出血所致。

3.头痛

患者在意识障碍之前多诉头痛。

4.肢体瘫痪

多数患者出现不同程度的一侧肢体的运动障碍,伴或不伴偏身感觉障碍和偏盲。

5.库欣反应

患者随颅内压增高,血压急剧升高,呼吸缓慢,有鼾声,脉搏慢而有力。

6.其他症状

包括出血破入蛛网膜下隙引起脑膜刺激症状以及失语、癫痫、瞳孔改变、视网膜出血、视盘水肿等。

(三)局部定位征象

1.基底节区出血

高血压脑出血的最好发部位,尤以壳核为主,主要为豆纹动脉破裂出血,向内累及内囊,故主要表现为对侧肢体偏瘫(常伴中枢性面瘫及舌瘫),对侧偏身感觉障碍及偏盲,即临床所谓"三偏",多数患者还有双眼持续向出血侧凝视。出血破入脑室者,病情进展快,意识障碍出现早,易累及丘脑下部而出现高热、代谢紊乱等,可有梗阻性脑积水的症状。壳核的少量出血、症状较轻。

2.丘脑出血

丘脑内侧核出血为丘脑穿动脉破裂所致,丘脑外侧核出血为丘脑膝状体动脉破裂所致。最常见表现为:

(1)丘脑性感觉障碍:即对侧头部、面部、躯干和肢体出现广泛的深浅感觉障碍。

(2)眼部征象:出现垂直凝视麻痹,眼震,对侧眼球向下,内侧反射性偏斜,聚合消失,同侧瞳孔缩小,双侧瞳孔不等大等。

(3)丘脑性言语障碍:言语缓慢,错乱,但认读尚可。

(4)情感障碍、体象障碍及智能障碍等。

(5)累及下丘脑出现高热和代谢紊乱等。

3.脑叶出血

大脑皮质动脉破裂引起的皮质下出血,多在大脑半球的周边区。主要为颅内高压等一般表现,额叶出血可伴精神障碍,对侧偏瘫及运动性失语,颞叶出血可出现对侧眼上象限盲,顶叶出血为对侧眼下象限盲及对侧感觉障碍,枕叶出血为对侧偏盲(黄斑回避)。

4.脑干出血

以脑桥出血为主,主要为基底动脉的分支破裂出血。主要症状包括剧烈头痛、恶心、呕吐、交叉性感觉障碍和交叉瘫,严重者迅速昏迷,针尖样瞳孔,四肢瘫痪,伴高热大汗及上消化道出血、急性肺水肿等多器官系统损害。中脑出血主要为眼部症状,出现复视,双侧瞳孔散大或不等大,出现眼震等,可有意识障碍和 weber 征。延髓出血罕见,表现为突发昏迷,呼吸、循环障碍,也可能有 Wallenberg 征。

5.小脑出血

好发于齿状核,为小脑上动脉、小脑下动脉、小脑后下动脉等破裂所致。因颅后窝代偿空间小,所以小脑出血起病急,主要为突发枕部疼痛、呕吐、眩晕、眼震、共济失调等,并可能迅速出现意识障碍和枕骨大孔疝。可分 3 型:

(1)暴发型:快速出血>15mL,突然发病,迅速昏迷,很快死亡,常来不及诊治。

(2)一般型:又称进展型,为颅后窝压力增高及小脑功能障碍的典型表现,如能及时正确诊治,预后尚可。

(3)良性型:出血量较少(<5mL),或颅后窝代偿空间较大者,症状较轻,以渐进的小脑功

能障碍为主,及时诊断处理后,预后良好。

6.脑室内出血

多为脑实质内出血破入脑室所致,也有少数为脑室内脉络丛或脑室壁血管破裂所致的原发性脑室内出血。出血少者易吸收,出血量大且快者易出现急性梗阻性脑积水,并易引起丘脑下部和脑干功能障碍,后果严重。

五、辅助检查

(一)CT 扫描

临床怀疑为高血压脑出血者,CT 扫描为首选,可以无创而迅速地了解血肿大小、部位、范围、脑水肿程度,重复检查方便,可以清楚显示急性期 0.5mL 以上的出血情况。急性期内,血肿为边界清晰的高密度影,CT 值为 40~90HU,周围有"月晕状"低密度水肿带,宽 1~15mm。脑室、脑池可能有不同程度的变形和移位。4~5d 以后,血肿渐溶解,CT 值按 1~2HU/d 的速度递减,直径 2~3cm 的中等量血肿在 4~6 周时可变为等密度。血肿进一步液化,可为低密度的囊性变,CT 值可与脑脊液相近。CT 还能显示血肿破入脑室的形态及引起梗阻性脑积水的情况。脑室内血肿较脑实质血肿吸收快。

(二)MRI

不仅可以像 CT 显示血肿的形态变化过程,检测出 CT 未能发现的小病变,且能反应血肿溶解液化过程中的化学成分变化。急性期,血肿内主要含氧合血红蛋白和脱氧血红蛋白,故在 T_1 加权像呈等信号,在 T_2 加权像呈等信号或低信号,亚急性期至慢性期,释放出正铁血红蛋白,在 T_1、T_2 相均逐渐转化为高信号;出血 2 个月以后的残腔期,腔内主要为含铁血黄素,故 T_1、T_2 均呈低信号。MRI 虽然可以显示更微小的病变,但价格昂贵,有人认为急性期可加重出血,故临床一般只作为 CT 的补充,特别是怀疑幕下出血者。

(三)脑血管造影

对于临床不能排除动脉瘤或血管畸形破裂者使用。

(四)腰椎穿刺

无条件 CT 扫描者,腰穿发现红细胞可辅助诊断,但易诱发脑疝,慎用。

六、诊断

(一)诊断要点

①中老年患者;②有高血压病史;③突发颅压增高;④局灶神经功能障碍;⑤CT 扫描。结合临床和影像资料,多能正确诊断。

(二)须与以下疾病相鉴别

1.脑梗死

特别是脑梗死伴出血时,临床也可出现颅内压增高与局部神经功能障碍,但 CT 扫描可见以低密度或混杂密度变化为主。

2.动脉瘤破裂出血

主要为蛛网膜下隙出血,有明显的脑膜刺激征,意识障碍多能渐恢复。CT 发现自发性蛛网膜下出血(SAH)的中老年患者应行血管造影明确诊断。

3.脑血管畸形破裂出血

出血部位也多在脑实质内,但以青少年或青壮年为主,确诊有赖脑血管造影。

4.肿瘤卒中

颅内肿瘤内坏死可致血管破裂而发生肿瘤出血,也会出现急性颅内压增高及神经症状加重等,但大多已有肿瘤引起的颅内压增高或神经功能障碍,CT 或 MRI 易鉴别。

七、治疗

目的是降低颅内压,减轻水肿,改善脑功能及防治并发症,包括内科治疗和外科治疗。

(一)内科治疗

1.急性期处理

卧床休息,镇静止痛,维持呼吸、循环的稳定,避免声、光等不良刺激,保证营养和内环境稳定。

2.控制血压

既要降低颅内压,也要控制血压,将血压稳定在一个适当的范围,不致太高诱发再次出血,也不致过低加重脑缺血。降压应缓慢,应选用对扩张脑血管作用较好者,可选用硝苯地平(心痛定)或钙拮抗剂类,严重者可肌内注射利血平或硫酸镁,或在监护下静脉滴注硝普钠或硝酸甘油。

3.降颅压

应用高渗脱水剂快速脱水,常用甘露醇或甘油,加用利尿剂(如呋塞米),效果更好,注意用药时监测肾功和血糖、电解质,注意维持内环境稳定。

4.止血剂

为预防再出血,有建议使用止血剂者,还可同时防治上消化道出血,多用氨基己酸,氨甲苯酸(止血芳酸)等。

5.防治并发症

包括预防使用 H_2 受体拮抗剂防治消化道出血,防治感染,降温等。

6.康复治疗

包括神经营养剂的应用及功能锻炼等。

(二)外科治疗

1.适应证

①轻到中度意识障碍;②幕上血肿>30mL,中线移位者;③小脑出血>10mL,或症状明显者;④脑疝早期;⑤梗阻性脑积水。对于意识清醒的小量出血患者或脑干、丘脑出血者,内科治疗效果优于外科手术。而对于深度昏迷,双侧瞳孔散大,或生命体征已完全紊乱者,外科手术的意义不大。

2.手术时机

一旦有手术指征,应尽早手术,如能在脑缺血、脑水肿加重前,即所谓发病后 6h 的超早期内手术,效果较佳。总之,如能于继发损害发生之前清除血肿,降低颅内压,将对神经功能的恢复有积极意义。

3.手术方案

(1)开颅清除血肿:根据血肿部位选择相应手术入路,清除大部分血肿,脑组织减压即可,不必强求非常彻底,对水肿明显,颅压较高者,可切开天幕作内减压,或弃骨瓣作颞肌下减压。

(2)脑室钻孔引流:出血破入脑室引起梗阻性脑积水者,可做脑室钻孔引流,并可注射尿激酶或链激酶溶解血块。

(3)立体定向血肿清除术:于立体定向下穿刺抽吸引流血肿,清除部分血肿后可置管使用纤溶药物溶解残余血肿。

(4)神经内镜手术:在内镜直视下,经工作道吸除血肿,对丘脑等深部血肿效果尤佳。

(5)锥孔或钻孔血肿引流:紧急情况下,直接穿刺,引流血肿,降低颅内压,或对全身情况欠佳者于局麻下使用。但减压不充分,易致新的损伤。

第三节　创伤性脑水肿

一、发生机制

创伤性脑水肿是指脑实质损伤之后均有轻重不同的脑水肿反应,也是外伤后颅内压增高的常见原因之一。脑水肿可在伤后立即发生,逐日加重,至 3～4 天达到高潮。实际上脑水肿完全消退约需 7～14 天,而当脑组织损伤严重,局部出血、水肿、缺血及缺氧等反应向周围广泛扩展时,则常导致不可逆的弥散性水肿、肿胀,威胁患者生命。以往,临床上所看到的脑水肿有湿性与干性之分,前者水分主要积在细胞外间隙,脑回外观扁平、脑沟窄浅,扪之松软,切面有水分渗出,出血点血液流散,称之为水肿;后者水分集于细胞内,脑表面干燥、瘀血,扪之韧实;切面无水分渗出,出血点不流散,称之为肿胀。1967 年国外学者将创伤性脑水肿分为血管源性细胞外水肿和细胞毒性细胞内水肿,前者系因血脑屏障破坏,毛细血管通透性增加,使水分、钠、氯及蛋白渗至血管外,形成细胞外间隙水肿,又因白质细胞外间隙大于灰质 4～6 倍,故水肿主要在白质内扩散;后者则属细胞代谢障碍所致,概因缺氧、胶质细胞膜受损、酶系统活动紊乱及钠泵功能不良等故,而使水分进入渗透压较高的细胞内,形成细胞内水肿且灰质与白质均可涉及。有关创伤性脑水肿的发生机制研究很多,提出了不少学说。

(一)血脑屏障学说

血脑屏障结构与功能损害是血管源性脑水肿的病理基础。主要病理特点是脑毛细血管内皮细胞微绒毛形成、胞饮小泡增多、胞饮作用增强以及紧密连接开放。脑损伤后血脑屏障开放、通透性增加,血中大分子物质及水分从血管内移出进入脑组织内,积聚于细胞外间隙,形成血管源性脑水肿。既往认为脑损伤后血脑屏障破坏在伤后 6 小时始出现,伤后 24 小时才明显。有人在实验研究中发现,伤后 30 分钟就已有 5nm 胶体金微粒透过血脑屏障,至伤后 6 小时,血脑屏障通透性增加已达高峰,此时各种大小(5、10 和 15nm)的胶体金微粒均可通过血脑屏障,证明了血脑屏障破坏可能是直接导致创伤性脑水肿的最早和最重要的因素。脑损伤后缺血和缺氧、血管扩张和脑组织本身释放的许多损害因子均可导致血脑屏障破坏。

(二)钙通道学说

钙对神经细胞损害和死亡起着决定性作用。研究发现脑损伤后脑组织内钙的浓度升高,认为其与创伤性脑水肿的发生与发展有关。脑损伤早期大量 Ca^{2+} 进入细胞内,胞浆中游离钙浓度异常升高,可达正常的 $10\sim15$ 倍,即钙超载,是引起神经细胞损害、血脑屏障破坏和创伤性脑水肿的关键因素。这种改变在伤后 30 分钟即十分明显,伤后 6 小时到达高峰,并一直持续到伤后 72 小时。脑损伤后钙超载的原因:①由于早期缺血缺氧,神经细胞能量供应障碍, $Ca^{2+}-Mg^{2+}-ATP$ 酶的排钙功能受损;②内质网、线粒体的贮钙作用减弱;③特别是细胞膜结构受损、流动性及稳定性降低,钙离子通道开放,细胞外大量钙离子涌入细胞,尤其是神经细胞内,细胞内的低钙离子稳态受到破坏,发生钙离子超载。钙超载产生下列危害:①激活细胞内中性蛋白酶及磷脂酶,或通过钙调蛋白(CaM)的介导,使神经细胞蛋白质及脂质分解代谢增加,细胞膜完整性破坏,细胞外 Na^+、Cl^- 及水等物质进入细胞内,导致细胞内水肿。② Ca^{2+} 沉积于线粒体内,使线粒体氧化磷酸化电子传递脱耦联,无氧代谢增强,释放大量氢离子,细胞内 pH 降低,造成细胞内酸中毒,Na^+/H^+ 交换使 Na^+ 进入细胞内增多,发生细胞内水肿。③ Ca^{2+} 进入微血管壁,通过钙调蛋白或直接作用于微血管内皮细胞,紧密连接开放,血脑屏障通透性增加,导致血管源性脑水肿。④ Ca^{2+} 进入脑血管壁,血管平滑肌细胞内 Ca^{2+} 浓度升高,使其收缩,脑血管痉挛,加重脑缺血缺氧和血脑屏障破坏,加剧血管源性脑水肿。近年来的大量实验和临床研究表明,脑损伤早期应用钙离子通道阻滞剂尼莫地平等有效阻止 Ca^{2+} 内流,保护神经细胞和血脑屏障功能,防止脑血管痉挛缺血,能有效减轻细胞内和血管源性脑水肿。

(三)自由基学说

氧自由基是指一类具有高度化学反应活性的含氧基团,主要有超氧阴离子(O_2^-)、羟自由基(OHT)和过氧化氢(H_2O_2)。早在 1972 年,国外学者就开始用自由基学说解释脑水肿的发生机制,随后国内外不少学者在实验中观察到,脑损伤后脑内氧自由基产生增加,脂质过氧化反应增强,是引起神经细胞结构损伤和血脑屏障破坏,导致细胞毒性脑水肿和血管源性脑水肿的重要因素。氧自由基主要产生于神经细胞和脑微血管内皮细胞。脑损伤后上述部位氧自由基产生增多的原因:①不完全性缺血缺氧使线粒体呼吸链电子传递中断,发生"单价泄漏现象",氧分子被还原为 O_2^-;②细胞内能量合成减少,分解增加,大量 ATP 降解为次黄嘌呤,后者在被还原成尿酸过程中生成大量 O_2^-;③细胞内 Ca^{2+} 增多,激活磷脂酶 A2,使花生四烯酸产生增加,后者在代谢过程中产生 O_2^-;④单胺类神经递质肾上腺素、去甲肾上腺素和 5-羟色胺大量释放,它们自身氧化生成 O_2^-,OH^- 和 H_2O_2;⑤脑挫裂伤出血,以及蛛网膜下隙出血,大量氧合血红蛋白自身氧化成各种氧自由基,血中的铁、铜等金属离子及其络合物催化脂质过氧化反应,又生成氧自由基。

氧自由基对生物膜的损害作用最为广泛和严重。神经细胞和脑微血管内皮细胞既是自由基的产生部位,又是受自由基损害最为严重的部位。由于这些细胞的膜都是以脂质双分子层和多价不饱和脂肪酸为框架构成,易于遭受氧自由基的攻击,产生下列病理损害:①神经细胞膜上 Na^+-K^+-ATP 酶,$Ca^{2+}-Mg^{2+}-ATP$ 酶、腺苷酸环化酶、细胞色素氧化酶等重要的脂质依赖酶失活,导致膜流动性和通透性增加,细胞内 Na^+、Ca^{2+} 增多;线粒体膜破坏,细胞能量合成障碍;溶酶体膜破裂,溶酶体内大量水解酶释放。导致细胞内环境紊乱,细胞肿胀,发生细胞毒性脑水肿。②氧自由基破坏脑微血管内皮细胞的透明质酸、胶原和基膜,使血脑屏障通透性增加,血浆成分漏出至细胞外间隙,导致血管源性脑水肿。③氧自由基还攻击脑血管平滑肌及其周围的结缔组织,导致血管平滑肌松弛,同时氧自由基使血管壁对血管活性物质的敏感性下降,血管扩张,微循环障碍加重,加剧脑水肿。目前认为,甘露醇、糖皮质激素、维生素 E 和维生素 C 等具有氧自由基清除作用,能有效地减轻创伤性脑水肿。

(四)脑微循环学说

脑损伤可引起脑微循环功能障碍,导致其静力压增高,产生压力平衡紊乱,导致脑水肿。脑微循环障碍包括血管反应性降低、血管自动调节紊乱(血管麻痹或过度灌注)和血液流变学改变。脑血管反应性降低指其对 CO_2 的收缩反应能力低下,当血中 CO_2 分压降低时管壁并不收缩。研究表明,脑损伤 24 小时后血管平滑肌松弛,不论动脉血 CO_2 分压增高或降低,脑血管均呈扩张状态。1985 年,国外学者就对重型脑损伤患者进行头颅 CT 动态扫描发现急性期患者大多数有脑充血表现。一般认为,在重型、特重型脑损伤急性期,脑干血管运动中枢和下丘脑血管调节中枢受损引起广泛性脑血管扩张,脑血流过度灌注。临床观察发现,脑充血多在重型脑损伤后 4~14 小时内发生,实验证明最早可发生在伤后 30 分钟。近年来实验与临床研究证实严重脑损伤后数小时内脑血流量下降,随后脑血流量增加,伤后 24 小时达高峰。脑血管扩张可能是脑组织缺血、缺氧和血管活性物质堆积的继发性反应。在脑损伤组织亦存在脑血管扩张和过度灌注,其主要原因是脑损伤后脑组织缺血缺氧,无氧酵解增加,CO_2 和乳酸堆积,毛细血管后括约肌、微静脉等阻力血管麻痹扩张,而细静脉、小静脉耐受缺氧的能力较强,对 CO_2 和乳酸反应性低,仍处于收缩状态,导致损伤组织过度灌注。脑血流过度灌注可致血脑屏障受损,通透性增加,血浆成分漏出增多,发生和加重血管源性脑水肿,严重者发展为弥散性脑肿胀。

目前认为脑损伤时由于微血管自动调节机制丧失,局部脑血流的变化主要靠血液流变学调节。脑损伤时脑组织缺血缺氧,大量单胺类神经递质释放,Ca^{2+} 超载等,使红细胞膜 ATP酶活性降低,变形能力下降。加之脑损伤时血管内皮细胞受损,Ca^{2+} 激活磷脂酶 A2,分解膜磷脂产生花生四烯酸,导致血栓素 A2(TXA2)生成过多,前列腺素 I2(PGI2)生成减少,导致微血管过度收缩、痉挛及血管内皮肿胀,脑微循环灌注减少;甚至出现"无再灌注现象",加重受伤脑组织缺血和水肿。

广泛的脑血管麻痹和脑血流过度灌注与损伤局部脑微循环血栓形成,血管痉挛所致的"无再灌注现象"形成一对矛盾,表现为"盗血现象",脑水肿与脑缺血形成恶性循环。近年来,国内外一些学者都主张采用控制性过度换气的方法,降低动脉血 CO_2 分压($PaCO_2$),使扩张的脑血管收缩,防止受伤区域的"盗血现象",改善微循环。但在使用过度通气时,首先要保持呼吸道畅通,保证氧供,并使用自由基清除剂,以减少因缺氧和高碳酸血症、氧自由基反应所致的血管反应低下。

(五)能量代谢学说

细胞能量代谢障碍是细胞毒性脑水肿发生的基础,同时亦引起和加剧血管源性脑水肿。临床观察发现,重型脑损伤后脑缺血缺氧的发生率高达 30%,50% 的患者合并低血压和低氧血症而加重脑组织缺血缺氧。目前认为,脑损伤后脑组织为不完全性缺血缺氧,加之脑细胞能量储备很少,组织中葡萄糖进行无氧酵解,ATP 产生不足,乳酸产生增多,细胞内 pH 下降,Na^+/H^+ 交换,使 Na^+ 进入细胞内。同时细胞膜 ATP 依赖的 Na^+-K^+-ATP 酶(钠泵)活性受抑制,排 Na^+ 作用减弱,Na^+ 大量贮存于细胞内,CI 随之进入细胞内,使细胞内呈高渗状态,大量水分被动内流,发生细胞内水肿(细胞毒性脑水肿)。在不完全性缺血的同时,毛细血管内血流仍处于淤积状态,水份从血管内向外移动,脑组织含水量增加,合并血管源性脑水肿。另外,脑缺血缺氧亦可引起微循环障碍、触发 Ca^{2+} 超载及自由基反应等,加重细胞毒性和血管源性脑水肿。临床上采用能量合剂、亚低温和高压氧等治疗脑损伤均能使脑水肿减轻,证实能量代谢障碍是导致并加重创伤性脑水肿的重要因素。值得一提的是,在缺氧条件下若大量补充葡萄糖,由于增加了无氧酵解,加重脑组织酸中毒,可以使脑组织受损和脑水肿加重,应引起注意。

创伤性脑水肿的发生机制是十分复杂的。上述的各种机制也并非孤立存在、单独起作用,而是相互影响、多种机制共同起作用的结果。如脑微循环障碍可加重缺血、缺氧、ATP 合成减少、血脑屏障破坏等。

另外单胺类神经递质、谷氨酸、一氧化氮、缓激肽、内皮素、花生四烯酸等的增多也与创伤性脑水肿的发生与发展有关。

另外,与创伤性脑水肿不同的另一种病理变化称为外伤后急性脑肿胀又称弥散性脑肿胀(DBS)是在严重脑挫裂伤或广泛性脑损伤之后所发生的急性继发损害,发生率为 10.5%～29%,以青少年为多见。常于伤后 2～4 小时或稍长时间内出现一侧或双侧脑组织广泛肿大,病情恶化迅速,处理较为困难,往往于短期内死于不能遏制的颅内高压,病死率高达 80%以上。目前,对发病机制尚无定论,由于脑肿胀的发生与消退较一般脑水肿迅速;CT 扫描显示肿胀的脑白质 CT 值高于正常或等于正常;测定脑血流量有明显增加;及对激素治疗效果甚差等特点看,明显有别于脑水肿,故多数学者同意系因急性脑血管扩张所致脑肿胀。但亦有人认为是由于严重脑外伤累及脑干血管运动中枢,引起血管麻痹、扩张,脑血容量增加所致严重颅内高压,继而造成脑灌注压下降、脑缺血,故而发生较一般为快的急性脑水肿。

二、治疗

由于创伤性脑水肿通常不会单一存在与其他原发性和继发性病理损伤同时存在,所以,创伤性脑水肿的治疗同急性颅脑损伤患者。

(一)脱水治疗

通过提高血内渗透压及利尿的方法达到使脑组织内水分及脑脊液减少从而起到降低颅内压的目的。

1.常用的脱水剂

20%甘露醇溶液 250mL,0.25～1.0g/kg,每 4～12 小时一次静脉滴注;甘油果糖溶液 250mL,每 6～12 小时一次静脉滴注,亦可同甘露醇交替使用;25%清蛋白注射液 5～10g 静脉滴注,每日 1～2 次,借提高血液胶体渗透压减轻脑水肿;50%甘油盐水口服液,1～2mL/kg/次,每日 3～4 次,可用于缓慢降低颅压,但临床已基本不用。

2.常用利尿剂

呋喃苯胺酸(呋塞米)20～40mg,每日 2 次,应以小剂量开始,并注意补钾;醋氮酰胺(乙酰唑胺)250mg,每日 2～4 次,环戊噻嗪 250mg,每日 1～2 次;氢氯噻嗪 25mg,每日 2～3 次,注意有诱发高血糖之可能。

应予指出,采用强力脱水,虽可迅速缓解颅内高压,但这种效果难以持久,甚至尚有反跳现象,致使颅内压力反而高于脱水之前,故宜于相对平稳地保持脱水状态为佳。国内外大多数医师主张采用呋塞米＋甘露醇＋清蛋白联合使用的方法,取得良好的效果。但必须注意,不适当地强力脱水可促使颅内出血或引起迟发性血肿,亦可导致水、电解质紊乱,加重心、肾功能损害。所以,对于局灶性脑挫裂伤、无颅内高压和占位效应的患者,不应该常规使用、更不应该长期使用脱水治疗。

(二)激素治疗

主要是利用糖皮质激素具有稳定膜结构的作用减少了因自由基引发的脂质过氧化反应,从而降低脑血管通透性、恢复血管屏障功能、增加损伤区血流量及改善 Na^+-K^+-ATP 酶的功能,使脑水肿得到改善。

(1)常用地塞米松 10mg,每日 1～2 次静脉滴注。也有主张采用 3～6mg/kg 的大剂量地塞米松或甲泼尼龙治疗急性脑损伤患者。但大多数临床实践证明激素的治疗效果有限。

(2)其次是利用性激素促进蛋白质合成,抑制其分解代谢,以对抗糖皮质激素的蛋白分解作用。常用有丙酸睾酮或苯丙酸诺龙,25～50mg 每周 2 次肌内注射。女性患者应加用己烯雌酚 1mg。

(三)冬眠降温和亚低温治疗

适用于严重脑挫裂伤,脑干及/或丘脑下部损伤伴发高热和去脑强直的患者。目的在于控制高热以降低脑代谢率和脑耗氧量,增强脑组织对缺氧的耐受性,减少脑血容量和颅内静脉压,改善细胞膜的通透性,防止脑水肿的发展。

常用药物有:氯丙嗪 50mg、异丙嗪 50mg 及哌替啶 100mg(Ⅰ号合剂,小儿按 0.5～1mg/kg 计算);或海德琴 0.6mg、异丙嗪 50mg 及哌替啶 100mg(Ⅱ号合剂);或酰丙嗪 20mg、异丙嗪 50mg 及哌替啶(Ⅳ号合剂)。加在 500mL5％葡萄糖溶液中滴注,待患者自主神经得到显著抑制、御寒反应减弱或消失后,逐渐开始物理降温。

通常每降低 1℃,脑耗氧量与血流量即下降 4％左右,降温深度依病情而定,以 32～35℃ 为宜,过高达不到降温目的,过低有发生心律失常和低血压的危险。降温过程中切忌发生寒战、冻伤及水电解质失调,一般持续 3～5 天即可停止物理降温,使患者自然复温,逐渐减少用药乃至停药。复温困难时可加用电热毯,以促进体温的回升。近年来,国内外采用肌松冬眠合剂＋呼吸机＋冰毯降温的正规亚低温治疗方法,取得良好效果。该方法不但能使患者的体温迅速达到亚低温水平(32～35℃),而且无寒战和呼吸对抗所致的颅内压波动。

对于非手术治疗无效,患者颅内高压无法控制时,应该选用标准外伤大骨瓣减压,可挽救患者生命。

第四节　短暂性脑缺血发作

短暂性脑缺血发作(TIA)是短暂性的、可逆的、局部的脑血液循环障碍,导致供血区局限性神经功能缺失症状可反复发作,多与动脉粥样硬化有关,也可以是脑梗死的前驱症状。

可表现为颈内动脉系统和(或)椎基底动脉系统的症状和体征,症状和体征应在 24 小时内完全消失。我国 TIA 的发病率男性为 54.2/10 万人口,女性为 16.8/10 万人口,平均为 34.8/10 万人口;患病率男性为 284.4/10 万人口,女性为 158.8/10 万人口,平均为 219.4/10 万人口。TIA 是完全性卒中的危险信号,大约 1/3 的患者在 TIA 后 5 年内发生完全性卒中,高血压病是首次 TIA 后第 1 年内导致完全性卒中发生的最重要的决定因素。

首次 TIA 后,如未经适当治疗而任其自然发展,则有 1/3 的患者在数年之内有发生完全性脑梗死的可能;约有 1/3 经历长期的反复发作而损害脑的功能;也有 1/3 可能出现自然的缓解。

一、病因及发病机制

TIA 是由于各种致病因素导致了脑神经元的代谢需求与局部血液循环所能提供的氧及其他营养物质(主要是葡萄糖)之间骤然供不应求导致。其发病是多种机制共同作用的结果。

(一)微栓子学说

微栓子是引起 TIA 的最主要的发病机制,微栓子的主要来源为心脏及动脉粥样硬化血管壁损伤处粥样硬化斑块、胆固醇结晶或血小板聚集物脱落碎片等。这种微栓子阻塞脑的小动脉,形成微栓塞,引起阻塞处远端血管痉挛产生神经系统局灶症状。因栓子很小,或因酶的作用而分解,或因阻塞处远端血管痉挛缓解而微栓子流向更远端的小血管,从而血供恢复、临床症状消失。由于血管内血流层流的作用,可将同一来源的微栓子反复地送入同一支小动脉,所以,复发性的短暂脑缺血常以相似症状反复发作。

(二)血流动力学危象

单纯的脑血流量下降很难引起 TIA,只有在动脉狭窄或梗阻的基础上,脑部某一区域的血流量减少到足以损害神经功能时,会引起局部缺血的临床症状。如在发生永久性损害之前,该区域的氧和葡萄糖的供给能恢复,受损的神经功能是可逆的,症状是暂时的,TIA 主要是低灌注时间长而尚未达梗死的程度。

(三)脑血管痉挛

小动脉管壁的局灶刺激如血栓栓子流过,脑动脉硬化后狭窄形成的涡流刺激局部血管壁引起局灶性血管痉挛,这种小动脉痉挛如果程度严重而较持久,则可引起神经组织的局限性缺血、缺氧。脑血管痉挛不能解释大部分患者的发病原因。

(四)血液学异常

某些血液系统疾病如真性红细胞增多症、白血病、异常蛋白血症、特发性血小板减少性紫癜、高脂血症、弥散性血管内凝血、高凝状态等,以及其他全身性疾病,如高血压病、动脉粥样硬化、糖尿病、低血流状态等,可使血液黏稠度升高,增加血流的阻力,导致血流减慢,促发 TIA

的发生。

(五)心脏功能障碍

某些心脏病可引起短暂性神经功能缺失:心律不齐特别是房颤,易发生微栓子引起 TIA;瓣膜病变赘生物易脱落;心房黏液瘤、心肌梗死、心肌炎、细菌性心内膜炎易发生栓子脱落;心血管手术时偶可发生气体、脂肪栓塞等。

(六)其他

动脉的机械压迫(常见于椎动脉),感染性血管病变,脑实质内小灶性出血等。有时患者的病变可能位于脑部微循环系统之中,这一系统虽然占脑血管床的 80%~90%,但在脑血管造影时不能发现。

二、临床表现

(一)一般表现

好发于 50~70 岁的中老年人,男性略多。发病突然,迅速出现局限性神经功能缺损,多在数分钟内达高峰,持续时间短,恢复快,无后遗症状,可反复发作,发作次数多则一日数次,少则数周、数月甚至数年才发作一次。每个患者的局灶性神经功能缺失症状常按一定的血管支配区而反复刻板地出现。一般不表现为症状仅持续数秒即消失的闪电样发作。大多在 1 小时内结束发作,若一次发作持续 1~2 小时以上,多留下神经损害体征及 CT 显示脑梗死的征象。患者常有高血压、糖尿病、高脂血症、心脏病等病史。

(二)颈内动脉系统 TIA 的表现

1.常见症状

以偏侧肢体或单肢的发作性轻瘫为最常见,瘫痪通常以上肢和面部较重。为大脑中动脉供血区或大脑中动脉与大脑前动脉皮层支的分水岭缺血所致。

2.特征性表现

病变侧单眼一过性黑矇或失明(眼动脉受累);病变侧 Horner 征;主侧颈动脉缺血可有失语。

3.可能的表现

对侧单肢或偏身感觉障碍;对侧同向偏盲,少见。

(三)椎－基底动脉系统 TIA 的表现

1.常见症状

眩晕、平衡失调,大多数不伴有耳鸣,是脑干前庭系缺血的表现,少数伴有耳鸣为内听动脉缺血所致。

2.特征性表现

(1)跌倒发作:下肢突然失去张力而跌倒,无意识障碍,可很快站起,为下部脑干网状结构缺血所致。

(2)短暂性全面遗忘(TGA):发作时出现短时间记忆丧失,患者对此有自知力,持续数分钟至数十分钟,发作时对时间、地点定向障碍,但谈话、书写和计算能力保留,是大脑后动脉颞支缺血累及边缘系统的海马、海马旁回和穹隆所致。

(3)短暂性皮质盲发作:双侧大脑后动脉距状支缺血,枕叶皮层受累引起。

3.可能的表现

吞咽障碍、构音不清:脑干缺血所致延髓性麻痹或假性延髓性麻痹的表现。

(1)共济失调:椎动脉和基底动脉小脑分支缺血导致小脑功能障碍。

(2)交叉性感觉障碍:病变侧三叉神经脊束核和脊束及脊丘束缺血的表现。

(3)交叉性瘫:一侧脑干缺血的表象。

(4)眼外肌麻痹和复视:为中脑或脑桥缺血的表现。

(5)意识障碍伴或不伴瞳孔缩小:是高位脑干网状结构缺血累及网状激活系统及交感神经下行纤维所致。

三、辅助检查

(一)头部 CT

明确颅内可能引起 TIA 样表现的结构性病变的性质,如肿瘤、巨动脉瘤、血管畸形、脑内小出血灶等。TIA 头部 CT 检查大多正常,也可发现与症状对应的低密度影。

(二)头部 MRI 及新的磁共振技术

可发现脑干部位的病变。新的磁共振技术弥散加权磁共振成像(DWI)及灌注敏感性磁共振成像(PWI)可检测局部脑血流的情况,缺血性病变表现为高密度影,且在动脉梗阻早期缺血10～30分钟即可显示异常影像。

(三)头部 SPECT

可见片状缺血区,在发现 TIA 脑血流量减低区时相上早于 CT 和 MRI。

(四)其他检查

动脉血管造影、MRA、DSA 可见动脉粥样硬化斑、血管狭窄,经颅多普勒超声(TCD)检查及颈动脉双功能多普勒超声检查可以监测到流过血管内的栓子。血常规,血生化及某些免疫学检查可协助诊断。

四、诊断及鉴别诊断

(一)TIA 的诊断

是临床诊断,不包括大脑影像学的检查结果。且大多数患者就诊时症状已消失,诊断主要依靠病史。不属于 TIA 的症状有:不伴有后循环障碍其他体征的意识丧失;强直性和(或)阵挛性痉挛发作;躯体多处持续性进展性症状;闪光暗点。

诊断要点如下。

(1)为短暂的、可逆的、局部的脑血液循环障碍,可反复发作,少者 1～2 次,多至数十次,多与动脉粥样硬化有关,也可以是脑梗死的前驱症状。

(2)可表现为颈内动脉系统和椎基底动脉系统的症状和体征。

(3)每次发作持续时间通常在数分钟至 1 小时左右,症状和体征应该在 24 小时以内完全消失。

(二)鉴别诊断

1.局灶性癫痫

癫痫发作常为刺激性症状,如抽搐、发麻症状,常按皮质的功能区扩展。老年患者局灶性癫痫常为症状性,脑内常可查到器质性病灶,既往有癫痫病史或脑电图有明显异常等。

2.有先兆的偏头痛

先兆期易与 TIA 混淆,但多起病于青春期,常有家族史,发作以偏侧头痛、呕吐等自主神经症状为主,局灶性神经功能缺失少见。每次发作时间可较长。

3.内耳眩晕症

常有眩晕、耳鸣、呕吐,除眼球震颤、共济失调外,很少有其他神经功能损害的症状和体征。发作时间较长,可超过 24 小时,反复发作后常有持久的听力下降。一般起病年龄较年轻。

4.昏厥

也可为短暂性发作,但多无意识丧失,无局灶性神经功能损害,发作时血压降低。

5.心脏疾病

阿一斯综合征,严重的心律失常如室上性心动过速、室性心动过速、病窦综合征等,可因阵发性全脑供血不足,出现头昏、晕倒和意识丧失,但常无神经系统局灶性症状和体征,心电图、超声心动图可有异常发现。

6.眼科疾病

视神经炎、青光眼、视网膜血管病变等,有时因突然出现视力障碍而与动脉眼支缺损症状相似(即发作性黑矇),但多无其他局灶性神经功能损害。

7.其他

颅内占位性病变也可有类似 TIA 的症状,但查体有神经系统阳性体征,脑成像和血管造影有助于鉴别;精神因素造成的癔症发作、严重的焦虑症等神经功能性紊乱有时似 TIA,应注意鉴别。

TIA 的鉴别诊断对于查明其病因及触发因素有重大意义,对于每个疑诊 TIA 的患者,除详细的病史采集和神经系统查体外,还必须从患者的整体出发,结合辅助检查,了解有无其他系统或全身性疾病的存在,以拟定全面的治疗方案,做到兼顾治疗。

五、治疗

治疗的目的是减少完全性卒中的发生及减少复发频率。治疗的原则是:根据全面检查所见的可能病因和诱发因素进行针对性的病因治疗;治疗过程中的发作并未减少或停止,而考虑为微栓塞为主要诱因时,可慎重地选择用抗凝治疗;当病因主要是位于颅外的主动脉颈部动脉系统之中,可结合患者的具体情况,考虑外科手术治疗。

(一)TIA 危险因素的控制

应积极纠正动脉粥样硬化的危险因素,如高血压、心脏病、糖尿病、高脂血症、肥胖、吸烟及血液异常等。其中,高血压是 TIA 的独立危险因素,治疗高血压要做到长期、定时、定量及监测血压,不能随便增减降压药物,防止血压的波动和反跳。

(二)TIA 的药物治疗

1.抗血小板聚集治疗

抗血小板药物可阻止血栓形成。常用药物有:阿司匹林,可抑制环氧化酶,阻止血小板的聚集和释放反应,常用剂量 1mg/kg。噻氯匹定,有较强的抑制血小板聚集的功能,250mg/次,1~2 次/日,主要不良反应是粒细胞减少,应每两周查一次白细胞记数。不宜与阿司匹林、口服抗凝剂合用。也可应用双嘧达莫,200~400mg/d。某些有活血化淤作用的中草药如丹参、银杏叶素、灯盏花素具有抗血小板聚集的作用。

2.改善脑血流的治疗

维持好血压及血中二氧化碳浓度;血液稀释疗法,如静脉注射低分子右旋糖酐 40,250～500mL/d,10～14 天一个疗程;扩容治疗,可改善血流状态,降低血液黏稠度,可用清蛋白、706 羧甲淀粉、低分子右旋糖酐等;血管扩张剂,如烟酸、罂粟碱、钙离子拮抗剂等,早期适当应用可能改善侧支循环,改善脑血流,但对 TIA 的效果不太肯定;己酮可可碱或无氧茶碱,有扩血管作用,可改善红细胞变形性、改善白细胞的流变性,还可减少纤维蛋白原,抑制血小板聚集,使血管内皮细胞生成前列环素增多,从而降低血液黏稠度,改善血流状态,400～600mg/d,分 3 次口服。

3.抗凝治疗

经上述治疗无效,仍反复发作的 TIA 患者,可以减少甚至消除 TIA 的发作,防止进一步的脑梗死。治疗方法:①病情发展急剧者:肝素(主要作用是加速抗凝血酶Ⅲ对凝血酶的中和,从而延缓和阻止纤维蛋白的形成)10000U 加入 5% 葡萄糖生理盐水或 10% 葡萄糖溶液 1000mL 中(另 2500U 的肝素加入静脉小壶中快速滴入),缓慢静脉点滴,以每分钟 20 滴的速度维持 24～48 小时,同时用三管法查凝血时间,维持在 20～30 分钟为宜。以此为依据调整滴数。在静脉点滴肝素的同时,可选用一种口服抗凝药物,如华法林 4～6mg。同时查凝血酶原时间和活动度,抗凝开始时,凝血酶原时间及活动度应每天检查,待稳定后可每周查 1 次。常规要求凝血酶原活动度应维持在 20%～30% 之间。以后口服抗凝药的日维持量视凝血酶原活动度而随时调整,华法林一般为 2～4mg/d。②病情发展缓慢或无变化者,则可用口服抗凝药,主要为华法林,其他还有双香豆素、双香豆素乙酯、醋硝香豆素等。华法林的使用剂量、监测方法同上。同样维持凝血酶原活动度在 20%～30% 之间。

应用抗凝治疗应注意:①在决定抗凝治疗前,要掌握好其禁忌证,即:高龄(大于 80 岁)、血压偏高(收缩压大于 180mmHg)、血液病、有出血疾病或伤口、消化性溃疡的活动期、严重的肝肾疾病、高血压孕妇及产后感染性血管栓塞、高度血管硬化和缺乏必要的化验条件等。抗凝治疗前最好先做头部 CT 检查,以除外脑出血性病变。②抗凝剂的使用应先从小剂量开始。③抗凝治疗期间应注意出血的并发症,需反复检查小便常规、大便潜血化验,密切观察皮肤、口腔黏膜及球结膜有无出血点。一旦发现有出血征象即停止抗凝治疗,如为口服抗凝剂者停药后即予维生素 K₁10～40mg 肌内注射,25～50mg 加于葡萄糖或生理盐水静脉滴注,每分钟不超过 5mg。用肝素抗凝出现出血情况时用硫酸鱼精蛋白对抗,其用量应与最后一次所用的肝素量相当,但一次不超过 50mg。④抗凝治疗期间应避免针灸、腰穿及任何外科小手术,以免引起出血而终止抗凝治疗。⑤在长期抗凝治疗的患者中发生出血性并发症的发生率为每年 3%,这也是限制长期、普遍应用抗凝治疗的主要原因。目前倾向于应用抗凝治疗至发作停止后维持半年到一年。决定终止治疗后应逐步减少药量,是凝血酶原时间逐步回升至正常。不可突然停药,或急于使用维生素 K₁中和抗凝剂以免发生反跳性高凝状态。

4.神经元保护剂的治疗

目前认为 TIA 存在脑内缺血性病变,神经元的保护性治疗有一定的意义。常用的药物有:巴比妥盐、钙通道拮抗剂、自由基清除剂等。

(三)外科治疗

治疗的目的最终是为了恢复和改善脑血流量,建立侧支循环和消除微栓子来源。手术方法有:颈动脉内膜切除－修补术,手术指征一般为:颈动脉狭窄大于70%,并出现神经功能损害的症状;血管重建术;经皮经腔血管成形术。

第五节　脑梗死

脑梗死是指由于各种原因所致得局部脑组织(包括神经细胞、胶质细胞和血管)血供中断而造成该部位脑组织缺血、缺氧进而软化坏死。引起脑梗死的根本原因是,供应脑部血液的颅外和颅内动脉中发生闭塞性病变而未能建立及时、充分的侧支循环,使局部脑组织的代谢需要与可能得到的血液供应之间发生超过一定限度的供不应求现象。脑梗死占全部脑卒中的约80%,致残率和复发率较高,达20%～40%。临床常见的类型有脑血栓形成、脑栓塞、腔隙性脑梗死等。

一、脑血栓形成

脑血栓形成主要指脑动脉血管病变,特别是脑动脉粥样硬化是管腔狭窄或闭塞,并进而发生血栓形成,造成脑局部供血区血流中断,发生脑组织缺血、缺氧、软化坏死,出现相应的神经系统症状和体征。脑血栓形成随年龄增加其发病率增高,50岁以下低于1%,65岁为1%,80岁为3%。在脑血栓形成的患者中,男性占60%,女性占40%,平均发病年龄为60岁,男性为58岁,女性为65岁。脑血栓形成的病死率占急性脑血管病的10%左右。脑血栓形成患者的病死率为20%～30%,致残率为30%～50%,复发率为40%～50%,且在发病至第3次时,近100%遗留不同程度的后遗症。

(一)病因及发病机制

1.脑动脉粥样硬化

是老年人脑血栓形成的最常见的原因。脑动脉粥样硬化好发于脑的较大和中等管径的动脉,如颈总动脉分叉处,颈内动脉虹吸部,脑底动脉环,大脑前、中、后动脉起始部,椎动脉和基底动脉起始部和分支处。

2.脑动脉炎症性改变

大动脉炎、结节性动脉周围炎、血栓闭塞性脉管炎、结核性全动脉炎、钩端螺旋体病、结缔组织疾病等,影响血管壁,使管腔狭窄导致闭塞。

3.血流动力学异常

脑血流量过低、血流速度过缓促使脑血栓形成。高血压患者的血压较其平时降低30%以下时,或出现姿势性低血压时,脑血管的自动调节功能障碍使脑血流量减少,脑灌注压降低,血流缓慢,易于血栓形成,且易发生分水岭性或交界性(大脑中动脉与大脑前动脉或大脑中动脉与大脑后动脉交界处)软化。

4.血液成分的改变

红细胞增多、红细胞比容增加,使全血黏稠度升高,脑血流灌注不足。动脉内膜粗糙、损伤,使血液中的血小板易于黏附、积聚,促使血栓形成。血液中纤维蛋白原含量增加、脂蛋白及胆固醇增多均使血液黏稠度增加、血流速度减慢,使血栓形成易于发生。

5.血管内皮细胞功能改变

血管内皮细胞易受损害,使内皮细胞的特殊功能发生改变,导致发生血小板凝集,胆固醇易于沉积在血管壁上,促发动脉粥样硬化,并因释放血管舒张因子的功能受损而促使血管痉挛、高血压、动脉硬化及血栓形成。

6.病因未明

某些病例虽具有脑梗死的临床表现和影像学证据,但往往难以确定梗死的病因。其发生可能与来源不明的微栓子和血管痉挛有关;部分病例有高水平的抗磷脂抗体、蛋白C,蛋白S,以及抗血栓Ⅲ缺乏伴发的高凝状态等。

动脉血栓形成的过程一旦启动,如不进行抗凝处理,大多经过数小时后完全阻塞动脉的血液流动,在侧支循环不良的情况下,该动脉供应区域的脑组织就发生缺血变性坏死。

(二)病理

80%的脑梗死发生于颈内动脉系统,发生于椎—基底动脉系统者仅占20%。发生病变的血管依次为颈内动脉、大脑中动脉、大脑后动脉、大脑前动脉及椎基底动脉。

缺血性脑梗死的病理改变主要是脑软化。大多数为白色软化(即贫血性软化),一部分为红色软化(即出血性软化)。

1.白色软化

病理过程如下:

(1)超早期(1~6小时):病变区脑组织常无明显改变,可见部分血管内皮细胞、神经细胞和星形胶质细胞肿胀,线粒体肿胀空化。

(2)急性期(6~24小时):缺血区脑组织苍白,轻度肿胀,神经细胞、星形胶质细胞和血管内皮细胞呈缺血性改变。

(3)坏死期(24~48小时):神经细胞大片消失,胶质细胞变性坏死,坏死区内有中性多核白细胞反应,脑组织肿胀明显。

(4)软化期(3天~3周):缺血区变软,神经细胞、神经纤维消失,星形胶质细胞增生,常呈肥胖性改变。

(5)修复期:病变区凹陷,液化坏死的脑组织被吞噬、清除,胶质细胞增生,毛细血管增多,病灶小者则为瘢痕组织修复,病灶大者则长形成囊肿(脑卒中囊),内含液体,瘢痕组织主要由星形胶质细胞及其纤维所组成,此期可持续数月。

2.红色软化

因栓子阻塞动脉后常发生阻塞处以远的动脉痉挛,当痉挛解除后栓子流向末梢血管,原被梗阻区血管壁坏死、出血,形成出血性梗死。多见于脑栓塞时,也见于因低血压而致的脑梗死,偶见于经过抗凝治疗者。软化区的格子细胞(由小胶质细胞及血管外膜细胞转化而来)内含大量含铁血黄素,使组织呈黄或棕色。

(三)病理生理

脑血流中断后部分脑组织在数分钟内形成不可逆损伤,还有一部分脑组织可以通过侧支循环得到足够的血流,使之维持在原有水平上,电活动需要量之下,即缺血半暗带。如果这种不稳定的血液循环 3～4 小时不改变,则可出现脑组织代谢障碍。严重的脑缺血时间很短,神经元可不发生损害;中度脑缺血若持续几小时,神经元即可遭受较重的损害,即神经元不可逆损害的程度和范围与缺血持续的时间密切相关,缺血时间越短,恢复的程度越大。

脑梗死后,梗死动脉所供血的脑组织的病理生理发生变化:中心缺血区、围绕梗死中心的半暗带区以及围绕半暗带区的周边带。中心缺血区血流中断,脑组织完全缺血缺氧,很快发生软化坏死,神经元功能丧失呈不可逆变化,难以恢复。缺血期间,使脑血流量维持在半暗带血流区间,当再灌流时,神经元功能是可逆的,可复性是半暗带的重要特征,其有一定的存在时间,因此可为临床治疗脑梗死提供了一个时间窗,在时间窗内采取干预措施,促使半暗带向正常组织转化或稳定半暗带,以赢得治疗时间。

脑缺血后如立即去除病因仍不能导致脑的血液再循环,称为脑的无复流现象,其程度随缺血时间的延长而加重,一般全脑缺血 15 分钟,95％的脑组织产生无复流现象。其原因可能是由于梗死区血管灌注压的急剧降低,组织的缺血和毛细血管的阻塞、血液黏稠度增高,使梗死区的血液不能供应,如能防止微血管的阻塞,维持血流的通畅,可大大延长脑细胞耐受缺氧的时间。

脑缺血后缺血区血管扩张可反应性地引起脑灌注量的增加,使该区的局部脑血流高于正常,但由于自由基的过度形成及瀑布式自由基连锁反应,神经细胞内钙超载,兴奋性氨基酸的细胞毒作用和酸中毒等一系列代谢影响,导致神经细胞的损伤。

(四)临床分型

1.大面积脑梗死

由于供应脑部血液的颅内外动脉主干或重要分支(多为颈内动脉主干、大脑中动脉主干或皮层支)发生闭塞,使接受供血部位的脑组织发生大面积坏死,引起严重的临床症状,多表现为病灶对侧完全性偏瘫、偏身感觉障碍及向病灶对侧的凝视麻痹,可有意识障碍,并呈进行性加重。如不给予积极有效的治疗手段,将危及患者的生命,常见的有基底动脉血栓形成、小脑下后动脉血栓形成、颈内动脉血栓形成、大脑中动脉血栓形成等。

2.分水岭梗死(WSI)

是脑部较大的相邻血管供血区之间边缘带的一种局限性缺血损害。多由于血流动力学障碍所致,如已有动脉狭窄或闭塞的局部因素存在,再加上体循环低压或心排血量减少时,即易出现边缘带区脑梗死。低血压是引起分水岭梗死的常见原因。其病理特点为,在冠状切面,典型的脑分水岭梗死呈楔形改变,尖端向侧脑室,底向软脑膜面,通常以皮层损害为主。

分水岭梗死以 60 岁以上的老年人多见,性别间无差异,临床表现取决于病损部位与损害程度。单靠临床表现难于确诊,CT 和 MRI 是确诊的可靠方法。据 CT 结果,脑分水岭梗死分为:

(1)皮质前型:位于大脑中动脉与大脑前动脉皮层支之间的边缘带。CT 常显示病灶位于额叶,呈楔形,相当于额中回,尖端朝额角或侧脑室体前外方,底朝向软脑膜面,沿前、后中央回上部、顶上小叶呈带状前后走行。临床表现为,以上肢为主的偏瘫及偏身感觉障碍,很少面、舌瘫,优势半球损害可有经皮层运动性失语。

(2)皮质后型:为大脑中动脉与大脑后动脉的边缘带或大脑前、中、后动脉之间的边缘带梗死,病灶常位于顶枕颞交界处,呈楔形,尖端朝侧脑室后角或侧脑室后外方,常见偏盲,偏瘫轻或无,主侧损害可有经皮层感觉性失语等。

(3)皮质下型:大脑中动脉皮质支与深穿支间的边缘带梗死,病灶主要位于基底节区及侧脑室旁的小梗死灶,在侧脑室旁者可表现为连成一线或间断的梗死灶。MRI 还能显示小脑分水岭梗死位于小脑主要动脉末端的供血区,可表现为轻度共济失调,CT 也偶能显示其为楔形低密度区。临床常呈卒中样发病,多无意识障碍,症状较轻,恢复好。

3.出血性梗死(HI)

主要是由于动脉闭塞后,在梗死的基础上梗死灶内的血管壁坏死,梗死区血液再灌注时血液漏出而继发出血。临床上表现为原有症状加重或持续不缓解,CT 扫描证实为原有低密度区出现散在或局限的高密度影像,病理上表现为缺血性坏死的脑组织中,夹杂着点状、片状融合的渗血或出血,灰质重于白质,周边重于中央,近端重于远端。临床报道脑梗死后梗死区继发性出血占脑梗死患者的 5.8%～43%,病理显示为 50%～60%。

出血性梗死的临床表现与发病时间密切相关,一般出血性梗死从不发生在缺血性卒中后 6 小时内,最早发生在 18 小时,最晚 2 个月,以 7 天左右最多见。缺血性卒中后 3 天内(早发型)出血性梗死临床症状常突然加重或持续不缓解,CT 常为血肿型;缺血性卒中 8 天后(迟发型)出血性梗死临床症状常不加重,甚至有好转,CT 常为非血肿型。CT 显示出血性梗死形态可分为三种:①血肿型:梗死区继发高密度影呈片状、团块状、多见于梗死面积较大者,出血后临床症状加重。②不规则出血型:原梗死区继发高密度影呈点状、斑片状、条索状或环状出血。③梗死区外围出血型:在皮质区梗死灶外出现少量出血影像。

4.多发性梗死

指不同或同一血管供血系统的两个或两个以上脑血管闭塞引起的梗死,多为反复发生脑梗死的结果。

5.无症状性梗死(AI)

无症状性梗死是指无脑卒中病史,无神经系统症状和体征,而影像学(头颅 CT 或 MRI)却见到了梗死灶,其虽为脑卒中,但非责任病灶。占脑血管病的 33%,随年龄增加出现率增高。病灶多位于皮层下、基底节、内囊,梗死灶平均直径 15.5mm,多小于 15mm,病灶小而深,其发生认为系腔隙性梗死所致,只是无症状及体征。

(五)临床表现

1.病史

发生于 60～70 岁,约有半数的患者有 TIA 病史,常在安静状态下发病,发病较其他脑血管病稍慢,症状可在数小时至 1 天到高峰。意识多无异常,若发病时有意识不清,应考虑椎一基底动脉系统脑梗死,或是大脑半球较大区域的梗死影响间脑和脑干上行网状激活系统出现意识障碍。动脉硬化脑梗死的患者,多伴有高血压或糖尿病、高脂血症等及冠心病心律失常等。

2.脑血栓形成按症状和体征演变的进程可分为

(1)完全性卒中:指发病后神经功能缺失症状较重且完全,常于数小时内(<6小时)达到高峰。

(2)进展性卒中:指发病后神经功能缺失症状在48小时内逐渐进展或呈阶梯式加重。

(3)可逆性缺血性神经功能缺失(RIND):指发病后神经功能缺失症状较轻,持续24小时以上,但可于3周内恢复。

3.颈内动脉及其分支血栓形成的临床综合征

(1)颈内动脉血栓形成:颈内动脉闭塞时,由于阻塞部位、侧支循环能否建立及多少,梗死病变发生发展的快慢等情况不同,而表现各异。临床可见:病灶侧一过性单眼黑矇,偶可为永久性视力障碍(系因眼动脉缺血所致);或病灶侧Horner征(因颈上交感神经节后纤维受损);对侧中枢性面、舌瘫、偏瘫、偏身感觉障碍和偏盲(大脑中动脉、大脑前动脉缺血);主侧半球受累可有失语,非主侧半球受累可出现体像障碍;也可出现昏厥发作或痴呆;颈部触诊颈内动脉搏动减弱或消失,听诊闻及杂音。

(2)大脑中动脉血栓形成:大脑中动脉及其分支是血栓形成的好发动脉。临床表现取决于血栓形成发生在该动脉的哪段。①大脑中动脉主干血栓形成:出现对侧偏瘫,上下肢瘫痪程度相同;对侧半身感觉障碍;对侧偏盲。在优势半球发生者还出现失语、失读、失算、失写等语言障碍。由于该动脉所供应的范围较大,故梗死面积较大患者有不同程度的意识障碍,在发病后3～5天时由于水肿,颅内压增高,甚至脑疝死亡。②大脑中动脉深支血栓形成:出现对侧偏瘫,上下肢瘫痪程度相同。可有感觉障碍、偏盲,主侧半球病变可出现皮质下失语。③大脑中动脉皮质支血栓形成:出现对侧偏瘫,以面、舌及上肢为重,且深感觉及皮层感觉重于浅感觉。在优势半球发生者还分别出现运动性失语、感觉性失语、失算、失读、失写等。非优势半球者可出现体像障碍及感觉忽视症。

(3)大脑前动脉血栓形成:除有肢体偏瘫和感觉障碍外,还可出现精神症状及大小便障碍。①大脑前动脉主干血栓形成:血栓发生在前交通动脉之前的主干者,因病侧大脑前动脉远端可通过健侧大脑前动脉代偿供血,可没有任何症状和体征;血栓发生在前交通动脉之后的主干,出现对侧偏瘫,以下肢为重;对侧半身感觉障碍,以下肢为重,深感觉障碍和皮层感觉障碍为重;可伴有尿潴留,这是因为旁中央小叶受损;因额叶及胼胝体受损,而出现精神障碍,如反应迟钝、表情淡漠、情绪不易控制、欣快、夸大,还有强直反射及摸索动作等;在优势半球者可有运动性失语。②大脑前动脉深支血栓形成:可出现短时间的,较轻的对侧偏瘫,以面、舌和上肢为重。③大脑前动脉皮质支血栓形成:以下肢为主的对侧偏瘫及感觉障碍,尿潴留,精神障碍,运动性失语等。④脉络膜前动脉血栓形成:一过性或较轻的对侧偏瘫,下肢重于上肢;但对侧半身可有较持久的深浅感觉障碍和对侧偏盲。

(4)大脑后动脉血栓形成:是脑血栓形成中病情较轻表现较简单的一种,主要表现为偏盲。在发病时往往被患者忽略。①大脑后动脉主干血栓形成:对侧偏盲、偏瘫、偏身感觉障碍(较轻),丘脑综合征,主侧半球病变可有失读。②大脑后动脉皮层支血栓形成:对侧偏盲,但有黄斑回避现象;优势半球可有失读及感觉性失语。一般无瘫痪和深浅感觉障碍。③大脑后动脉深穿支血栓形成:主要有两条动脉。丘脑膝状体动脉血栓形成表现较典型的丘脑综合征,即:

对侧肢体为主的半身感觉减退,消失或自发性疼痛,可有一过性较轻的对侧偏瘫。丘脑穿通动脉血栓形成表现为对侧肢体舞蹈样运动,不伴偏瘫和感觉障碍,因累及丘脑后部和侧部。

(5)椎-基底动脉血栓形成:是表现最复杂,病情最重的一种,病死率高。①基底动脉血栓形成:发病虽不如脑桥出血那么急,但病情常迅速恶化。表现为四肢瘫痪、颅神经麻痹、小脑症状、瞳孔缩小、昏迷、高热,伴急性肺水肿、心肌缺血、胃应激性溃疡及出血等,大多数在短期内死亡。②双侧脑桥正中动脉血栓形成:为典型的闭锁综合征,因双侧皮质脊髓束与皮质延髓束均被阻断,外展神经核以下的运动性传出功能丧失所致。表现为四肢瘫痪,双侧完全性假性延髓性麻痹,双侧周围性面瘫,双眼外展麻痹,而没有视力、听力、意识、感觉及眼球垂直运动障碍。患者通过眼球的上下活动来表示意识和交流。基底动脉的脑桥侧管壁内发生血栓时,也可有同样的临床表现。③单侧脑桥正中动脉血栓形成:出现脑桥旁正中综合征(Flwille 综合征),表现为双眼球向病变侧的侧视运动障碍及对侧偏瘫。但有的仅表现为对侧偏瘫,类似于一侧颈动脉系统血栓形成产生的症状。④单侧脑桥旁中央动脉血栓形成:出现脑桥外侧综合征(Millard-Gubler 综合征),表现为同侧眼球外展麻痹和周围性面肌麻痹,对侧肢体偏瘫。⑤中脑穿通动脉血栓形成:可出现两个常见的综合征。大脑脚综合征(Weber 综合征),表现为同侧动眼神经麻痹,对侧肢体偏瘫,有的还伴有意识障碍,这是因为病变累及网状结构。红核综合征,表现为同侧动眼神经麻痹,对侧肢体不自主运动如震颤、舞蹈或手足抽搐。⑥基底动脉尖综合征:基底动脉尖端分出小脑上动脉和大脑后动脉。此处闭塞出现以中脑损害为主的一组临床表现。眼球运动及瞳孔异常:一侧或双侧动眼神经部分或完全麻痹,眼球上视不能(上丘受累)及一个半综合征,瞳孔光反应迟钝而调节反射存在。病变累及中脑和(或)丘脑上行网状激活系统,可出现一过性,或持续数天,或反复发作的意识障碍。枕叶视皮质一侧或双侧受损,出现对侧偏盲或皮质盲。因颞叶内侧受损致边缘内侧环路中断,可出现严重的记忆障碍。少数患者可出现脑干幻觉。⑦小脑后下动脉或椎动脉血栓形成:又称为 Wallenberg 综合征,可出现以下几种表现:眩晕和眼球震颤(前庭神经核受累);交叉性痛温觉减退(三叉神经脊束核及对侧交叉的脊髓丘脑束受损),即同侧面部和对侧半身的中枢性感觉减退;同侧肢体小脑性共济失调(绳状体或小脑受损);同侧真性延髓性麻痹(舌咽、迷走神经受损),即吞咽困难、声音嘶哑、咽反射消失;同侧 Horner 征(交感神经下行纤维受损)。大多数的发病形式主要有两种,一为突然眩晕、恶心、呕吐及眼球震颤,类似于梅尼埃综合征。另一为突然说话呈声音嘶哑、吞咽困难、饮水呛咳。⑧小脑梗死:由于小脑上、小脑前下、小脑后下动脉 3 对小脑动脉之间有广泛的吻合,故小脑梗死发生率不高。其中,以小脑后下动脉、小脑上动脉闭塞多见。小脑梗死绝大多数无先兆症状而突然起病,常有头晕或眩晕、呕吐及眼球震颤,小脑性言语,病变侧肢体共济失调,肌张力降低,危重型小脑梗死可有脑干受压和急性颅高压症状。小脑梗死依病情分为 4 型:无症状型、轻型、进展型、危重型或昏迷型。

(六)辅助检查

1.CT 扫描

6 小时以内的超早期脑梗死 CT 难以发现。急性早期(6~24 小时)脑沟变浅,局部密度减低,灰白质界限消失。24 小时后,可逐渐显示出梗死区为低密度影,边界不清,如梗死面积大者还可伴有明显的占位效应改变,如同侧脑室受压和中线移位,这种改变可持续 1~2 周。在

2～3 周时,由于梗死的脑组织出现渗血现象而显示出病灶为等密度。在第 3 天至 5 周之间,可出现造影剂增强的现象。在第 5 周以后,较大的梗死灶呈永久低密度影,边界清楚,无占位效应和增强现象。CT 检查不仅可发现梗死灶,还可明确病灶部位,其对脑梗死的检出率为 70%,未检出者是因为病灶过小,病灶位于小脑或脑干,以及发病后在 24 小时病灶不明显时。

2.MRI

在脑血栓形成发生 12 小时左右,MRI 即可显示出病灶区呈长 T_1 和长 T_2 高信号;在 24 小时后,可清楚地显示病灶及其周围水肿呈长 T_1 和 T_2 信号,并在大片梗死者可表现为明显的占位效应现象。如果伴有出血者,MRI 显示的长 T_1 和 T_2 信号中混杂有短 T_1 和 T_2 信号。不伴有出血的梗死灶在急性期及后遗症期均表现为长 T_1 和长 T_2 信号。MRI 对脑梗死的检出率高达 95%,优于 CT 扫描。其优点是能检查出大脑半球更小的病灶,小脑和脑干的病灶以及较早期的病灶,采用弥散加权 MRI(DWI)检查能显示发病后半小时的缺血性病灶呈 T_1 和长 T_2 信号。

3.血管造影

脑血管造影、DSA、MRA 可发现血栓形成的动脉闭塞的部位,动脉狭窄及脑动脉硬化情况,有时还可发现非动脉粥样硬化性的管病变如血管畸形、动脉炎、动脉瘤等。

4.脑脊液检查

颅内压和脑脊液的常规、生化大多数为正常。但大块脑梗死颅内压可增高,伴出血性梗死时,脑脊液呈血性或黄变。

5.多普勒超声

三维 B 超检查可协助发现颈动脉粥样硬化斑块的大小和厚度,有无管腔狭窄及其严重程度。TCD 可了解颅内脑动脉的情况,但结果不可靠。

6.血液检查

可发现不少患者血糖、血脂升高。

7.其他

单光子断层扫描(SPECT)可在早期显示脑梗死的部位、程度和局部脑血流改变,正电子断层扫描(PEr)可显示脑梗死灶的局部血流及氧、葡萄糖代谢情况,但费用昂贵只适于研究使用。脑电图可显示双侧不对称,病变侧出现慢波,但无特异性。

(七)诊断及鉴别诊断

1.诊断

脑血栓形成的诊断主要有以下几点。

(1)可能有前驱的短暂肺缺血发作史。

(2)安静休息状态下发病者较多,常在晨间睡醒后发现症状。

(3)症状常在几小时或较长时间内逐渐加重,呈恶化型卒中。

(4)意识常保持清晰,而偏瘫、失语等局灶性神经功能缺失则比较明显。

(5)发病年龄较高。

(6)常有脑动脉粥样硬化和其他器官的动脉硬化。

(7)常伴有高血压、糖尿病等。

(8)脑脊液清晰,压力不高,常规、生化正常。

(9)脑 CT 提示症状相应部位有低密度影或脑 MRI 显示长 T_1 和 T_2 异常信号。

2.鉴别诊断

(1)脑出血:有 10%～20%脑出血患者由于出血量不多,存发病时意识清楚,无头痛,且脑脊液正常,不易与脑血栓形成鉴别,必须行脑 CT 扫描或 MRI 才能鉴别。

(2)脑栓塞:临床表现与脑血栓形成相类似,但脑栓塞起病急剧,常有较明确的栓子来源如风心病、亚急性细菌性心内膜炎,特别是合并房颤。

(3)脑肿瘤:有部分脑血栓形成患者由于发展至高峰的时间较慢,单从临床表现方面不易与脑肿瘤鉴别。脑肿瘤患者腰穿发现颅内压增高,脑脊液蛋白增高。脑 CT 或 MRI 提示脑肿瘤周围水肿显著,严重者有明显的占位效应。但是,有时做了脑 CT 和 MRI 后仍无法鉴别,此时,则应按脑血栓栓治疗,定期复查 CT 或 MRI 以便区别。

(4)高血压脑病:椎－基底动脉血栓形成时,在原有的高血压基础上,血压又急剧升高,此时应注意与高血压脑病鉴别。高血压脑病可表现为突然头痛、眩晕、恶心呕吐,严重者意识障碍。两者的舒张压均在 120mmHg 以上,脑 CT 扫描呈阴性时,则不易区别。有效的鉴别方法是先进行及时降压治疗,如血压下降后病情迅速好转者为高血压脑病,如无明显改善者,则为椎－基底动脉血栓形成。

(5)偏侧性帕金森病:有的帕金森病患者表现为单侧肢体肌张力增高,而无震颤时,易误认为脑血栓形成。通过体格检查发现该侧肢体肌张力明显增高,但无锥体束征及影像学上的异常,可鉴别。

(6)颅内硬膜下血肿:可以表现为进行性肢体偏瘫、感觉障碍、失语等,而没有明确的外伤史。主要鉴别在于脑 CT 扫描发现颅骨旁有月牙状的高、低或等密度影,伴占位效应,增强扫描后可见硬脑膜强化影。

(7)其他:颅内炎性占位性病变在短时间内逐渐出现肢体瘫痪、感觉障碍等表现,尤其无明显的炎症性表现时,难以鉴别,通过腰穿检查脑脊液和脑 CT、MRI 有助于鉴别。以单个症状出现的脑血栓形成应与癔症相鉴别。临床表现与脑血栓形成相似的颅脑外伤通过仔细询问病史可做鉴别。

(八)治疗

治疗分为三个阶段:超早期(发病 1～6 小时以内)、急性期(发病 48 小时以内)和恢复期。治疗原则是:①要特别重视超早期和急性期的处理,要注意整体综合治疗和个体化治疗相结合,针对不同病情,不同病因采取有针对性的措施;②尽早恢复脑缺血的血液供应,改善微循环,阻断梗死的病理过程,依据不同病情选择治疗方案;③应重视缺血细胞的保护治疗,应尽早应用细胞保护剂;④防治缺血性脑水肿,适时应用脱水降压药物;⑤要加强监护和护理,预防和治疗并发症;⑥早期、系统化及个体化的康复治疗,以及针对致病危险因素的治疗,预防复发。

1.一般治疗

积极建立卒中病房,提高疗效,降低病死率。

(1)保持患者安静。

(2)保持呼吸道通畅必要时行气管支持及辅助通气。

(3)心血管系统监测:患者常有心血管功能紊乱的情况,如心电图的异常,心律失常,甚至心肌酶的增高,因此心电监测十分必要,一旦发生以上情况需及时处理。

(4)预防癫痫:病灶位于或邻近大脑皮层易合并癫痫,可预防性的给予抗癫痫药。

(5)预防和治疗呼吸道感染及尿路感染。

(6)对长期卧床者应预防肺栓塞、下肢深静脉血栓,可用皮下注射低分子肝素或肝素制剂。

(7)调控血压:慎用降血压药物,平均压>130mmHg 或收缩压>220mmHg 应考虑降压治疗,控制在临界高血压范围内,不宜降至正常血压以下。

(8)保持营养和水电解质平衡:发病 3 日后仍不能进食者宜给予鼻饲饮食或静脉营养,每日入量不宜超过 2500mL;血糖水平宜控制在 6~9mmol/L,过高过低均会加重脑损伤,急性期不宜输注高糖液。

(9)高热的处理:降低体温可缩小脑梗死的范围,如患者发热应给予病因治疗并用退热药物或物理降温。

2.溶栓治疗

超早期溶栓治疗可防止受累脑组织由可逆损害发展成不可逆损害。溶栓治疗的目的是早期恢复脑血流,减少缺血,在 4~6 小时内进行溶栓治疗可预防缺血半暗带的组织进一步缺血形成不可逆损害。早期静脉和动脉内溶栓治疗可减低致残率,治愈率较常规治疗要高,但增加了致死性颅内出血发生的危险。

溶栓治疗的时机即治疗"时间窗",我国目前认为在 6 小时以内是溶栓治疗的最佳时间,某些进展型卒中可延长至 12 小时。治疗时间越晚,效果越差,且易并发出血。一般在脑 CT 扫描未显示出低密度的梗死灶之前进行溶栓治疗时机最佳,否则不能进行溶栓。

溶栓适应证的选择,目前尚无统一标准,大多数同意以下意见:①年龄可控制在 70 岁以下。②溶栓前应排除有出血性疾病或出血倾向。③无意识障碍。基底动脉血栓形成者,由于预后很差,故即使昏迷也可考虑。④发病 6 小时内,但若进展型卒中,可延长至 8~12 小时。⑤治疗前收缩压<120mmHg,或舒张压<120mmHg。⑥脑 CT 排除颅内出血,且无与明显神经系统功能缺损相对应的低密度病灶。⑦排除了 TIA 的可能。⑧体温控制在 39℃ 以下。⑨患者或家属同意。

溶栓药物及方法:常用药物有链激酶(SK),尿激酶(UK),组织型纤溶酶原激活剂(t-PA)及重组组织型纤溶酶原激活剂(rt-PA)。不同的溶栓药物和不同的给药途径,用药剂量不同。

SK 溶栓病死率高,效果不明显,不推荐使用。

UK:非选择性纤维蛋白溶解剂,能使血浆内的纤溶酶原被激活,产生全身性溶栓作用和抗凝状态。静脉给药有两种剂量:一是大剂量,100 万~200 万 U 溶于生理盐水 500~1 000mL 液中,仅用一次,30 分钟~2 小时滴完。二是小剂量,20 万~50 万 U 溶于生理盐水 500mL 液中,每天一次,可连用 3~5 天。动脉内注射剂量为 10 万~30 万 U。

t-PA 和 rt-PA 是选择性纤溶酶原激活剂,能选择性地结合血栓表面的纤维蛋白,结合后的复合物对纤溶酶原有很高的亲和力,在局部有效地使纤溶酶原转化为纤溶酶,专一性地对血凝块有特异性的溶栓作用,很少产生全身纤溶状态和抗凝状态。rt-PA:每次用量为 0.9mg/kg,总量<90mg,宜在发病后 3 小时内进行。

溶栓治疗的并发症:①出血并发症:包括脑内(脑出血和梗死性出血)及脑外伤出血。②致命的再灌注损伤和致死性的缺血性脑水肿是溶栓治疗的潜存危险。③再闭塞:再闭塞率约为10%~20%,机制不清。

3.降纤治疗

降纤药物降解血栓蛋白原,增加纤溶系统活性及抑制血栓形成。常用药物包括:蛇毒降纤酶、巴曲酶、安克洛酶和蚓激酶等。

4.抗凝治疗

抗凝治疗(包括肝素和口服抗凝剂)长时期使用可防止血栓的扩延和进展性卒中。具体用药方法见 TIA 的抗凝治疗。

5.血液稀释疗法

患者有血液黏稠度过高、血容量不足时,可适当应用此方法,以改善脑微循环。常用方法有:10%低分子右旋糖酐 500mL 静脉滴注,每日 1 次,10 天为一个疗程,必要时可间隔一时期后再重复使用。还有 706 羧甲淀粉也可使用。

6.抗血小板药物治疗

降低血小板聚积和血黏度,改善微循环及抗凝,常用于二级预防。常用药物有阿司匹林和噻氯匹定。阿司匹林用于急性卒中也有效,可减少病死率和复发率,以小剂量为宜,50~100mg/d。在进行溶栓和抗凝治疗时不要同时使用,以免增加出血的危险。

7.脑保护剂

神经元保护在分子水平上起作用,阻断缺血后细胞坏死的各种机制如自由基损伤、细胞内钙超载、兴奋性氨基酸毒性作用、代谢性酸中毒和磷脂代谢障碍等,从而延长细胞生存能力,促进神经元功能恢复。常用药物有:

(1)钙通道拮抗剂:阻止细胞内钙超载,解除血管痉挛,增加脑血流量,改善微循环。也可用于高危人群的预防。如尼莫地平桂利嗪、盐酸氟桂利嗪等。

(2)胞磷胆碱:可稳定细胞膜,有抗氧化作用。

(3)其他:抗兴奋性氨基酸递质的药物,自由基清除剂及 GABA 增强剂等。

8.血管扩张药

能扩张脑血管,促进侧支循环,改善脑部血液供应。目前有人认为,脑血管扩张剂应用不当时可加重脑水肿或引起脑盗血症。应适当应用脑血管扩张药:①脑梗死急性期,脑水肿出现之前适合应用血管扩张药。一般以发病后 24 小时以内应用稳妥。如估计病变轻,小而无脑水肿时,可适当延长用药时间。②脑梗死发病后 3 周以上,脑水肿完全消退之后,如临床症状好转程度不明显时,也适合应用血管扩张药治疗。

9.防治脑水肿

脑血栓形成后很快出现缺血性脑水肿,严重者可引起颅内压增高,甚至发生脑疝,是患者一周内死亡的常见原因。脑水肿一般在 3~5 天达高峰。可给予患者过度通气治疗,或应用药物治疗。常用药物有:20%甘露醇,复方甘油等渗透性利尿剂,可与呋塞米合用,也可应用10%清蛋白。甘露醇目前主张小剂量应用,即 20%甘露醇 125mL/次,静脉滴注,2~4 次/日,小灶梗死可每日 1 次。注意事项同脑出血。糖皮质激素治疗脑梗死后的脑水肿已证实无效,并可增加感染的机会,目前已不主张应用。

10.中药治疗

有些中药主要通过活血化瘀作用,达到治疗目的,有一定作用,可以使用。如丹参制剂、曲克芦丁、川芎嗪、灯盏花素等。

11.康复治疗

主张早期进行康复治疗。发病后 1～2 周,如无严重的并发症、病情比较稳定者,可以开始系统、规范和个体化的康复治疗,可明显降低脑血栓形成患者的致残率,也可减少并发症和后遗症如肢体痉挛、失用性萎缩、痴呆等。

12.外科治疗和介入治疗

外科治疗如颈动脉内膜切除术、颅内外动脉吻合术、开颅减压术等对急性脑梗死的患者有一定疗效。大面积脑梗死和小脑梗死的患者有脑疝现象时,宜行开颅减压术。介入治疗包括颅内外血管经皮腔内成形术及血管内支架置入或与溶栓治疗结合,但目前尚缺乏成熟经验。

二、脑栓塞

栓塞是指脑动脉被异常的栓子阻塞,使其远端脑组织发生缺血性坏死,出现相应的神经功能障碍。栓子以血栓栓子为主,占所有栓子的 90%,其次为脂肪、空气、癌栓、医源物体等。脑栓塞发生率占急性脑血管病的 20%,占脑梗死的 15%,占全身动脉栓塞的 50%。脑栓塞的病死率为 20%,椎－基底动脉系统栓塞所致的大面积脑干梗死病死率极高。有 20% 的患者可再次复发,2/3 的复发发生在第一次发病后的一年之内。

(一)病因

脑栓塞的栓子来源可分为心源性、非心源性和原因不明性 3 种。

1.心源性脑栓塞

占所有脑栓塞的 60%～80%。栓子在心瓣膜和内膜产生,脱落造成脑栓塞。

(1)心房纤颤:是引起心源性脑栓塞的最常见的直接原因。约 20% 的房颤与风湿性心脏病,70% 为非瓣膜性心房纤颤,其余 10% 无明确的心脏病。长期的慢性房颤形成心内附壁血栓,脱落形成栓子。

(2)风湿性心脏病:慢性风湿性心脏病引起的脑动脉栓塞占整个脑栓塞患者的 50% 以上。风湿性心脏病合并二尖瓣狭窄时,血液在心房内流动缓慢易促使心房和瓣膜发生血栓形成,无规律性血流血栓容易脱落成栓子。合并房颤时更易形成血栓,增加脑栓塞的发生率。因风心多发生存青年人及本病引起的脑栓塞占各种脑栓塞的比例高,因此导致脑栓塞的发病年龄下降,脑栓塞患者在急性脑血管病中发病年龄最小。

(3)心肌梗死:心肌梗死可使心内膜变质,以致血小板可黏附在上面发生血栓形成。心肌梗死的范围越大,血栓形成的机会越大。如果心肌梗死后发生充血性心力衰竭,血液循环淤滞,更易在增厚肥大的左心室内发生室壁血栓形成。心肌梗死后如发生周围血管(脑、肾、脾、肢体)栓塞,则绝大多数发生在心肌梗死后的第 4～20 天内;多发性栓塞时,诊断易明确。后期发生的脑栓塞,在老年患者与脑动脉硬化脑血栓形成不易区别。

(4)亚急性细菌性心内膜炎:有 20% 此病患者以脑栓塞为首发症状。细菌附着在心内膜上导致血小板、纤维蛋白和红细胞聚集,形成含有细菌的血栓,脱落导致脑栓塞并常合并脑脓肿。

(5)非细菌性血栓性心内膜炎：占脑栓塞的10％。见于慢性消耗性疾病如癌症、慢性肾炎、SLE等，其中癌症患者占80％。在上述疾病条件下，心内膜发生病变，使胶原组织与血小板、红细胞和纤维蛋白形成血栓。

(6)心脏黏液瘤：肿瘤表现不规则，易合并血栓，且瘤体较脆，因此表面的血栓和肿瘤块易脱落成栓子。

(7)其他：非常规性栓塞可使起源于静脉系统的栓子通过卵圆孔未闭、房间隔缺损、肺动静脉瘘等途径从右心分流到左心，导致脑栓塞。扩张性心肌病、二尖瓣脱垂、某些先天性心脏病和心脏外科手术等可使心内膜或瓣膜发生血栓。

2.非心源性脑栓塞

心脏以外血管来源的栓子造成的脑栓塞。

(1)动脉粥样硬化斑块性栓塞：在主动脉或颈动脉发生的粥样硬化斑块及血栓块脱落成栓子，沿颈内动脉或椎动脉流入，发生脑动脉栓塞。

(2)脂肪栓塞：主要见于长骨干骨折或手术，脂肪挤压伤等。

(3)空气栓塞：主要见于大静脉穿刺、肺叶手术、潜水减压、人工气胸、人工流产、剧烈咳嗽等。

(4)癌栓塞：某些浸润性生长的恶性肿瘤，破坏血管壁后，癌细胞进入血管，到脑动脉发生栓塞。

(5)医源性栓塞：血管介入性诊疗过程中，因质量和技术的原因，导管脱落，进入脑动脉，造成栓塞。

3.来源不明的脑栓塞

部分脑栓塞患者在临床检查甚至尸检时仍未发现栓子的来源。

(二)病理

大脑两侧发生栓塞的机会均等，以大脑中动脉栓塞最常见，占73％～85％。栓子栓塞的部位由栓塞物的大小、可塑性、血流方向和血管的大小等决定。大脑前动脉栓塞极少，大脑后动脉较少，栓子进入椎－基底动脉系统的机会较少，占10％。脑栓塞的病理改变大体上和动脉硬化粥样性脑血栓形成类似。脑动脉栓塞后造成该血管供应的脑组织（包括神经细胞、胶质细胞和血管）发生梗死，可呈红色充血性梗死或白色贫血性梗死或混合性梗死。红色充血性梗死常提示脑栓塞，是由于栓子一时阻塞稍大的动脉造成血管壁破坏，尔后栓子可分解流向远端较小动脉，使得部分血管再通，恢复血流，此时梗死区周围的小血管已坏死，而导致血液外渗，出现出血性梗死，梗死面积进一步扩大，水肿加重，病灶切面可见梗死中心呈白色软化，周围有点片状出血，以皮质和皮质下明显。严重时出现高颅压，甚至脑疝。脑栓塞常为多发性病灶，病理范围常较脑血栓形成大，脑栓塞的发生比脑血栓形成突然，侧支循环难以建立。

(三)发病机制

栓子进入脑动脉后，向远端移行至比栓子直径更小的动脉时，发生阻塞现象，造成以下几种变化：

(1)该动脉远端的急性供血中断，该区组织发生缺血性变性、坏死及水肿。

(2)受栓子的刺激，该段动脉和周围小动脉反射性痉挛，结果不仅造成该栓塞动脉供血区的缺血,同其周围的痉挛动脉,进一步加重脑缺血损害的范围。

(3)动脉栓子向近心端发生继发性血栓形成,扩大脑缺血损害的范围。

(四)临床表现

(1)脑栓塞的起病年龄不一。因大多数与风湿性心脏病的发病有关,因此以中青年人居多,女性多于男性。

(2)绝大多数在静态下发病,少数在夜间睡眠中发病。大多数无前驱症状,突然发病,常在数秒或数十分钟内达高峰。少部分患者在几天内呈阶梯式进展恶化(反复栓塞所致)。

(3)脑栓塞的神经功能缺损表现与所栓塞的血管有关。除颈内动脉者一般不发生昏迷。一部分患者在发病初有短暂的意识模糊、头痛或抽搐。发生在颈内动脉系统的栓塞,可表现为失语、眼球凝视麻痹、面瘫、肢体瘫痪、感觉障碍等。发生在椎－基底动脉系统者表现为复视、口舌麻木、眩晕、共济失调、交叉性瘫、意识障碍等。严重者因大动脉被栓塞致大面积脑梗死,或多发栓塞者,发病后3～5天时病情加重,甚至颅内压增高引起脑疝致死。

(4)大多数患者可查出与栓子来源有关的原发疾病的病史。

(五)辅助检查

1.头颅 CT 及 MRI

脑栓塞发病后24～48小时内有时不易显示梗死灶的影像,3～4天后梗死灶出现的阳性率提高。脑 CT 扫描可发现低密度影;MRI 示病灶区呈长 T_1、长 T_2 信号。

2.脑脊液检查

大多数正常,但如果为大片梗死或出血性梗死时,颅内压增高,脑脊液可有红细胞。炎性栓塞时,白细胞增加,通常在 $2×10^8/L$ 以上,急性期以多核白细胞占优势,蛋白增高,糖含量正常或减少。

3.超声心动图

是评价心源性脑栓塞的主要根据之一,能显示出心瓣膜、心室壁及心腔内病变的情况。

4.TCD 微栓子检测

栓子在 TCD 频谱上表现为突出于背景的高强度、短暂的信号。检测阳性提示有活动的栓子来源,是临床高危因素之一。结果的可靠性受操作者、所用仪器等因素的影响。

5.其他

胸部 X 线检查可发现心脏肥大或充血性心力衰竭。心电图检查可发现心律失常和心肌损害等。脑电图无特异性改变。

(六)诊断及鉴别诊断

1.诊断

脑栓塞的诊断有以下要点:①多为急剧发病;②多数无前驱症状;③一般意识清楚或有短暂性识障碍;④一般发病后1～2天内意识清楚或轻度障碍;⑤有颈动脉系统和(或)椎－基底动脉系统症状和体征;⑥腰穿脑脊液一般不含血;⑦可做脑 CT 或 MRI 检查以协助诊断。

2.鉴别诊断

主要应与其他急性脑血管病鉴别,尤其是出血性脑血管病和脑血栓形成,主要依据脑 CT 和 MRI 检查及详细询问病史。

(七)治疗

治疗原则是积极改善侧支循环,减轻脑水肿,防治脑出血和治疗原发病。

1.脑栓塞的治疗

治疗原则同脑血栓形成。治疗有以下特点。

(1)由于容易合并出血性梗死或大片缺血性水肿,因此,急性期不主张应用较强的抗凝和溶栓药物如肝素、降纤酶、双香豆素、华法林等。即使使用也待急性期如5~7天过后再用。脑成像检查是脑出血或蛛网膜下隙出血者,脑脊液中含有红细胞者,伴有高血压者或亚急性细菌性心内膜炎并发脑栓塞者,抗凝治疗禁忌。

(2)由于心源性所致者,在应用脱水剂如甘露醇时因可加重心脏负荷应酌情减量,可与呋塞米交替使用。

(3)其他原因引起的脑栓塞有相应的特殊治疗。空气栓塞者,可采取左侧卧位,头低位,减压病引起者应立即行高压氧治疗。脂肪栓塞者,加用5%碳酸氢钠250mL,静脉滴注,每日2次;或10%酒精溶液500mL,静脉滴注,溶解脂肪。

(4)发生在颈内动脉末端或大脑中动脉主干的大面积脑栓塞,以及小脑梗死可发生严重的脑水肿,继发脑疝,应积极脱水,降颅压治疗,必要时行大颅瓣切除减压,以挽救生命。大脑中动脉主干栓塞可立即施行栓子摘除术,可能会取得较好的疗效。

(5)星状神经节封闭,可能有助于解除由于栓子刺激所致的反射性脑血管痉挛,对脑栓塞治疗有一定疗效。应在起病后早期应用,1~2次/日,10天为一个疗程。

2.原发病的治疗

只要产生栓子的病原不消除,脑栓塞就有可能反复发作,因此,针对性治疗原发病是有利于脑栓塞的恢复及防止脑栓塞复发。如房颤患者积极行复律治疗;先天性心脏病或风湿性心脏病患者,有手术适应证者,应积极行手术治疗;有亚急性细菌性心内膜炎者,应彻底治疗;骨折患者减少活动,稳定骨折部位。急性期过后针对血栓栓塞容易复发,可采取预防性抗凝治疗,其目的是预防形成新的血栓,杜绝栓子来源,或防止栓塞部的继发性血栓扩散,促使血栓溶解,治疗中要定期监测凝血功能,随时调整剂量。常用口服抗凝药抗凝治疗,如华法林等适宜的抗凝治疗能显著改善脑血栓患者的长期预后。

三、腔隙性梗死

腔隙性梗死,也称为腔隙综合征、腔隙卒中或穿通支梗死,是指深部脑组织中出现小的腔隙病灶,为脑组织发生的小缺血性软化灶或出血灶,经巨噬细胞吞噬被吸收后遗留下来的小囊腔,绝大多数是由于小动脉闭塞所致的缺血性软化灶。腔隙性脑梗死的主要原因是高血压病。目前利用病理,CT、MRI等影像学检查,腔隙性梗死的发现率为10%~27.8%。占急性缺血性卒中的25%。本病在70~80岁的老年人中最多见,50岁以下仅占8%左右。预后较好,一般不会死亡,致残率不高,但易再次发作。

(一)病因及发病机制

(1)腔隙梗死危险因素的影响:高血压、动脉硬化、糖尿病、高血脂、吸烟、冠心病、血液异常和高凝状态等,都是腔隙性梗死的重要危险因素,其中高血压与腔隙梗死的并发率为64%。

(2)高血压动脉硬化时,基底动脉延长、屈曲、使深穿支动脉受拉移位、扭曲变形,易受损害。基底节的灌注压高,CRF/CBV比率高于皮质,提示易引起深穿支动脉的血管坏死,特别是高血压患者。

(3)脑小动脉的管壁结构薄弱,长期的高血压的作用,使管壁发生脂质透明变性,纤维蛋白坏死,微动脉粥样瘤等,梗死则形成软化灶,破裂则为小出血灶。

(4)脑微循环结构的影响:在脑的小血管及细动脉、细静脉之间,小动脉、小静脉之间,存在短路支。灰质和白质深层可见细动脉和细静脉之间有短路支,调节脑局部的血流状态。病态时血液不流向毛细血管而主要通过短路支循环,则发生脑局部缺氧。在灰质可出现神经细胞的灶性坏死或假分层坏死、小出血灶。在白质深部有白质动脉和白质静脉间的短路支,由岛动脉分出的白质动脉和上纹状体静脉间有短路支,在脑循环血量减少,毛细血管血流状态不良,影响脑实质的氧供,持续时间过长,则引起局部脑组织的变性和坏死。

(5)各种类型的小栓子如红细胞、纤维蛋白、胆固醇、空气及动脉粥样硬化物质阻塞小动脉;颈动脉系统颅外段动脉粥样硬化病变是微栓子最常见的来源,心脏病和真菌性动脉瘤也是栓子的可能来源。

(二)病理

腔隙性梗死是一类脑血管病,病变的血管区段是深穿支小动脉极其分支,当管壁、管内、管周异常时,易形成脑局部梗死或出血。

1.腔隙发生的部位

分布豆状核、纹状体区和Willis环丘脑穿支及基底动脉旁正中分支分布区,即好发于脑的深部,尤其是基底节区、丘脑和脑桥,部分也发生于大脑半球的放射冠。这些部位的动脉直径为$100\sim400\mu m$,其特点为单一,不分支,均为终末支,且多趋于从较大动脉直接分出,易于受高血压的影响,而脑皮质相同大小的血管则不易受损。这些动脉缺乏侧支循环,产生的梗死形态常为从动脉闭塞点到动脉供血区终端的圆柱或圆锥形。极少发生在脑皮质、白质、视放射、脊髓等。

2.腔隙的大小

腔隙性梗死灶大小不一,目前认为腔隙范围小至$0.2mm^3$,大至$15mm^3$,直径在$\leqslant15mm$范围之内,以5mm以下为最多,直径达$10\sim20mm$的称为巨腔隙,较大的深部位小梗死是血栓形成机制出现的。

3.基本病理改变

微动脉瘤是常见的病理改变。小动脉的病理改变机制有玻璃样变性、玻璃样脂肪病变、玻璃样小动脉坏死、血管坏死、小动脉硬化、类纤维素性动脉炎、类纤维素性坏死、节断性动脉破坏、血浆性血管破坏、脂肪玻璃变性等。小动脉的这些病变是小血管闭塞(或破裂出血),导致该区域的小梗死灶(或出血灶);之后被吸收而遗留下小的囊腔。肉眼观察可见切面为一小空腔,可有少许囊液。腔隙的数目不定,可有1个、数个或十几个,甚至数十个。镜下囊腔壁为胶质纤维和胶质细胞构成。腔隙状态在病理上可分为三种类型,即Ⅰ型为陈旧性小的梗死灶;Ⅱ型为陈旧性小的出血灶遗留的囊腔;Ⅲ型系小血管周围间隙的扩大,没有组织的坏死。

(三)临床表现

腔隙性梗死多发生在$40\sim60$岁及以上的中老年人,男性多于女性,多伴有高血压。可隐袭性或突然性起病,有的可没有发作史,无局灶体征,仅依据影像学检查发现。病前可有 TIA 表现,目前多认为在 TIA 持续时间超过 1 小时以上者均应考虑本病。其临床表现取决于腔隙的位置,因此,临床表现多样,可有 20 多种腔隙综合征。常见的如下。

1.纯运动性轻偏瘫(PMH)

占腔隙性梗死的 60％以上。病灶主要位于大脑半球的放射冠的中前方、内囊膝部和脑桥的基底部等。表现为对侧中枢性面、舌瘫和肢体瘫痪;也可是单纯的面舌瘫或单肢瘫痪。没有智力障碍、视野缺损、言语障碍、感觉障碍等。数周后可完全恢复,个别可遗留肢体瘫痪。据 CT 扫描,可分为以下几种:

(1)内囊一壳核一尾状核梗死:有外侧纹状体动脉病变所致。病灶位于内囊前肢的后部经壳核延及内囊后肢;或从壳核下部延及尾状核体部。临床表现严重的偏瘫和面瘫,上下肢受损程度相同。

(2)内囊一苍白球梗死:由大脑前动脉穿支病变所致。病灶位于内囊后肢和苍白球。临床表现上下肢相同的偏瘫和面瘫。

(3)内囊前肢一尾状核梗死:由大脑前动脉的内侧纹状体动脉 Heubner 动脉或回返动脉病变所致。病灶位于内囊前肢和尾状核头部。临床表现为面及上肢为主的偏瘫,或近端为主的上肢瘫。

(4)脑桥梗死:由于基底动脉的粥样硬化斑块使穿通支开口处阻塞所致。病灶位于脑桥基底部。临床表现为上肢为主的偏瘫,面瘫可有可无。

2.纯感觉性卒中(PSS)

发生率仅次于纯运动性梗死。病灶主要位于丘脑腹后核,也可在放射冠后方、内囊后肢、脑干背外侧部分等。典型的表现为半侧身体感觉异常,是以头皮、鼻、舌、颈、躯干、阴部、肛门等按正中轴严格分为两半,此为丘脑性感觉障碍的特征,也是与大脑半球病变的表现完全不同。这种感觉障碍表现为麻木,冷或热感、酸胀感、肿胀感、疼痛、触电样感觉、牵扯、针刺、肢体变形的感觉。在起病时,可先出现手或足的感觉异常,数秒、数分或 1 小时左右迅速发展到面、上肢、下肢或半身。如感觉异常仅限于口和手部称为口手综合征。无肢体无力、眩晕、复视、失语及视野缺损等其他症状。有三种临床过程:①TIA 型:即其症状持续不超过 24 小时,并可多次发作;②持续型:即发病后症状一直持续数月甚至数年;③TIA 转为持续型:即反复发作后症状不再缓解。

3.感觉运动性卒中(SMS)

也称丘脑内囊型卒中。由大脑后动脉的丘脑穿通支或脉络膜后动脉病变所致。病灶位于丘脑腹后外侧核及内囊后肢。表现为对侧头面部、躯干及上下肢感觉障碍及面、舌及上下肢体轻偏瘫。无意识障碍、记忆障碍、失语、失认和失用。

4.构音障碍及手笨拙综合征(DCHS)

病灶位于脑桥基底部上 1/3 和 2/3 交界处或内囊膝部上方。表现为较为严重的构音障碍,同侧上肢尤其是手无力及精细运动障碍等共济失调,可有同侧锥体束征;无感觉障碍。

5.共济失调型轻偏瘫(AH)

病灶可位于脑桥基底部上 1/3 与下 2/3 交界处、放射冠和半卵圆中心、内囊后肢及偏上处、丘脑伴内囊后肢受损。表现为同侧肢体共济失调，对侧轻度无力。下肢重，足、踝尤其明显，上肢轻，面部最轻。

6.偏侧舞蹈性综合征

病灶位于壳核和纹状体等。表现为突然出现的对侧肢体舞蹈样不自主运动，绝大多数在持续2～4周后自行缓解。

7.半身舞动性综合征

病灶位于丘脑底部的 luyis 核。表现为突然出现对侧肢体呈投掷样动作。持续几周后消失。

8.眼肌麻痹及共济失调

病灶位于脑干。表现为同侧眼肌麻痹和肢体共济失调。

9.延髓外侧综合征

病灶位于延髓外侧。由椎动脉或小脑后下动脉病变所致。

10.闭锁综合征

病灶位于脑桥基底部的两侧。由基底动脉的两侧穿通支病变所致。

11.丘脑性痴呆

病灶位于丘脑及丘脑底部。由丘脑底丘脑旁正中前支病变所致。表现为意志缺失、记忆障碍和不完全 Horner 征。

12.中脑丘脑综合征

由大脑后动脉的穿通支即丘脑底丘脑旁正中前动脉和后动脉、中脑旁正中上动脉和下动脉等四支动脉中的一支或多支病变所致。典型的病灶在影像上表现为蝶形，累及两侧中脑旁正中区、丘脑底部和丘脑。表现为一侧或双侧动眼神经麻痹、Parinaud 综合征，或向下凝视麻痹伴意识障碍、意志缺失和记忆障碍。

13.腔隙状态

多发性腔隙累及双侧椎体束，出现严重精神障碍、痴呆、假性延髓性麻痹、双侧锥体束征、类帕金森综合征和大小便失禁等。但并非所有的多发性腔隙性梗死都是腔隙状态。

(四)辅助检查

1.CT 扫描

CT 表现为圆形或卵圆形低密度灶，多为 3～15mm。巨腔隙可达 35mm，边界清楚，一般无占位效应，可有增强现象。以基底节、皮质下白质和内囊多见，其次为丘脑和脑干。急性期小腔隙灶 CT 平扫常不能发现。CT 诊断腔隙性梗死的阳性率为 60%～96%。对脑干及直径＜2mm 的病灶不易发现。

2.MRI

是最有效的检查手段。显示病灶呈 T_1 低信号、T_2 高信号，MRI 诊断腔隙性梗死的阳性率可达 100%。发现病灶比 CT 早，能发现 CT 不能发现的病灶(脑干部位)。可区别陈旧性腔隙灶是脑梗死遗留的残腔还是出血的残腔，后者 T_2 加权像病灶边缘常可见一环形含铁血黄素形成的低信号影。

3.脑血管造影

对于年轻人的反复发作的腔隙性梗死者,应进行脑血管造影检查,如 DSA,以明确有无因脑血管畸形、动脉炎、脑底异常血管网等造成的梗死。

4.其他

脑电图、脑脊液检查一般无异常。血生化检查、心电图检查、监测血压等了解病因。

(五)诊断及鉴别诊断

1.诊断

可根据以下要点诊断腔隙性梗死。

(1)中老年发病,呈急性或亚急性或隐袭起病,多伴有高血压病。

(2)多无意识障碍。

(3)临床表现都不严重,较常见的为纯运动性轻偏瘫、纯感觉性卒中、感觉运动性卒中、共济失调性轻偏瘫、构音不全手笨拙综合征等腔隙综合征的表现。

(4)脑电图、脑脊液或脑血管造影一般无异常发现。

(5)头颅 CT 扫描、MRI 等影像学检查可发现与临床症状和体征相应的病灶。

诊断腔隙性梗死,原则上如果影像学检查未发现病灶,不能诊断本病。有时影像学上发现有多个大小不等的梗死灶时,尤其有的梗死较大,此时可诊断为多发性脑梗死。

2.鉴别诊断

主要与非梗死性腔隙性病变鉴别:

(1)小灶脑出血:可以有腔隙性梗死的任何表现,因此,最主要是依靠脑 CT 扫描或 MRI 检查区别,小灶脑出血在 CT 扫描上表现为小灶的高密度影,或 MRI 显示为低信号。

(2)脱髓鞘病:本病发病年龄较轻,可有多次反复发作的病史,MRI 有与腔隙性梗死相似的信号,但脱髓鞘病变以白质为主,常位于大脑半球、视神经、脊髓、小脑、脑干,病灶多位于脑室周围,病灶长轴与脑室垂直。

(3)胶质瘤:小的胶质瘤在脑 CT 扫描上可表现为局部的低密度影,也可有相似的症状和体征,不易与腔隙性梗死鉴别。但在 CT 增强扫描后可出现明显的异常高密度影。

(4)癔症:患者可出现某侧或某肢体的运动或感觉症状等,可通过详细地询问病史问出明显诱因,脑 CT 扫描、MRI 无明显异常的病灶,可以鉴别。

(六)治疗

尚无有效的治疗方法,治疗重点在预防复发,并根据不同的情况做不同的处理。

(1)控制高血压病及预防各种原因的脑动脉硬化。应用抗血小板聚集药物减少复发。

(2)新发的腔隙性脑梗死,按脑梗死治疗。

(3)偶然发现的腔隙性梗死,进行预防性治疗:控制各种发病的危险因素;长期服用抗血小板聚集药物,神经保护药物及钙离子拮抗剂等。

(4)因抗凝治疗可使腔隙性梗死的微动脉瘤因高血压所致的血管脆弱而出血,应慎用抗凝药物。

第六节 脑疝

脑疝是严重的颅内压增高的结果。当颅内有占位性病变或损伤时,颅内各分腔间出现压力梯度,脑组织则从压力高侧向压力低侧分腔移动,并压迫邻近重要结构如脑干、颅神经、血管,从而产生明显的临床症状。因此,脑疝不是一种疾病,而是颅内压增高所引起的一种综合征。它的出现取决于脑组织移位的程度与速度。如急性病变者,由于脑移位速度快,因而其移位程度不大时即可出现脑疝,而慢性病变时由于移位缓慢,脑干、颅神经可产生相应缓冲及避让,因而此时脑移位很明显却可无脑疝出现。据其定义可以看出,脑疝时脑组织移位有两种形式:一种是向对侧移位即偏性移位,另一种则是上下移位即轴性移位。临床上尚可据此判断、解释脑疝各种症状的发生机理,并用于指导治疗。

一、脑疝分类

根据病变的部位及移位结构的不同,分为小脑幕裂孔疝、枕骨大孔疝、大脑镰下疝、小脑幕裂孔上疝等。

(一)小脑幕裂孔疝

其病变部位多位于一侧颞叶或大脑半球外侧面,如血肿、肿瘤等。此病变使颞叶的沟回、海马回及邻近的舌回通过小脑幕裂孔游离缘向内、向下移位,压迫中脑,产生偏性及轴性移位。此时可因患侧动眼神经受牵拉产生刺激或麻痹,而出现患侧瞳孔先缩小后散大,瞳孔对光反应消失或瞳孔散大、对光反应消失,眼球外展等;中脑受压引起意识障碍,对侧肢体瘫,肌力减退肌张力增高,腱反应亢进,锥体束征阳性。随病情加重,可出现对侧动眼神经损伤致对侧瞳孔缩小后散大,光反射消失或中脑动眼神经核损伤致双侧瞳孔散大、光反射消失,昏迷加深并可出现同侧肢体瘫。这时中脑移位相应加重,可压迫或牵拉脑干及其血管,造成脑干局部缺血、液化、梗死或出血等病变,形成继发脑干损伤。中脑与大脑联系中断后出现自主神经功能紊乱,如高热等。导水管及环池堵塞出现梗阻性脑积水,加重脑疝。疝入组织本身缺血、坏死、水肿等相应加重原颅脑损伤。当然,如果小脑幕裂孔较小,周围空间已被相应组织填满,此便可阻止其上组织继续下移,从而不致使脑干继续下移而产生枕骨大孔疝;反之则可因小脑幕裂孔较大,此处无法形成相应阻力障碍,而使脑干受压下移,形成枕骨大孔疝。

(二)枕骨大孔疝

枕骨大孔疝形成的原因除由上述小脑幕裂孔疝而来者,尚可因颅后窝占位性病变引起局部颅内压增高或直接压迫小脑扁桃体及延髓,使之产生轴性移位等而产生从而使小脑扁桃体、小脑组织经枕骨大孔移入椎管,牵拉压迫延髓。此时可出现多种临床表现,如后组颅神经核功能紊乱出现心动过缓、血压上升、呼吸变慢;第4脑室激惹出现反复呕吐、吞咽困难,甚至面部感觉异常;颈神经牵拉出现颈后疼痛及颈项强直;前庭神经损伤出现眼震及平衡障碍。这类患者多数意识保持清醒,很少有瞳孔变化。但由于延髓功能的重要性,这种患者如果出现促使颅内压增高的诱因,如反复呕吐、挣扎、腰椎穿刺、压颈试验等,都可使患者病情突然急剧恶化、死亡。

(三)其他脑疝

颅后窝病变时亦可使小脑组织逆向经小脑幕裂孔向上移位进入四叠体池。这种移位组织可压迫中脑四叠体及大脑大静脉,使中脑及两侧大脑半球因此而产生水肿、出血和软化等,造成严重后果。此类患者常出现四叠体受压表现,如双侧部分睑下垂、两眼上视障碍、瞳孔等大但无光反应。因中脑亦相应受压向上移位,患者亦可有相应的意识障碍等。大脑半球内侧面的扣带回及其邻近的额回也可经大脑镰游离缘移向对侧,形成大脑镰下疝,此时大脑前动脉及其分支胼周动脉、胼缘动脉可受压阻塞,引起患侧大脑部分组织软化坏死,出现对侧下肢轻瘫及排尿障碍等。

二、病程发展规律

典型患者依据脑干症状及其他症状的出现、发展演变过程可大致分为三期。

(一)早期

早期患者的主要症状是:意识障碍突然发生或再度加重,患者突然出现剧烈头痛、烦躁、频繁呕吐、呼吸加速加深、脉搏增快、血压增高、体温上升等,这种改变为脑缺氧突然加重所致。

(二)中期

中期脑疝,脑的病变较前加剧,脑干直接受压,出现脑干、疝出组织缺血、缺氧进一步加重,局部坏死软化等。该期除疝出脑组织引起的局限性症状外,尚有脑干损伤的症状及原发损伤加重的表现,如昏迷加深、肌张力改变、呼吸加深或减慢、血压升高而脉搏减慢、体温升高等。此时机体尚能通过一系列的调节机能来维持生命。

(三)晚期

晚期由于脑干严重受损,则出现呼吸循环机能衰竭,如周期性呼吸、肺水肿、脉搏不稳定、脉速而不规则、血压波动并渐降低、体温下降、四肢肌张力消失、两侧瞳孔散大固定等。此种病例若不实行抢救治疗,则几乎均死于呼吸停止,而抢救治疗的成功率亦较低。当然,上述分析常对于较典型病例而言,对复杂或不典型病例则要依据具体条件进行具体分析。

三、脑疝主要症状及其诊断意义

综合上述可知,在脑疝过程中,一般有如下症状:意识障碍,生命机能改变、瞳孔及眼外肌症状、锥体束受损表现及急性肌张力改变等。这些症状在脑疝发生发展过程中各有其临床意义。

(一)意识障碍

急性颅脑损伤后,患者大多数都当即昏迷,轻者短时即清醒。重者可昏迷直至死亡。在脑疝形成过程中,由于脑干网状结构早期的缺氧而致机能性损害,后期由于直接压迫、变形、移位、扭曲、缺血又导致器质性损害,这都可以引起或加重意识障碍,因此,临床上我们应将突然发生或加重的意识障碍列为脑疝的一个危险信号。当然,发生意识改变者以小脑幕切迹疝为多见,而枕骨大孔疝由于其特殊结构,患者意识可始终保持正常而呼吸停止。但在急性颅脑损伤中,若患者已有意识障碍,则不能据此来区别两类脑疝。

(二)生命机能的改变

脑疝时由于脑干损伤,丘脑下部损伤等,产生极其明显的呼吸循环机能及体温异常改变。在脑疝早期,由于颅内压增高后导致脑血循环障碍,引起急性缺氧及二氧化碳、代谢物淤积,它一方面兴奋呼吸中枢使之加深增快,另一方面又兴奋心血管中枢及动脉窦等,结果使血压上升、脉搏加快,以此来代偿脑缺氧。

在脑疝中期,由于颅内压增高、脑缺氧缺血加重、二氧化碳及代谢产物进一步淤积,原发脑损伤加重,产生继发脑损伤即疝出脑组织及受压脑部损伤,而此时呼吸及心血管中枢尚有一定的代偿能力,于是其通过再加强调节作用来克服上述现象。此时在临床上可以看出患者有异常血压增高,不少患者且有脉搏缓慢现象,这可能与血压骤升之后通过压力感受器将冲动传入延髓,使心抑制中枢兴奋所致。此时一方面抑制呼吸中枢,使呼吸减慢。另一方面又使血管收缩中枢抑制,致使后期血压下降。血压下降之后心抑制中枢冲动减弱或停止发放,因而心跳又加速。总之在脑疝前期、中期、呼吸、循环中枢的调节机能尚健全,其调节尚在生理范畴内,而到后期则不同,此时脑干本身已发生了不可逆转的器质性损害,呼吸、心血管中枢等已丧失正常调节作用,因此呼吸、循环将失去节律性及稳定性,此时血压下降、脉搏细速不整,时有波动并可出现各式各样的周期性或间断性呼吸,最终患者死于呼吸停止。此时若给予适当处理,如人工呼吸、应用血管活性药物及静脉营养等,其心跳和血压尚有维持数小时或更久者。关于这一现象最可能的解释就是心脏自主节律的存在。

排除颅外因素的影响,体温可以为脑疝诊断的辅助依据,但无定位诊断价值。一般来说,过高、过低体温都是不良征兆。其一般发展规律常见早期体温升高,中期可达40℃以上,后期则出现低温现象。产生上述现象的原因一般来说,在脑疝早、中期因脑缺氧,代谢增高及体温调节中枢受脑水肿、移位影响或去脑强直时产热过多、周围循环衰竭散热差,亦或因高热本身可引起高代谢,而高代谢又持续加重高热,从而使脑疝早、中期产生持续高热不退。如果在脑疝形成前即有低温,则因体温调节中枢及其调节机构毁损所致,若低温出现于脑疝后期则预后更差。

(三)瞳孔及眼外肌症状

依据瞳孔及眼外肌症状判断小脑幕裂孔疝有重要价值,可借此与枕骨大孔疝相区别,应予以足够重视。瞳孔及眼外肌症状产生的机理在前有所描述,一般说来,由于脑疝时动眼神经先受大脑后动脉压迫,产生由压迫而到麻痹的变化,并最后亦使支配眼球的其他神经均麻痹,因此临床上可以观察到脑疝侧眼球先偏向凝视而后中央固定,患侧瞳孔先缩小后散大。

光反射消失,而后对侧瞳孔亦出现上述变化。上述变化常以瞳孔改变为早,眼外肌麻痹为后。当然由于动眼神经受损部位不同,亦可能动眼神经与副交感神经排列不尽相同,有时其顺序亦非上述规律。

当然,诊断脑疝时相对于眼部症状应排除如下可能性,以免误诊。①药物因素,如应用散瞳剂;②眼球本身原因,如创伤性散瞳;③脑缺氧,如呼吸道梗阻、创伤性湿肺等;④单纯动眼神经受损伤;⑤眼球内出血;⑥眶尖骨折;⑦霍纳综合征;⑧其他脑部损伤,如边缘系统、丘脑下部损伤、原发脑干损伤等。

总之引起瞳孔及眼外肌症状的疾病较多,具体病情应具体分析,切忌盲目搬用,以免错误诊断、延误治疗。在此需要提出的是,枕骨大孔疝时由于常出现动眼神经受压、缺血缺氧,因而临床多表现为两侧瞳孔对称缩小而后散大,而无前述规律,这也是脑干急性缺氧所致的结果。

(四)锥体束受损的表现

在急性颅脑损伤患者中,继其出现前期症状后若一侧出现偏瘫或病理征,对侧出现眼部症状,如瞳孔先缩小后渐散大、眼睑下垂,则基本可以推断在锥体束受损征的对侧有小脑幕切迹疝发生。当然少数患者也可在损伤征同侧出现脑疝。一般认为出现于脑疝对侧的锥体束损伤征是脑疝侧的大脑脚受疝入部位损害所致,而出现于同侧的受损征则与下列情况有关:脑疝对侧大脑脚被对侧小脑幕切迹缘损伤,对侧大脑脚被推挤到对侧岩骨嵴上而损伤,或者有少数人锥体未交叉。

依据偏瘫诊断小脑幕切迹疝时尚须考虑到如下问题:①枕骨大孔疝时由于小脑损伤,肌力、肌张力改变,深反射消失,锥体束征常消失,即使出现也无重要诊断价值。②晚期出现双侧轻瘫及锥体束征患者可能两侧中脑均已受损,此时一般无定位诊断意义,除非两侧轻重程度明显不同。③脑疝引起的偏瘫及锥体束征一般与其他症状相应出现,逐步发展,因此鉴别困难时应仔细查体,综合分析、注意眼部症状,避免把去脑强直与偏瘫混为一谈等。

(五)急性肌张力改变

在脑疝中所见的急性肌张力改变主要有两种形式,即:去脑强直和发作性肌张力减退,多见于脑疝中、后期,对脑疝定位诊断意义不大,可做为预后不良的指标。其中去脑强直又可大致分为持续强直及阵挛性伸直强直两种。在临床上,各种性质的脑干损伤、缺氧等均可引起去脑强直发作。去脑强直发作的主要危险在于肌痉挛时产热过多,而周围循环散热差,导致体温更加升高,高热又引发高代谢,加重脑氧耗,致使脑水肿加重,病情加重,从而形成恶性循环,因此用亚低温等治疗方法打断这一循环有重要临床意义。当然,去脑强直在临床上。只表明脑干上部已有严重损害,不作为定位及鉴别诊断的重要依据。

引发肌张力减退的病理尚不十分明了,有人认为与小脑急性缺氧或脊髓休克现象有关。如果在此前有颈项强直、角弓反张、迷走神经及副神经症状,则可说明延髓平面已受损害,有可能为枕骨大孔疝所致,否则不能与小脑幕切迹疝鉴别。

上述是以小脑幕切迹疝为基础进行讨论的。从中可以看出脑疝在颅内压增高的过程中,由于颅内压增高,疝入脑部组织损伤、高代谢、高热、缺血可形成恶性循环,导致病情恶化。其中眼部症状和锥体束方面在一定条件下可做为小脑幕切迹疝特有症状、但其症状都不是可靠的鉴别诊断依据。因此在具体治疗过程中必须把症状、体征及有关检查综合分析,以找出各个疾病的不同发展规律,用以指导治疗。当然,在此还需要强调的是,由于每个患者具体受伤机理不同,病情不一,脑疝变化并非如前所述是单一的,按规律发展的,脑疝亦可以多发,总之具体病情具体分析。

第七节　颅内压增高

颅内压增高是由多种原因造成颅内容物的总容积增加或由先天畸形造成颅腔容积狭小时,颅内压力增高并超出其代偿范围而出现的一种常见的神经系统综合征,又称为颅内高压症。颅内压增高时患者有头痛、呕吐、视盘水肿三主征,颅内压增高可引起一系列生理紊乱和病理改变,甚至发生脑疝而死亡。

一、病因

(一)颅腔狭小

先天性颅骨改变、后天的颅底异常增生症或外伤性颅骨凹陷性骨折等,可以导致颅腔狭小,引起颅内压增高。

(二)颅内容物体积增加

1.脑水肿

脑组织本身体积增加,即脑水肿,是引起颅内压增高最常见的因素。颅内各种病变,例如脑缺氧、中毒、代谢障碍、损伤、肿瘤、脑血管意外、炎症等都可引起脑水肿。脑水肿也可以是全身性水肿的一部分,比如心功能衰竭、肾衰竭、营养不良性水肿及神经血管性水肿等。颅高压和脑水肿相互助长,使病情恶化。

2.脑血流增加

各种原因引起的高血压,颅内血管性疾病如毛细血管扩张症、颅内血管瘤、动静脉血管畸形,肢体或躯干严重挤压伤后,碳酸血症,下丘脑、鞍区或脑干等处血管运动中枢附近受到刺激后所导致的急性脑血管扩张等都可以使脑血流增加而导致颅内压增高。

3.脑积水

先天性和后天性的原因导致的脑脊液过多,会造成颅内压增高。先天性脑积水包括婴儿先天性脑积水和由于先天畸形引起的脑积水,如良性导水管狭窄、脑膜膨出、先天性延脑及扁桃体下疝畸形、第四脑室闭锁(Dandy-Walker)综合征、脑室穿通畸形;后天性脑积水分为阻塞性和交通性,阻塞性是指各种原因引起的室间孔、第三脑室、大脑导水管、第四脑室、第四脑室正中孔和侧孔的阻塞;交通性是指各种原因引起的蛛网膜粘连如脑膜炎、蛛网膜炎、蛛网膜下隙出血后;脑脊液吸收障碍,如静脉窦的血栓形成;脑脊液分泌过多,如脉络丛乳头状瘤;血脑屏障破坏后引起组织间液渗出,如严重颅脑损伤等。

4.颅内占位病变

包括损伤引起的各类颅内血肿;各种自发性颅内出血;颅内新生物,有原发肿瘤,包括各种胶质瘤、脑膜瘤、神经瘤、颅咽管瘤、巨大的垂体瘤、松果体瘤、皮样及上皮样囊肿、脊索瘤等;有继发肿瘤,包括各种转移癌、肉瘤、中耳及鼻咽部侵入的肿瘤、白血病等;颅内脓肿;颅内肉芽肿;颅内寄生虫病。导致颅内压增高的主要原因是上述病变占据了不能扩张的有限颅内空间,压迫脑组织,使脑组织移位,或破坏脑组织,导致脑水肿而引起颅内压增高。

5.特发性颅内压增高

是一组除颅内占位、梗阻性脑积水、颅内感染、脑梗死以及高血压脑病以外的,以颅内压增高为特征的异源性疾病,也叫假性脑瘤。因其能自发地缓解,故又名良性颅内压增高。涵盖了内分泌、颅内静脉窦血栓形成、药物和毒物作用以及结缔组织病等多个病因。临床上以视力受损最常见,积极而准确的诊断和治疗十分必要。

二、病理生理

颅内压增高分为弥散性颅内压增高和局限性颅内压增高两种。弥散性颅内压增高时,如蛛网膜下隙出血、脑膜脑炎、全脑性脑水肿属于这种类型；局限性颅内压增高时，颅内先有一局部的压力增高，通过脑的移位将压力传送到邻近部位，使整个颅内压增高。临床所见的各种颅内占位性病变都是如此。与弥散性颅内压增高相比，局限性颅内压增高时，机体能耐受的能力较低，神经功能恢复差，预后相对差。

颅内某一分腔有占位病变时，压力高的部位的脑组织向压力低的部位挤压、移位，就形成脑疝。临床上常见的脑疝有：

(一)小脑幕裂孔疝

见于一侧大脑半球特别是额、颞叶的占位病变，使颞叶内侧的海马及沟回等结构疝入小脑幕裂孔。动眼神经、大脑后动脉、中脑及其供应血管都受到挤压和移位而受损。出现病侧瞳孔散大、光反射消失、眼球外展、上睑轻度下垂、对侧肢体不全瘫痪；随着移位加重，出现双侧瞳孔散大，昏迷加深。中脑的偏移使对侧大脑脚部分被挤压于小脑幕游离缘上而产生脑疝同侧的肢体瘫痪。脑干内的小血管受到挤压变窄甚至闭塞，可引起脑干出血和梗死。严重的裂孔疝时，疝入的组织可发生嵌顿而坏死。

(二)枕骨大孔疝

枕骨大孔的前方是延髓，后方是小脑延髓池。延髓是呼吸、循环及内脏活动的重要的传入、传出通路。当颅后窝有占位病变引起局部颅内压增高，或当颅内其他部位有占位病变引起幕上颅内压不断增高，两侧小脑扁桃体及延髓可经枕骨大孔向下疝入椎管。延髓内颅神经核的功能紊乱可使心动过缓、血压上升、呼吸变慢等。但意识状况通常清醒，瞳孔少有改变。如因咳嗽、呕吐、腰穿等使脑疝加剧时可导致呼吸骤停、昏迷，继而循环衰竭死亡。

三、临床表现

各种类型的颅内压升高主要的临床表现是头痛、呕吐和视盘水肿，称为颅内高压的"三主征"。根据颅内压增高的发展速度不同，将其分为急性颅内压增高和慢性颅内压增高。

(一)急性颅内压增高

急性颅内出血、脑外伤、感染、大面积脑梗死时，颅内压增高迅速，早期即出现剧烈头痛、烦躁、呕吐，很快意识障碍，逐渐昏迷。生命体征如血压、脉搏、体温、呼吸都有不同程度的变化。瞳孔忽大忽小，对光反射迟钝。

大多数患者视盘水肿往往不明显，仅表现为边缘欠清，轻度的静脉扩张瘀血，小动脉痉挛。严重时，发生脑疝，脑疝的临床表现已如前所述。

(二)慢性颅内压增高

发展缓慢的局限性病变，如肿瘤、肉芽肿、囊肿、寄生虫等，随着病变的逐渐进展，颅内高压的症状和体征可先后出现。

1.头痛

常位于双颞侧和顶前部，持续性钝痛，伴有阵发性加重，咳嗽、排便、打喷嚏可以加重。晨起时有加重。

2.呕吐

典型表现是与饮食无关的喷射性呕吐，吐后头痛减轻。

3.视盘水肿及视力障碍

视盘水肿是颅内压增高的主要客观体征。在早期先出现静脉回流受阻,静脉瘀血,继而出现视盘周围渗出、水肿、出血。早期一般视力正常,晚期出现继发性视神经萎缩,视力明显下降,视野向心性缩小,最终可导致失明。

4.其他症状

还可有原发病本身的症状,慢性颅内压增高还可有一侧或双侧外展神经麻痹、复视、头晕、耳鸣、猝倒、精神迟钝、智力减退、记忆力下降、情绪淡漠或欣快、意识模糊等症状。

四、诊断

(一)有无颅内压增高

从病史和体检入手,如患者经常出现头痛和呕吐,应考虑有颅内压增高的可能。颅内压增高的头痛有如下特点:①头痛经常发生于清晨睡醒的时候;②部位多半在额部和两颞;③常牵涉到后枕部和颈后,颈稍强直,屈颈活动可使头痛加重;④头痛呈搏动性,体位改变、蹲下、用力时可加重;⑤疼痛程度逐渐加重,并有注意力不能集中、智能减退、意识模糊,甚至去脑强直发作。

为明确诊断,一方面需排除其他原因引起的头痛,另一方面可试用高渗脱水药物,如头痛明显缓解,则颅内压增高的诊断可以明确。眼底有视盘水肿则诊断亦较明确;但没有视盘水肿并不能排除颅内压增高的可能。

(二)颅内压增高的程度

颅内压增高的危害程度,是由多方面因素决定的。压力增长的速度(急性、亚急性、慢性)、病变的性质(良性、恶性)、病灶所在部位(功能区、脑脊液通路上、重要脑动脉、大静脉窦附近)、代偿功能消耗情况、其他脏器的功能情况等都起着相当的作用。因此判断颅内压增高的程度需要全面的观察和反复多次的检查。

临床上,如果出现下列情况,则认为颅内压增高已达严重程度:①头痛发作频繁,程度剧烈,伴有反复呕吐;在一天数次的眼底检查中发现视盘水肿进行性加重;②血压上升、脉搏减慢、呼吸不规则等,表示脑干功能受到影响;③意识水平下降,甚至昏迷;④出现脑疝的前驱症状,如瞳孔不等大、轻偏瘫、颈项强直、枕下压痛等。

(三)颅内高压的原因

首先区别颅内压增高是否属于全身病症的一部分;其他系统的疾病引起的脑水肿、中毒等都要考虑到。再根据颅内压增高的程度和发展经过,以及症状和体征等,进一步分析颅内压增高是何种原因引起的,如颅脑损伤、脑血管意外、中毒性脑病、急性颅内炎症常引起急性的颅内压增高;而慢性蛛网膜炎、先天性颅脑畸形和假脑瘤综合征引起慢性颅内压增高;颅内转移瘤、化脓性脑炎、病毒或真菌性颅内感染则引起亚急性型颅内压增高。进一步根据影像学等辅助检查来明确病因。

五、治疗

颅内高压的处理原则包括病因治疗和对症治疗,本文重点介绍降低颅内压的药物治疗。

(一)对症处理的一般原则

颅内压增高的患者应卧床休息,密切观察患者的意识、血压、脉搏、呼吸、体温;保持呼吸道通畅,防止吸入性肺炎;积极治疗颅内感染。患者的护理包括有效的通气、维持血压和避免低氧血症。胃肠外液体输入以保证患者的营养需要,但应避免输入不含盐的液体,对于脑水肿的患者,应尽量避免血浆低渗压。

(二)降颅压的药物治疗

脱水治疗是降低颅内压,治疗脑水肿的主要方法。

1.高渗性脱水

甘露醇,一般用20%甘露醇125~250mL,0.5h内滴完,每4~6h可重复给药,为目前首选的降颅压药物。有肺水肿、明显心力衰竭者、严重肾功能受损者忌用;或甘油果糖,一次250mL,一日1~2次,循环系统障碍、肾功能不全、尿崩症者禁用。

使用渗透疗法时,要明确以下因素:第一,只有当血液和脑组织之间存在着渗透梯度时,才能有效减少脑容积。第二,通过胃肠外高渗性溶液造成的渗透梯度很短暂,因为溶液在几个小时之内就可以在脑内达到平衡。第三,容易发生“皱缩”的是正常部位的脑;对于局灶性血管源性水肿,正常部位的脑皱缩,而伴有毛细血管通透性增高的水肿部位不受影响。第四,由于溶质没有从水肿部位排除,应用任何一种高渗性溶液后,水肿的严重程度都可能发生反弹。这是因为组织的渗透压增高后,组织的水分也会增加。不管是口服还是胃肠外,都没有理由长期应用高渗性溶液,因为脑组织对持续的高渗透压可产生适应。

目前尚不知道血浆渗透压增加多少才能达到治疗效果,使脑容积和颅内压下降。虽然实验表明,渗透压迅速增加10mOsm/L可能就有效;但甘露醇在各种临床情况下的精确的剂量效应关系并不完全清楚。同时,现已证明小剂量甘露醇的效果并不比大剂量的差,建议使用时遵循以下原则:病初24h不预防性使用,除非针对脑疝或有脑疝危险者;总使用时间一周左右为宜,以避免反跳及其他不良反应。

2.利尿剂

可利尿脱水,常用如呋塞米(呋塞米)和依他尼酸(利尿酸),其脱水作用不及高渗性脱水剂,但与甘露醇合用可以减少其用量。静脉注射后2~5min起效,0.5~1h发挥最大效果,作用持续4~6h。静脉注入,每次20~40mg,一般与甘露醇或甘油果糖交替使用,使用过程中需注意水电解质紊乱。

3.血清清蛋白

清蛋白对抗渗透性水肿有特别的作用,因其分子量较大,故具较少的反跳作用。推荐剂量每次10g,每日1~2次,连续3~5天。应注意心功能。

4.大剂量巴比妥类药物

对有的患者,经其他手段颅内压仍下降不明显时,可试用静脉给予巴比妥类药物。静脉使用巴比妥类药物,可以减低脑代谢,减少脑血流和降低颅内压。另外巴比妥类药物还可有自由基清除作用,可以减轻对脂膜的损害。如予苯巴比妥钠首次10mg/kg,缓慢静脉注射,以后可每次3~5mg/kg,连用5~7天;硫喷妥钠给予1~5mg/kg,可以明显降低颅内压。但较持续使用巴比妥类药物来降颅压的

价值还不肯定。因为可引起低血压及心血管衰竭,尤其应用之前已有脱水时。另外巴比妥类药物引起意识障碍,对判断病情不利。应用时以EEG监测,控制在暴发抑制水平。

5.肾上腺糖皮质激素

常用地塞米松,每日 10～20mg 静脉滴注,用药后 12～36h 见效,4～5 天达高峰,病情好转后逐渐减量。不良反应有消化道出血、低血钾、炎症扩散及精神症状。作用机制尚未十分肯定。通过抑制膜释放花生四烯酸,可以改善和调整血脑屏障功能和降低血管通透性,改善微循环,可能减轻血管源性脑水肿。具体说来,地塞米松治疗伴脑肿瘤和脓肿的血管源性水肿的价值是肯定的,是否推荐其应用于脑卒中有争议。但对于脑卒中时颅内血肿造成的广泛性血管源性水肿可能有效。

关于糖皮质激素对于不伴有梗死占位效应的低渗透压、窒息和低氧血症所致的细胞性水肿是否有效,尚没有明确的临床和实验室资料。心力衰竭或窒息所造成的脑水肿不推荐使用激素治疗。暴发性肝性脑病的激素治疗是有争议,其有效性没有对照资料证实。

对于颅内感染造成的水肿,具体分析如下:蛛网膜下隙或蛛网膜颗粒的炎性病变造成颅内高压和梗阻性脑积水时,不管是白细胞性还是血性的,均可使用激素。尽管化脓性或结核性脑膜炎时频繁使用激素,但激素对于急性疾病确切疗效较少有报道。一些报道认为激素治疗急性细菌性脑膜炎或结核性脑膜炎是有冲突的。对于这类疾病,激素的使用并不能减少梗阻性脑积水或癫痫性发作等慢性并发症的发生率。

激素对于其他一些有炎性脑脊液特征病变的治疗也是有效的,如鞘内注射放射性碘标记血浆蛋白后的化学性脑膜炎、脑膜肉瘤或脑囊虫病。

(三)其他治疗

1.抑制脑脊液生成

可以口服碳酸酐酶抑制剂,如乙酰唑胺,可以抑制脑脉络丛的碳酸酐酶,从而有减少脑脊液生成的作用,口服每次 0.25～0.5g,一日 2～3 次,使用过程中注意及时纠正酸中毒和低血钾。

2.脑室引流

对阻塞性或交通性脑积水患者,可做脑脊液分流手术,对紧急患者可做脑室穿刺引流手术,暂时缓解颅内高压。脑出血破入脑室或脑室出血,均有可能因血块而阻塞脑脊液循环,造成颅高压。脑室引流可迅速缓解脑积水,有时还可以从引流管中注入尿激酶,以加速血块的崩解。引流管放置不宜过长,一般不超过 7～10 天。

3.过度通气

过度通气会减少 PCO_2,因而升高脑脊液的 pH,使血管收缩,从而减少脑血流及降低颅内压。一般动脉 PCO_2 降低 0.7～1.3kPa(5～10mmHg),可降低 ICP25%～30%。治疗性过度通气一般将 PCO_2 保持于 3.3～4.0kPa(25～30mmHg)。再低则导致血管过度收缩,可能造成脑组织缺血。过度通气引起的降颅压效果只能维持数小时,一般在 6h 后逐渐失去效应。因此长期过度换气不仅是无益甚至是有害的。

一般颅内压降低维持 24～72h,应逐渐减少过度换气,但是突然停止则会导致颅内压反跳。由于过度通气需使用肌松剂和镇静剂,目前在国内广泛使用尚有困难。

4.低温疗法

低温疗法是使用冬眠疗法配合物理降温,以达到降低颅内压的目的,目前未得到充分肯定。

5.颅内压监测

在有监测设备时,颅内压增高以间隔 5min 两次颅压均高于 2.7kPa(20mmHg)为主要标准。降颅压的目标是使之降至 2.7kPa 以下,且保持脑灌注压不低于 9.3kPa(70mmHg)。直接测量颅内压有创伤性,对疾病的转归不利,在应用了 20 年之后,对是否常规监测颅内压仍存在争议。问题的一部分可能是监测的时间和病例的选择。如果监测颅内压可以帮助指导内科治疗和判断外科手术时机,就可以考虑使用,有学者认为对于脑外伤或由于颅内占位病变引起的脑组织移位,而产生颅内压增高的年轻患者,应进行内在的纤维光学检测或脑室引流;对出血量大的脑出血患者,颅内压监测的意义相对不大。

第八节　颅内血管畸形

颅内血管畸形属先天性中枢神经系统血管发育异常,有四种类型:①动静脉畸形(AVM);②海绵状血管畸形;③毛细血管扩张;④静脉畸形。其中以动静脉畸形最常见,分别占颅内幕上下血管畸形的 62.7% 和 42.7%。

一、动静脉畸形

AVM 是一团发育异常的病理血管,为脑血管畸形中的一个主要类型。胚胎期脑原始动脉及静脉并行,紧密相连,中间隔以两层血管内皮细胞。如两者之间因某种原因发生瘘管,则产生 AVM,血液直接从压力高的动脉流向压力低的静脉,形成血流短路,继之引起脑血流动力学变化。因此,AVM 在病理解剖上系由一支或几支动脉供血,不经毛细血管床,直接向静脉引流。畸形血管团小的直径不及 1cm,大的可达 10cm,内有脑组织,体积可随人体发育而增长,其周围脑组织可因缺血而萎缩,呈胶质增生带,有时伴陈旧性出血。畸形血管表面的蛛网膜色白且厚。大脑半球 AVM 多呈楔形,其尖端指向侧脑室。本病男性稍多于女性,64% 在 40 岁以前发病。

(一)临床表现

1.颅内出血

患者头痛呕吐、意识障碍,小的出血症状不明显。出血多发生在脑内,三分之一引起 SAH,占 SAH 的 9%,次于颅内动脉瘤。文献报告 30%~65% 的 AVM 首发症状是出血,高发年龄 15~20 岁,年轻患者出血的危险高于老年患者,AVM 每年出血率为 2%~4%,再出血率和出血后病死率都低于颅内动脉瘤。这是由于出血源多为病理循环的静脉,压力低于脑动脉压。另外,出血较少发生在基底池,出血后脑血管痉挛也少见。影响 AVM 出血的因素尚不十分明确。一般认为,单支动脉供血、体积小、部位深在,以及后颅窝 AVM 易出血。出血与性别、头部外伤关系不大。妇女妊娠期,AVM 出血的危险性增大。癫痫对出血无直接影响。

2.头痛

多数患者主要症状为长期头疼,为单侧局部或全头痛,呈间断性或迁移性。头痛可能与供血动脉、引流静脉以及窦的扩张有关,或因 AVM 小量出血、脑积水和颅内压增高引起。

3.癫痫

年龄越小出现的概率越高,三分之一发生在 30 岁前,多见于额、颞部 AVM。体积大的脑皮层 AVM 比小而深在的 AVM 容易引起癫痫。额部 AVM 多为癫痫大发作,顶部以局限性发作为主。发生癫痫的原因与脑缺血、病变周围胶质增生,以及出血后的含铁血黄素刺激大脑皮质有关。14%～22% 出过血的 AVM 会发生癫痫,但癫痫发作并不意味出血的危险性增加。早期癫痫可服药控制发作,但最终药物治疗无效。由于长期癫痫发作,脑组织缺氧不断加重,致使患者智力减退。

4.神经功能缺损

脑内血肿可致急性偏瘫、失语。4%～12% 未出血的 AVM 患者呈进行性神经功能缺损,出现运动、感觉、视野以及语言功能障碍,多因 AVM 盗血作用或合并脑积水所致。个别患者可有三叉神经痛或头颅杂音。

5.大脑大静脉畸形

也称大脑大静脉动脉瘤,可以导致心力衰竭和脑积水。

(二)术前评价

1.头部 CT

经加强扫描 AVM 表现为混杂密度区,大脑半球中线结构无移位。出血急性期,CT 可以确定出血部位及程度。

2.头部 MRI

可见病变内高速血流在 T1WI 和 T2WI 出现流空现象。另外,MR1 能显示 AVM 的脑解剖部位,为切除 AVM 选择手术入路提供依据。MRA 可用于 AVM 高危人群的筛选。

3.脑血管造影(DSA)

是确诊的必须手段。全脑血管造影并连续拍片,确定畸形血管团大小、范围、供血动脉、引流静脉以及血流速度,有时还可见对侧颈内动脉或椎－基底动脉系统的盗血现象。

4.脑电图检查

病变区及其周围可出现慢波或棘波。癫痫患者术中脑电图监测,切除癫痫病灶,可减少术后抽搐发作。

5.AVM 的 Spetzler 分级法

(1)AVM 直径＜3cm 为 1 分,3～6cm 为 2 分,＞6cm 为 3 分。

(2)AVM 位于非功能区 0 分,位于功能区 1 分。

(3)AVM 表浅静脉引流 0 分,深部静脉引流 1 分。

根据 AVM 大小,是否位于功能区,有无深部静脉引流三项得分相加的结果数值定级,级别越高手术难度越大。完全位于功能区的巨大的 AVM 或累及下丘脑和脑干的 AVM 视为 6 级,任何方法治疗危险性都极大。

(三)治疗

(1)手术切除:为治疗颅内 AVM 的最彻底方法,不仅能杜绝病变出血,阻止畸形血管盗血,改善脑血供,还可能控制癫痫发作。应用显微手术技术,颅内 AVM 手术切除效果令人满意。切除 AVM 时骨窗应充分,包括病变和供应动脉、引流静脉,全切病灶后,应充分止血。

（2）直径小于 3cm 的 AVM，可根据脑血管造影，应用立体定向放射外科（γ—刀和 X—刀）定位病变的供血动脉，使其内皮增生达到阻塞供应动脉，逐步达到治疗作用。治疗后，畸形血管内皮增生，血管壁增厚，形成血栓阻塞畸形血管，通常需 1～3 年后才能见效，治疗期间有出血可能。

（3）血管内介入治疗术前 1～2 周应用氰基丙烯酸正丁酯（NBCA）或微弹簧圈等材料栓塞巨大动静脉畸形令其体积缩小，便于手术切除。

（4）各种治疗后都应择期复查脑血管造影，了解畸形血管是否消失。对残存的畸形血管团需辅以其他治疗，避免再出血。术中造影能随时了解 AVM 切除情况。

二、海绵状血管畸形

海绵状血管畸形又称海绵状血管瘤，占中枢性神经系统血管畸形的 5%～13%，多位于幕上脑内，10%～23% 在后颅窝，常见于脑桥。在墨西哥等民族家族性发病率达 20%～40%，属于具有不完全外显率的常染色体显性遗传病。海绵状血管畸形通常直径为 1～5cm，圆形致密包块，边界清楚，内含钙化和血栓，良性，没有大的供血动脉和引流静脉，可因反复小量出血形成。

患者以癫痫为首发症状的占 60%。其次为反复脑内出血，年出血率 0.7%，表现为头痛、呕吐、进行性神经功能障碍。部分患者为偶然发现。注射对比剂后 CT 可显示脑内高密度病变。MRI 典型表现为 T_2 像周边低信号，内为混合信号。

造成癫痫、神经功能缺损和反复出血的病灶应手术切除，尤其是儿童和脑干内的海绵状血管畸形。本病对放射治疗不敏感。

三、静脉畸形

静脉畸形是无动脉成分的血管畸形，由一簇脑内静脉汇集到一个粗大的静脉干构成，静脉缺乏平滑肌和弹力纤维，在扩张的血管之间有正常脑组织，此点与海绵状血管畸形不同。本病占血管畸形的 2%～9%，无遗传性。随着 MRI 的广泛应用，本病发生率有所增高。70% 以上发生在额叶和顶叶或小脑深部白质。患者可有癫痫。病变内低血流量和低压力，出血少见，多属静止期。脑血管造影和 MRI 病变如水母样为其典型表现。

因病变在脑内分布广泛，手术切除对正常脑组织损伤严重，非证实为明确的癫痫灶或出血者，不宜采取手术。

四、毛细血管扩张症

毛细血管扩张症罕见，尸检发现率为 0.04%～0.15%，是毛细血管发育异常。可发生在中枢神经任何部位，脑桥多见。本病通常无症状，在脑血管畸形中出血发生率最低。CT 无特殊表现，MRI，T_1WI 上表现为等或低信号，T_2WI 为等信号到轻度高信号，加强后 T_1WI 上轻度增强。本病无须治疗。脑桥出血者预后差。

第三章　心胸外科疾病

第一节　胸壁损伤

一、胸壁软组织损伤

胸壁软组织伤诊断时，应特别注意：

(1)有无伤口以及伤口的深浅，污染的轻重，要除外有无穿入胸膜腔，以便决定清创的范围和麻醉的选择。通常可在清创时以质地较硬的导尿管顺其自然地反复试探，以了解伤道及其深浅和方向，污染严重时，可注入亚甲蓝，以便彻底清创，预防感染。

(2)闭合伤时注意皮肤挫伤痕迹或青紫、有无血肿、血肿的深浅和大小，浅层血肿可触及波动感，深部血肿，张力较大时难以触摸或可触及"硬块"，可做双侧对比检查，必要时可行 B 超定位和血肿穿刺，血肿早期可加压包扎，防止扩大促其吸收，较大血肿尽量以粗针头抽吸，以防血肿继发感染变成胸壁脓肿。一旦深部脓肿形成，可有红、肿、痛、热，应行早期切开引流。

(3)胸部异物特别是与纵隔重叠的金属异物，在诊断时应摄高电压 X 线后前位及侧位或加摄切线位全胸片，以防漏诊。只有深部较大异物(2cm 以上)或表浅可触及异物才考虑取出，但术前定位诊断很重要，一种简便的办法是先以针头扎探，只有在碰到异物后，手术成功率才能提高。

二、肋骨骨折

肋骨是构成骨性胸廓最主要的成分。神经、血管密布其间，损伤后疼痛多明显，且血管容易受累。肋骨富有弹性，由于由后上向前下走行，同一根肋骨前后水平距离，几乎相差 4 根，正因为这种结构，使肋骨的功能不仅保护着胸腔和上腹部脏器，而且参与了呼吸的作用。当吸气时，胸廓向前上、外上抬举使前后径和左右径同时扩大，胸腔负压亦加大、双肺随之膨胀；呼气时由于肺的弹性回缩作用，使肺又恢复到自然状态，从而保证了氧气和二氧化碳的交换。

肋骨骨折是和平、战时最常见的胸部损伤。尤其在钝性挤压伤时发生率更高。根据研究报道，通常住院胸部伤员中有 60%～80%可见肋骨骨折。

(一)原因

一般情况直接暴力导致的损伤，多在暴力作用部位，骨折端多向内刺，容易损伤肋间血管、胸廓内血管、胸膜、肺组织及邻近脏器。间接暴力多由于胸廓受到挤压，暴力沿前后肋骨传导引起肋骨成角处折断，一般多在胸廓外侧，如腋中线、腋后或腋前线处骨折，骨折断端多向外侧，内脏损伤机会减少，如暴力过大，除传导骨折外暴力点处也可发生直接骨折，此时亦应注意暴力局部内脏损伤的可能性。

(二)好发部位

由于胸廓后上背部有肩胛骨和前上胸部有锁骨及厚实的肌群保护，第 9～10 肋骨连接于更富于弹性的肋弓,第11～12肋骨为游离肋骨,一般骨折的好发部位多在第3～8肋骨,而上述部位骨折发生概率相对减少。骨折与年龄亦有明显关系,其发生率与年龄成正比,少、幼儿肋骨富于弹性,一般不易骨折,即使骨折亦常为青枝骨折,而成年人,尤其老年人,骨质弹性减弱和骨质疏松,容易发生骨折,且比较严重,同样暴力,年轻人发生的肋骨骨折较少、较轻。而老年人更易发生多根多处系列骨折,甚至一根肋骨有3或4处折断者也屡有所见,有的老年人在剧烈咳嗽、打喷嚏时就可引起骨折,肋骨肿瘤骨质破坏时也易折断。

(三)内脏损伤

一般而言,骨折尤其是直接暴力导致的骨折,易造成骨折断端下的内脏伤,应特别引起警惕。例如低位肋骨骨折,不仅可伤及膈肌,还可刺破脾脏、肝脏,甚至近脊柱旁低位肋骨骨折,由于骨折两断端各向后内、外着力而致后腹膜内肾脏和十二指肠降、横部刺破和牵拉破裂者,有研究报道因严重挤压伤致左下低位肋骨骨折合并左肾、左脾蒂断裂落入腹腔引起腹内大出血而抢救成功的;亦见过右下胸低位肋骨骨折致十二指肠降段撕裂手术修补、引流而治愈的。左前近心包部肋软骨骨折有致心包、心脏、大血管损伤者,也有中上胸部肋骨骨折,骨折断端向外下牵拉肺组织,造成近隆突的主支气管断裂者,右主支气管因无主动脉弓缓冲较左主支气管容易发生。锁骨和第1～2肋骨骨折应警惕锁骨下动静脉损伤,这与暴力程度有关。

(四)命名与分类

每侧仅发生一根肋骨骨折者称为单根骨折。发生1根肋骨2处或2处以。上骨折者称单根2处或多处骨折。发生2根或2根以上骨折者称为多根骨折。多根相连的骨折如发生系列多处骨折称多根多处系列骨折。

(五)发病机制

单纯肋骨骨折都有明显疼痛,甚至平静呼吸时亦如此。尤其在咳嗽、深呼吸和身体转动时加剧,这不仅给伤员带来痛苦,也可使伤员胸壁肌肉产生反射性痉挛,导致呼吸表浅,不敢咳痰,而使胸部伤后可能产生的呼吸道分泌物或血痰不易咳出,常出现呼吸困难和低氧血症,有时伤员在短期内可并发肺不张、肺炎,尤其在老年人发生的概率明显增多。单纯性肋骨骨折只要做好止痛、固定、早期活动、鼓励咳嗽、协助排痰等预防措施,多可很快恢复健康。

(六)诊断分析

诊断重点:不仅要注意外力的大小、作用部位、年龄和解剖特点,诊断重点是对于影响伤员预后的浮动胸壁(连枷胸)、胸部和上腹部脏器继发性损伤和可能发生的并发症、肺挫伤、急性呼吸窘迫综合征(ARDS)、肺不张、肺炎等的诊断。

三、连枷胸

在多根多处系列骨折时,因2处或2处以上的肋骨断端即与整个骨性支架分离,在胸腔负压的作用下出现局部胸壁软化和浮动,亦称连枷胸,造成吸气时胸壁内陷,呼气时胸壁向外凸出,使两侧胸腔的压力失去平衡,此称反常呼吸。有的伤员因骨折断端呈锯齿状并相互交锁或因肌肉或有骨膜和小骨片相连或因伤员胸壁肥厚,肌肉因疼痛刺激呈痉挛状态,损伤早期,反常呼吸并不明显,稍后因活动、咳嗽、缺氧,呼吸困难,呼吸动度增大,逐渐或突然出现浮动胸壁,在早期诊断时应考虑漏误诊的可能性。反常呼吸的结果可造成咳嗽无力、排痰困难。肋骨骨折特别是连枷胸多继发严重肺挫裂伤,肺泡及间质出血水肿、不张、实变,肺的顺应性、潮气量随之降低,导致严重呼吸困难和低氧血症,有效呼吸面积及功能残气量减少及纵隔摆动影响血液回流,结果造成呼吸循环功能紊乱,以上结果相互影响形成恶性循环,可在短时间内威胁伤员生命。病死率高达10%以上。

(一)外伤史

常发生于严重冲撞和挤压伤后,重点要问清致伤原因、时间、暴力大小、作用部位以及疼痛、呼吸困难、咯血、休克等症状及严重程度。

(二)体格检查

重点要检查:

(1)胸廓有无反常呼吸。方法是在伤员呼吸时,对比双侧胸廓活动情况,如吸气时局部胸廓不仅不抬高,反而内陷;呼气时不仅不下陷反而向外凸出,即为反常呼吸;

(2)胸廓间、直接压痛试验。检查者轻压胸骨体,使骨性胸廓受到压缩,常有骨折断端摩擦的感觉,患者立即感到损伤肋骨断端疼痛,如果对每根肋骨由前下向后上进行仔细触压,疼痛最明显处多为骨折断端,并且可触到明确的骨擦感;

(3)看到或触到肋骨局部有凹、凸或成角畸形。以上3条具其一者即可确诊;

(4)在胸腹部检查时要特别注意发现因肋骨骨折而继发胸内和上腹部内脏损伤的症状和体征。如血气胸、干湿啰音及叩诊鼓音、浊音及肝、脾破裂的症状和体征。

(三)辅助检查

1.实验室检查

急查血常规、血细胞比容和动脉血气分析,以了解失血和低氧血症情况,有无胸腹部活动性出血及血气胸、肝、脾、肾的可能损伤等。

2.超声波检查

急诊作B超检查,以核实有无血胸及心包压塞和胸腹实质性脏器伤;并可在B超指引下行胸腔、心包和腹腔穿刺,或放置胸腔闭式引流,为进一步确诊和救治提供准确定位。以上检查简便快捷,可在急诊科床边进行,各级医院都应常规配备。

3.胸部X线检查

只要伤员情况允许,必须急摄立位后前位全胸片,必要时加摄侧位和斜位片,普通胸片不仅对肋骨骨折的部位、根数、单处或多处的确诊提供重要的依据,而且对继发性胸、腹内脏伤的诊断亦提供了客观的根据。但应注意:

(1)伤员危重时只要经前1～3项检查即可做初步诊断,并优先做急救处理,不要因强求X线摄片而延误救治时间,在某些大医院因摄片、会诊、转运途中而发生呼吸心搏骤停者时有发生,应引以为戒。

(2)在作X线摄片检查时,应尽量不摄仰卧位,因为在仰卧位时常见的血气胸很难显示,如不能站立,可摄坐位片,还可摄健侧卧位片,以便显示血气胸的真实情况,并可做定量诊断。

(3)普通胸片对少量心包、胸腔、纵隔积血仍难以显示,胸部CT片就可显示出来。

(4)肋软骨不能显影,有时胸壁反常呼吸严重,但胸片只看到单纯肋骨骨折,当肋软骨及其与肋骨交界处骨折无错位、肋骨骨折端在侧方重叠,或在左心后方的骨折,胸片上亦难显示,只有在2～3周后骨痂形成或摄斜位、侧位片时方可显示出来。

四、胸骨骨折

胸骨骨折既往罕见,随着高速交通工具的迅速发展,发生率亦有所增加,国外统计约占胸部伤的 1.5%～5%,多因直接暴力撞击挤压,特别是汽车紧急减速时,驾驶员前胸撞击方向盘造成所谓的"方向盘骨折"或称"方向盘综合征",也有间接暴力引起者,有研究报道一位跳木马的战士因,上身翻转超过180°,致双肩着地,致胸骨柄、体交界处折断致伤。胸骨各处均可发生骨折,但最多见部位是胸骨柄、体交界处及胸骨体部。多为横形骨折,骨折上断端因锁骨和肩胛骨支撑和缓冲作用,而第 1 或第 2 肋骨骨折机会又较少,故移位的机会很少,而下骨折端如伴双侧肋软骨或肋骨骨折,可向后上方移位,如果胸骨体下部同时骨折,即胸骨双骨折及与其相连接的两侧肋骨或肋软骨均发生骨折,可引起反常呼吸运动,这种损伤多是在强大直接暴力下造成的。其中半数以上可发生纵隔血肿、心脏压塞、心包裂伤、心肌挫伤、瓣膜损伤、冠脉挫伤或急性外伤性心肌梗死、心脏或胸主动脉破裂以及支气管断裂等继发性损伤,病死率可高达30%～47%。

由于继发伤重,在诊断时胸骨骨折的原发伤常被忽视,应加注意。在诊断时主要根据外伤史及局部压痛,畸形、骨擦音或触及骨折线,一般并不困难,重要的是要重视胸骨骨折的胸前壁反常呼吸和心脏大血管伤及左右支气管断裂的可能性。X线侧位或斜位摄片可协助诊断。摄后前位全胸片,对胸骨骨折本身诊断,因与纵隔影重叠并无多大帮助,但如有明显纵隔血肿和纵隔影增宽或心影扩大等继发伤时,对诊断有一定意义,必要时加作 B 超、CT 等检查,可进一步明确对继发伤的诊断。

第二节　创伤性窒息

创伤性窒息是胸部挤压伤所致的,多伴有头、面及上胸部皮肤青紫,并有淤斑,眼眶周围水肿、淤血,结合膜下出血。伤后面容虽然可怖,但如无其他严重合并伤,其预后是良好的。

一、病因

创伤性窒息的常见原因是建筑工地意外事故及房屋倒塌、车祸等突然挤压胸部所致。已有多起因人群拥挤(如球赛结束)、胸部压伤引起成批创伤性窒息的报道。非创伤原因如癫痫发作、百日咳、严重呕吐、支气管哮喘发作及分娩等亦可引起创伤性窒息。

创伤性窒息的发生机制尚不完全清楚,一般认为由于胸部及上腹部遭受外力挤压,同时有声门紧闭,气管及肺内空气不能外溢,使胸腔内压力骤然升高,此一瞬息高压迫使右心血液经由上腔静脉逆流入无静脉瓣的头、颈静脉,造成头面部、颈部和上胸部毛细血管过度充盈和血液淤滞,血管壁发生暂时性麻痹,甚至发生广泛的毛细血管破裂出血,从而产生创伤性窒息的临床表现。

二、临床表现

多数患者伤后可有短时间的意识障碍,清醒后可有头晕、头胀、烦躁不安、胸闷、胸部不适、呼吸急促和窒息感,严重时有呼吸困难,少数患者可有四肢抽搐、肌张力增高、腱反射亢进等现象。这些临床征象可能与颅内轻微的点状出血、脑水肿产生缺氧以及胸膜腔内压骤然升高引起肺毛细血管破裂致肺实质广泛出血有关。典型的临床表现是皮肤及眼部的变化,包括患者面颈部、上胸部的皮肤均有不同程度的紫蓝色淤点,由针尖大小的瘀淤密集而成,指压仍可暂时褪色,在有帽子、硬领或背包带等部位,因该区域的静脉及毛细血管受到一定外压保护,因而皮肤的颜色变化不大,与其他部位形成明显的对比。皮肤颜色大多在 2 周左右自行消退。眼部变化表现为眼睑呈青紫色,球结膜下出血、水肿、膨隆,角膜周围血管网扩张淤血,呈紫色环形。眼球结膜下出血多在伤后 1～2 周内开始吸收,颜色逐渐变橙黄而恢复正常。

三、治疗

创伤性窒息的症状多能自行恢复,无须特殊处理,创伤性窒息所致出血点及瘀斑,一般2～3 周后自行吸收消退。患者预后取决于承受压力大小、持续时间长短和有无合并伤。少数伤员在压力移除后可发生心跳呼吸停止,应做好充分抢救准备,一旦发生心跳呼吸停止,应立即采取心肺复苏,成功的抢救仍可获得良好的效果。一般患者在严密观察下对症处理,有合并伤者应针对具体伤情给予积极治疗。

第三节 创伤性气胸

胸部创伤累及胸膜、肺或气管,使空气经胸壁或肺及气管的破口进入胸腔,则称为创伤性气胸。食管破裂亦为引起气胸的原因医源性损伤,如锁骨下静脉穿刺、人工呼吸、肺穿刺活检,甚至针刺治疗等均有可能引起气胸。根据创伤是开放或闭合,以及胸膜腔内压力的改变,气胸可分为闭合性、开放性及张力性气胸三大类。

一、临床特点

(一)闭合性气胸

空气经肺的破口或胸壁小的创口进入胸腔,由于破口迅速闭合,胸腔内气体不再增多,胸膜腔的压力低于大气压。这种类型的病理变化及临床表现与胸腔内积气多少有关。根据肺受压萎陷的程度,将闭合性气胸分为小量气胸、中量气胸及大量气胸三类。

1.小量气胸

指肺萎陷在 30% 以内者,患者可无明显呼吸与循环功能障碍症状。

2.中量气胸

肺萎陷在 30%～50%。

3.大量气胸

肺萎陷超过 50%。

小量气胸除胸痛、胸闷外可无明显症状;中量及大量气胸由于呼吸面积减少,萎陷肺内有由右至左的分流,因而患者有胸闷、气急等表现。检查时气管可微向健侧偏移,伤侧叩诊呈鼓音,呼吸音减弱或消失,少数患者可有少量皮下气肿。X 线检查可明确诊断,胸腔穿刺不仅可明确诊断,也是一种治疗措施。

小量气胸一般无须特殊治疗,中量气胸可行胸腔穿刺抽气,并应密切观察,警惕张力性气胸的发生;大量气胸或气胸患者需行机械通气时,应放置闭式引流。大量气胸行闭式引流后应警惕复张后肺水肿,其发生机制可能由于肺长时间受压萎陷、缺氧等使得萎陷肺泡壁的渗透性改变,肺泡表面活性物质减少,引流时迅速形成的胸腔负压可使患侧肺毛细血管压力增高,血流增加,从而促使发生肺水肿,这种情况多见于自发性气胸且肺萎陷时间较长的病例,而在创伤性气胸罕见,但仍应注意,如遇到这种情况,可按急性肺水肿给予强心、利尿等处理,必要时可行呼气末正压通气(PEEP)治疗。

(二)开放性气胸

由枪弹、弹片或锐器造成的胸壁缺损,使胸腔与外界大气相交通,患者的呼吸与循环功能迅速发生严重紊乱,是伤后早期死亡的重要原因。

(三)张力性气胸

因肺、支气管、胸壁损伤创口呈单通道活瓣膜作用,吸气时空气进入胸膜腔,呼气时活瓣关闭,造成空气只进不出现像,胸膜腔内压力逐渐增高。张力性气胸可见于人工呼吸机正压通气时及损伤的肋骨断端刺破肺时。急剧增高的胸内压力压迫患侧肺,推移纵隔,健侧肺也受压。气体交换严重受限、静脉回流受阻、心排出量下降、组织缺氧。患者伤侧胸廓饱满,多伴皮下气肿、严重呼吸困难、发绀和休克。

二、诊断

开放性气胸有明显的吮吸性胸部伤口时,气体通过创口发出有特征的声音,诊断并不困难。张力性气胸患者呼吸窘迫、大汗淋漓、皮下气肿,在锁骨中线第2肋骨间刺入带注射器的粗针头,若针筒芯被空气顶出即可诊断。少量闭合性气胸需根据X线检查才能诊断。创伤性气胸根据肺受压的程度不一,可发现患侧胸部饱满,呼吸运动减弱,叩诊鼓音,气管移向健侧,呼吸音减低或消失。病情允许应摄X线胸片,以了解气胸程度,排除血胸和胸内异物,作为治疗的参考。

三、治疗

(一)闭合性气胸

小量气胸(<20%),患者自觉症状不明显,可观察治疗,待其自行吸收。中等量以上者,尽早置入胸腔闭式引流管,使肺尽快复张,减少并发症。针刺抽气的成功率约53%,闭式胸腔引流术有效率97%。插管部位选择腋前线第4~5肋骨间,有利于引流和肺复张。置管后48h,无气泡溢出,X线胸片证实患肺膨胀良好,可拔出胸管。连枷胸并发少量气胸,使用人工呼吸机辅助前应预防性置胸管,防止正压呼吸加重气胸或形成张力性气胸。

(二)开放性气胸

应快速闭合胸壁缺损,恢复胸膜腔负压。使用无菌凡士林纱布5~6层,大小超过伤口边缘4cm以上,覆盖伤口、再用棉垫敷料,加压包扎。暂时阻止开放性气胸的发展,应尽早进行清创缝合,或胸壁缺损修补。术后腋中线第5~6肋间隙置胸腔闭式引流管,接水封瓶,负压吸引。

(三)张力性气胸

应立即排气减压,情况紧急,可在锁骨中线第2肋间插入粗针头排气。若患者有穿透性伤口,可用戴手套的手指或钳子深入创口,扩大以减压。这些措施使张力性气胸变为开放性气胸,病情稍加改善后,第5~6肋间隙腋中线置胸腔闭式引流管,负压吸引。如果病情已经发展到呼吸衰竭,置胸管前应当使用气管插管,人工呼吸机辅助和给氧。张力性气胸合并支气管破裂者,胸腔引流瓶内大量气泡,患侧肺不张,需急诊开胸修补。

四、处理

在急诊室处理,病情平稳后,小于20%的气胸经抽气后无症状,可送急诊观察室进一步处理。大于20%的气胸都应住院治疗。

第四节　创伤性血胸

胸部损伤引起胸腔内积血,称为创伤性血胸,如与气胸同时存在,则称为创伤性血气胸。创伤性血胸是创伤的严重并发症之一,是胸部创伤早期死亡的重要原因,其胸腔内出血可由于:

①心脏或大血管破裂出血。量多而猛,大多数患者死于现场,仅少数得以后送救治;②胸壁血管出血。多来自肋间动、静脉和胸廓内动、静脉,因其来源于体循环,压力较高,出血常为持续性,不易自然停止,往往需要手术止血;③肺组织破裂出血。因肺循环压明显低于体循环压,而且受压萎陷的肺血管通过的循环血量比正常时明显减少,因而肺实质破裂的出血可在短期内自然停止,除非伤及肺内较大的血管,一般需开胸者不多。

一、临床特点

胸部穿透伤往往由于枪弹、爆炸片和锐器击伤,常同时存在气胸。胸部钝性伤致闭合性肋骨骨折,骨折断端刺破肋间血管、胸膜和肺形成血胸。血的来源:

(一)肺组织撕裂伤出血

由于肺循环压力较低,肺组织内凝血物质含量较高和损伤周围肺组织造成萎陷,出血一般可自行停止。

(二)胸壁血管出血

见于肋间动、静脉和胸廓内动、静脉损伤出血,若累及压力较高的动脉,出血量多,不易自然停止。

(三)肺门、纵隔血管受损和心脏破裂出

血量大而迅猛,快速进入休克状态,往往得不到抢救而死亡。

(四)膈肌穿透伤

可合并腹腔脏器损伤、血胸被胆汁或胃肠内容物相混而污染。大量血液丢失可产生低血容量的失血性休克。随着胸膜腔内积血的增多,胸内压力增加,造成患侧肺受压萎陷、纵隔移位、呼吸困难。由于心、肺、膈运动所产生的去纤维蛋白作用,血液在胸膜腔内在较长时间内可保持不凝固状态。如短期内大量出血、去纤维蛋白作用不完全,可发生凝固而成为凝固性血胸。胸部穿透伤,由于胸内异物存留或锐器不洁发生厌氧菌或产孢子类菌感染,中毒症状严

重,如炎症局限,可发生局部包裹性脓胸。

二、诊断

临床表现取决于胸部损伤的严重程度、出血量和速度。胸部损伤患者呈现休克者应首先考虑血胸的可能性,25％以上的血胸患者产生休克。胸部穿透伤患者,可见到有血液随呼吸运动自伤口涌出。

少量血胸,患者可无明显的症状和体征。这些患者往往有时间经 X 线胸片检查后再做处理。直立位 X 线胸片非常重要,含 1000mL 血胸的患者在卧位 X 线胸片上,可能见到轻微的弥散性密度增高阴影,可误认为胸膜反应。某些情况下,少于 300mL 的血胸,即使在直立位 X 线胸片上也难以判断,胸部 B 超检查可帮助诊断。

中等量至大量血胸,患者除失血性休克表现外,检查可见伤侧呼吸运动明显减弱,肋间隙饱满,胸部叩诊浊音,气管、纵隔向健侧移位,呼吸音明显减弱或消失。胸腔穿刺抽出不凝固的血液即可明确诊断。病情危重者应立即抗休克治疗,同时置胸腔闭式引流管,待病情改善后再摄 X 线胸片,以确定出血的程度和排除其他合并损伤。

X 线胸片可见伤侧胸膜腔内有积液阴影,纵隔向对侧移位,如合并气胸则可见气液平面。

三、治疗

如果患者处于休克状态,先要补充血容量。

用 16 号针头安置两条静脉输液通道,先快速输注晶体液 1000mL 和 706 羧甲淀粉 400mL。

同时,抽血查血色素和血常规,送血交叉配 5 个单位全血备用。

经中心静脉置管测压,可做为大量补充液体时的判断指标,也可发现胸部损伤后早期休克的原因,是否由于低血容量引起或有心脏压塞的可能。

胸腔积血超过 1000mL,确认胸腔内无污染、异物残留和无胃肠道合并伤,可考虑自体输血,采集时添加抗凝剂,输血过程中加以过滤。

(一)少量血胸(＜300mL)

一般采用胸腔穿刺抽出积血,以解除胸内压迫,防止继发感染。反复胸腔穿刺引起 2.2％的脓胸,胸腔闭式引流脓胸发生率小于 5％。小至中等量血胸,如果没有继发感染也可自行吸收。

(二)中等量血胸(＜1 000mL)

目前多主张早期安置胸腔闭式引流管。腋中线第 6 肋骨间放置胸管,连接水封瓶,2.0kPa(20cm H_2O)负压持续吸引。使胸内积血尽快排出,肺及时膨胀,改善呼吸循环功能,并可通过胸腔引流观察出血的动态变化。

(三)大量血胸(＞1 000mL)

则考虑剖胸术、血胸引起休克的患者,经各种有效抢救措施无满意反应,应立即剖胸手术。如果患者经补充血容量后血压尚能维持,有下列情况者也应剖胸手术:①经胸腔闭式引流后 2～3h,每小时引流量仍在 150mL 以上;②出血量仍持续增加,无减少趋势;③胸腔内有大量凝血块;④左侧血胸伴纵隔增宽,怀疑主动脉弓破裂可能;⑤胸内异物,形状尖锐,位于大血管旁,有可能引起再次出血。

手术取后外侧切口,第5肋床进胸,在危重患者先不考虑胸壁出血。开胸后清除血凝块。在心脏和大血管区域寻找出血部位,如能手指压迫控制出血,则快速输血使血压回升至正常水平,处理缝闭出血点。肋间动脉或胸廓内动脉出血时用手指压迫控制的同时,缝扎出血部位远、近端。肺组织撕裂不能自行停止出血时,通常用缝合修补术。除非肺组织严重撕裂或大的肺门血管破裂,尽量不做肺叶切除。

电视胸腔镜手术(VATS)同样适于胸廓及肺表面活动性出血和凝固性血胸的早期清除。其优点为操作简便,损伤小,并可缩短住院时间,但需相应的设备和技术。经急诊室处理后,所有血胸患者都应住院治疗。

第五节　肺损伤

肺在胸腔占据了大部分空间,无论是开放伤或闭合伤,均容易引起肺的损伤。据统计,在严重胸部损伤患者中,有21%存在肺损伤,肺损伤的病死率是35%,其中一半的死亡由非外伤直接导致。肺实质的损伤主要表现有损伤后肺功能不全、肺挫伤、肺裂伤及肺内异物等。

肺挫伤是最常见的肺实质损伤,在平时多由交通伤、挤压伤引起,在战时可因导弹、炸弹产生的强大冲击波所致,高速火器伤亦可引起弹道周围肺的严重挫伤。

肺挫伤大多为钝性伤所致,局限的暴力仅产生小面积的肺实质挫伤,强大暴力可引起肺叶甚至整个肺的损伤,一般肺的周边部分较肺门区严重,高速投射物亦可在弹道周围产生肺挫伤。其发病机制除暴力直接作用外,一般认为肺挫伤是由于强大暴力作用于胸壁,使胸腔缩小,增高的胸膜腔内压压迫肺脏,引起肺实质的出血、水肿,外力消除后,变形的胸廓弹回,在增大胸内负压的一瞬间又可导致原损伤区的附加损伤。

肺损伤的病因:肺损伤易被伴随的胸壁、胸膜损伤所掩盖,难以早期发现。造成肺损伤的原因多种多样,并且各种因素相互作用,常见的有:

(1)直接损伤:被创击部位发生单一或多发肋骨骨折、胸骨骨折造成肺的撕裂伤。

(2)损伤后的冲击波:常由减速伤引起,如高处坠落伤、高速子弹伤等引起肺泡内出血。

(3)冲击伤:即临床上所说的爆震伤,是指爆炸时引起的冲击波正压和负压对胸内脏器所致的原发性损伤,可出现肺泡撕裂、出血、水肿等。

(4)挤压伤:当胸部受到持续挤压时,声门处于闭合状况,升高的胸膜腔内压足以使肺破裂,如果挤压非常突然,即使声门未闭,也能造成肺破裂。

一、损伤后肺功能不全

全身各处严重的外伤后约10%的患者会突然出现肺功能不全,也称为休克肺、湿肺、肺硬化综合征。"休克肺"一词源于越战,用来形容无左心衰竭、无肺静脉回流障碍、无吸入伤(呼吸道烧伤、毒气吸入、吸纯氧、胃液误吸),伴有肺实变的急性损伤后肺功能不全,休克肺的进展主要与最初的低血容量有关。为纠正低血容量而大量输血、血浆代用品常常导致血容量过多而加重病情。

"湿肺"一词源于二战,虽不十分确切,但仍广泛应用,用于形容休克时伴随着大量输血、输液,由肺挫伤本身及肺不张、肺水肿、气管支气管阻塞引起的氧合障碍。基于动物实验,一些学者认为,湿肺综合征的根本原因是自主神经系统受到刺激后的自我调节的结果。

肺硬化专用来形容患者肺的顺应性已降低到需额外施加很大的压力才能维持肺通气的状况,这种情况常出现在临终前。

(一)症状及体征

损伤后肺功能不全表现为低血容量休克、发绀、心动过速、低温、少尿、出冷汗,常伴意识障碍,随着病情进展,逐渐出现呼吸窘迫。胸片示双肺继发性的肺野模糊、不透光区融合成片。

(二)治疗

纠正低血容量(大剂量的输血、输液以纠正低血容量常常加重肺损伤)、控制性通气、抗凝、物理治疗、使用抗生素预防肺部感染。

损伤后肺功能不全患者应转入 ICU 监护,需要对以下几点进行连续而精确的检测。①心功能指数。②动脉压。③中心静脉压,有条件可做肺动脉压监测。④血气分析。⑤尿量,精确反映外周组织血液灌注和肾功能。⑥酸碱平衡。⑦压疮的变化,特别在受压部位,如头枕部、肩胛骨、骶尾骨、脚跟等区域常需要通过气管插管做较长时间的辅助呼吸甚至控制性呼吸,此类患者损伤早期有以下几种通气模式可供选择:①正压通气:间歇性正压通气(IPPB)或持续性正压通气(CPPB),正压通气常和呼气末正压通气(PEEP)同时使用;②间歇性指令通气(IMV);③连续气道正压通气(CPAP)。

这 3 种技术的使用获良好效果,不仅可使患者保存体力,而且还有利于支气管远端分泌物的排除,应定期给患者变换体位以维持通气/血流比例的平衡。吸入空气应湿化。

静脉补液应慎重而精确,包括输血、高渗溶液(20%的清蛋白、右旋糖酐等)、生理盐水。一旦血压正常,立即限制补液、影响心肌收缩力的药物。血管活性药的使用酌情而定。抗生素的使用颇受争议,取决于对感染、脓毒血症等易感因素的具体评估。休克本身损伤了机体的免疫机制;多处伤口易于坏死或感染,Foley 导尿管、气管切开、气管插管等构成了病原微生物侵入的潜在门户,支气管肺炎又常常加重原有损害,静脉插管也能引起败血症,这些因素促使预防性使用广谱抗生素。

在使用控制通气的早期,肌松药物的使用仍有必要,有助于减少肌肉活动,从而减少组织消耗氧气。

大剂量静脉内用肝素(或小剂量的皮下用药)仍有争论。赞同者认为,肝素能防止大血管内血栓形成,能有效地防止弥散性血管内凝血,并有在脂肪栓塞患者中使用取得成功的例子。反对者则认为,肝素有引起严重(甚至是致命)出血及栓塞(很少造成危害)的危险。

提倡在早期大剂量使用甲强龙以对抗肺挫伤引起的早期损害,静脉内用 1~3 支/d,连续3d,以减少由休克缺氧引起的微循环渗出,肺毛细血管痉挛。

利尿剂现已广泛应用,以保持水电解质酸碱平衡,减轻肺水肿,改善通气和氧合,从而改善患者的预后。

H_2受体阻滞剂:西咪替丁、洛塞克等最近已广泛应用,用以减少胃酸,防止应激性溃疡。

二、肺挫伤

(一)发病机制

肺挫伤大多为钝性伤所致,以交通伤最为常见。肺挫伤可以是单侧的或是双侧的。直接的打击、单纯性的减速伤、挤压伤、爆炸或高速子弹引起的损伤,都可导致肺挫伤。肺挫伤在闭合性胸部损伤中占13%。暴力局限时,往往仅产生小面积的肺实质挫伤,强大暴力可引起肺叶甚至整个肺的损伤。高速投射物亦可在弹道周围产生肺挫伤。钝性损伤时冲击波通过胸壁向内传导,挤压肺实质,然后释放造成损伤,引起肺实质的出血、水肿。外力消除后,变形的胸廓弹回,在增大胸内负压的一瞬间又可导致原损伤区的附加损伤。肺挫伤的严重程度与肋弓的弹性,胸部的柔韧性密切相关。外部的保护减缓打击力度,厚重的衣物能减轻挫伤。

(二)病理

无论何种原因引起的肺挫伤,其病理学改变都是相似的。由于肺循环压力低,肺泡内及肺泡周围缺乏支持组织,加上毛细血管内压与血浆渗透压之间的平衡又不稳定,易使肺组织对创伤产生一系列独特反应。病理检查发现肺挫伤时,在大体上肺的完整性并无破坏,重量变重、含气少、不易萎缩,外观呈暗紫色。光镜下所见主要是肺泡毛细血管损伤,并有间质及肺泡内的血液渗出及间质性肺水肿。红细胞及渗出液广泛地充满肺泡内,肺泡间隙出血,而大多数肺泡壁是完整的。Fulton等通过动物实验观察到:在伤后12~24h肺挫伤病变进行性发展,最初为肺泡和间质内出血,致使肺泡破坏,少量肺泡结构萎陷。在1~2h内,损伤的肺开始出现水肿,单核和多核细胞的浸润。伤后24h,肺的结构几乎由大量的炎性细胞和单核细胞成分所代替,而多形核细胞也与大量单核细胞混合出现,并出现含有蛋白的渗出液。

(三)病理生理

肺挫伤后对呼吸和循环功能产生影响,其病理生理学基础主要表现如下:

1.肺气血屏障改变

由于挫伤后肺泡及间质充血、水肿,使肺泡间隔变厚,肺气血的屏障发生改变,氧气和二氧化碳的弥散距离增加,肺泡膜弥散功能降低,影响红细胞的氧合,使肺静脉血氧饱和度降低及二氧化碳滞留。由于肺比其他脏器具有易于渗漏体液至间质的特性,若在治疗中输注大量含钠溶液可引起胶体渗透压降低,使体液经毛细血管渗出增多,加重间质性肺水肿,也更加重了气血屏障的改变从而导致低氧血症。

2.肺内分流对低氧血症的影响

(1)肺顺应性降低所产生的影响:研究证实肺挫伤肺的肺泡表面活性物质出现障碍,肺泡表面活性物质减少,引起肺泡表面张力升高,肺顺应性降低,肺泡通气量减少,造成肺内分流而引起低氧血症。

(2)肺不张所产生的影响:肺挫伤后除了由于肺实质结构的破坏,肺泡和间质出血、水肿,以及邻近肺泡充满血液而致肺不张外,尚因伤后血液、液体及细胞碎屑的积聚阻塞小气管及肺泡,以及气管及支气管黏膜因损伤刺激分泌物增多,胸壁软组织损伤所致疼痛使胸壁活动减低,咳嗽受抑制而影响气管内分泌物排除等因素更加重或引起肺不张,使肺通气与灌流失调,肺内分流增加。

3.肺挫伤与心排出量的关系

严重肺挫伤时,由于存在大量肺内分流和严重的低氧血症,为了维持氧的输送,因而机体代偿性地加快心率及增加心排出量,如低氧血症得不到纠正,患者长时间处于高心排,可导致心力衰竭,心脏失代偿则进一步引起组织灌注不足及乳酸增高,在呼吸性酸中毒基础上产生代谢性酸中毒,心肺功能互为因果,形成恶性循环。但应指出,在肺挫伤时也可伴有心肌挫伤,在这种情况下,心脏收缩力减弱,心排出量下降。

4.肺挫伤与成人呼吸窘迫综合征(ARDS)

ARDS是严重创伤后常见并发症之一,而肺挫伤后更容易发生,一组3521例高速交通事故伤的报告中,将肺挫伤作为独立损伤,其ARDS的发生率最高,如有休克则更增加了ARDS发生率。肺挫伤后所致ARDS与肺出血、水肿、肺内分流、无效腔增大、肺顺应性降低及高凝状态等有直接关系,如果处理不当,病情加重,则增加了发生ARDS的可能性。此外,严重肺挫伤系因强大暴力引起,常合并其他部位损伤而出现休克,因此,肺的直接损伤或作为靶器官,在创伤及休克基础上机体组织产生一系列体液因子及细胞因子,引起一系列病理生理改变,成为创伤后ARDS发病的基本因素。

(四)临床表现及诊断

1.临床表现

局限而不严重的肺挫伤,其症状往往为合并的胸壁损伤所掩盖。而多在X线检查时发现。严重病例有呼吸困难、发绀、心动过速及血压下降,咯血亦为常见的症状。患者肺部有湿性啰音,呼吸音减弱甚至消失。

2.血气分析

大多数患者有低氧血症,出现在创伤早期,X线胸片可能尚无明显表现。

3.X线所见

70%的病例X线的表现在受伤后1h内出现,余下之30%可以延迟到4~6h。而且肺挫伤程度与胸部X线表现出现时间没有明显关系。肺挫伤的X线表现为范围及部位不同的斑片状边缘模糊阴影。有时为融合成片状的不透光区。肺挫伤的不透光区不按肺叶、肺段的分布,因此不同于初期的支气管肺炎。

4.CT检查

肺挫伤后10min,扫描显示有改变,伤后2h更为显著。

(五)治疗

轻型的肺挫伤无须特殊治疗,一般很快就可吸收而好转。当肺严重挫伤时,应及时有效地进行处理。

(1)及时处理合并伤,如浮动骨折、内脏破裂、气胸及血胸等。

(2)保持呼吸道通畅:对气管内存在的血液、渗出液及分泌物必须及时清除。鼓励咳嗽排痰,可采用鼻导管吸痰。若不能达到目的,应行气管切开。气管切开除便于吸引外,尚可减少呼吸道的阻力和无效腔。对严重的肺挫伤、呼吸困难显著、潮气量低、有分泌物潴留的病员应及时行气管切开。

(3)止痛:适量给予止痛药物,或行肋间神经封闭,以减轻胸壁疼痛。

（4）给氧。

（5）抗感染：肺部感染是常见的并发症，可加重呼吸功能不全，所有患者均应给予广谱抗生素治疗。

（6）对严重肺挫伤应给予肾上腺皮质激素，其保护作用的机制被认为是激素可稳定溶酶体，降低毛细血管通透性和抗感染本性；可明显降低血管阻力，以使肺组织内减少分泌和水肿，并降低右心负荷，减少并发症。后期常规应用激素，能抑制血小板聚集，防止毛细血管床微栓形成，细胞内激肽和花生四烯酸的释放，能阻止补体激活和减少活化补体与细胞受体结合，以减少白细胞聚集和肺纤维化。皮质激素宜早期、大剂量、短疗程应用。

（7）限制水分及晶体液输入，适量输注清蛋白、血浆或全血。如果复苏时已输入大量液体，可给利尿剂。呋塞米能减轻肺静脉收缩，先降低肺毛细血管床的静水压，后产生利尿效果，一般用量为 40～80mg，有助于肺水肿的消退。

（8）有支气管痉挛时，可用解痉药物。

（9）监测血 pH 及血气，若有代谢性酸中毒，应予纠正。

（10）机械通气治疗：若患者出现呼吸窘迫和低氧血症，$PaO_2 < 60mmHg$，$PaCO_2 > 50mmHg$，肺内分流＞25％，应立即进行气管内插管或气管切开给予机械通气治疗。对肺挫伤采用呼吸器治疗，能防止或减少肺出血、血肿，促进不张肺的膨胀，保证充分供氧，纠正低氧血症。

（11）手术治疗：由于肺挫伤病变广泛，而且所引起的功能紊乱亦非局限，绝大多数均不采用手术治疗。但当咳嗽剧烈和严重咯血的单肺叶挫伤，保守治疗未能控制时，应切除明显充血及出血的损伤肺叶，而迅速改善患者情况。

三、肺裂伤

肺裂伤亦为常见的闭合性胸部创伤，由于肺循环压力较低，所引起的血胸和气胸，经适当处理后可很快恢复，需要手术治疗的严重肺裂伤不多，一组 210 例钝性创伤所致之肺损伤中，仅 13 例（6.2％）需要急症开胸手术，这些患者均为广泛性肺裂伤。

（一）发病机制

闭合性损伤引起肺裂伤可有两种不同的机制。

胸部创伤发生肋骨骨折，尖锐的肋骨断端直接刺伤肺，裂口由胸膜表面向内朝肺门伸延，边缘比较整齐，如刀割。损伤程度可由浅表至中等深度，甚至肺组织被劈为两半。

非肋骨骨折直接引起的肺裂伤是在胸部遭受外力挤压的一瞬间，声门突然关闭，胸廓下陷，肺内、气管及血管压力突然增加，继而随着挤压力的消除，变形胸廓弹回，胸腔内压力产生急剧下降，胸腔内压力骤然增加或降低产生剪力，导致肺破裂。这种裂伤多不整齐，呈锯齿状，常有多处裂口。

如果脏层胸膜未破裂，血液可聚积在裂口内形成血肿，或血液逸入气管，而引起大咯血；如果脏层胸膜破裂，则表现为血气胸。

（二）临床表现及诊断

1.血胸及气胸

肺裂伤的主要表现为血胸及气胸，轻度的肺裂伤由于肺循环压力低，所引起的血、气胸多不严重,经胸腔穿刺或闭式引流等措施,可以很快恢复。甚至X线检查,亦见不到肺裂伤的残影。严重的肺裂伤常有严重的血气胸,有时采用闭式引流亦难以控制。患者可有皮下气肿、呼吸困难及发绀等表现。

2.休克

严重肺裂伤常伴有较大血管的损伤,因而出血量较多,可表现为休克。Hankins等报告13例广泛性肺裂伤中,9例有休克。

3.咯血

创伤后咯血是肺损伤的证据,周边轻型裂伤可无咯血,或咯血出现时间较迟,血量少;严重的肺裂伤,可有大咯血,而且多在伤后很快发现。

4.支气管镜检查

可以确诊有无气管及支气管的断裂,有时尚可借以判断出血的部位。

5.X线检查

对较重的肺裂伤,于气胸或血胸经引流后,X线胸片可见大块状阴影。同时尚可观察有无肋骨骨折及其他胸内损伤。

6.注意合并伤

由于引起肺裂伤的暴力多较强大,因此除注意胸部本身的损伤外,尚应注意其他部位的合并伤。

(三)治疗

通常大多数轻型肺裂伤,以姑息治疗能够很快自行愈合,出现有以下情况,则应急诊开胸探查:①由胸腔闭式引流流出血液,每小时超过200mL,有活动性出血者;②严重漏气,经胸腔闭式引流后症状改善不明显,气管镜检查时发现支气管破裂者;③危及生命的大咯血。

探查时,根据术中所见裂伤的严重程度,施行裂伤缝合、肺叶切除甚至全肺切除,对裂口较深施行单纯缝合的病例,应仔细找出漏气的支气管及出血的血管予以结扎或缝合,术后保持胸腔闭式引流通畅,促使肺及早膨胀。

第六节　胸内异物

胸部伤后可有弹片、弹头、碎骨片及衣物碎片等异物存留在胸壁、胸腔和肺、纵隔内及心壁或心腔内。有时引起支气管胸膜层、脓胸、肺脓肿或肺组织纤维变性。心肌内异物可能在晚些时候发生出血、室壁瘤、心包积液、感染、动脉血栓形成等并发症。

一、肺内异物

胸部穿透伤,特别是非贯通伤可有异物如弹片、弹头、骨碎片等存留于肺内,这些异物容易引起感染、间歇性咯血与胸痛、咳嗽、咳脓性痰,反复发热。个别较小的金属异物可不引起临床症状。X线检查:金属异物在X线透视下可以确诊和定位,支气管碘油造影不但有助于定位,而且可明确有无继发性支气管扩张或肺不张。骨碎片较大者在X线片上可以查见,但较小的碎骨片或布类异物,在 X 线下显影不良。与心影或骨组织相重叠,又位于脊椎旁的中小金属异物,正侧位 X 线片常不能发现,只能见由金属异物引起的肺周围继发性病变。CT 扫描可清晰显示隐蔽的金属异物及其与周围结构的关系。

肺内金属异物体积大、边缘不规则,特别是邻近纵隔或肺门组织者,在深呼吸或体力活动时,可引起肺内血肿、大咯血。长期存留的异物将引起肺化脓性改变,需尽早手术摘除。有下列情况者,可行手术摘除异物:①有咯血及感染等临床症状者;②直径在 1.5cm 以上,外形不规则者;③异物位于大血管、气管、纵隔和心脏附近者。

手术时机的选择:在受伤初期,如果异物不直接危及患者生命,不可急于手术摘除。但如有其他早期开胸的指征,则可考虑异物同时摘除。择期手术的时间各家报告不一,但应视患者的恢复情况以早期手术为宜,一般主张于伤后 2 周至 3 个月。如果已有并发症,无特殊情况不宜推迟。有大出血者,可积极采取止血措施,待出血停止后手术,如保守治疗无效,可行急诊手术,如果感染严重,应待有所控制和患者全身情况改善后再行手术。

手术治疗方法包括单纯异物摘除术和肺段或肺叶切除术,对异物紧靠或与大血管有粘连者,在摘取异物前应有控制血管出血和修补血管的准备措施。同样,靠近气管的金属异物,在摘除前,根据伤情亦需有修补、加固或引流的准备。避免在异物摘除后造成大出血或张力性气胸。少数漏气稍多或发生气胸的病员,可附加另一高位胸腔闭式引流管。手术摘除异物后,以生理盐水彻底冲洗局部和胸腔,常规放置肋间闭式引流。应用抗生素,注射破伤风抗毒素。

对于异物存留继发慢性肺化脓症、继发肺不张、支气管扩张或异物嵌入支气管内者,根据病情行肺段或肺叶切除术。

二、心脏异物

心脏异物系外伤所致,存留物有子弹、弹片、缝衣针、注射针、三棱针、粗铁丝、铆钉、铁(钢)片、火枪铁砂等。子弹、弹片(包括雷管爆炸弹片)伤最多见,部分伤员枪弹可从背部或肩部进入胸内。缝针、三棱针、粗铁丝等多自心前区进入体内。缝针以自伤者为多,亦有他伤。铁片多为他伤或误伤。

心脏受伤部位经手术确定者,半数在右心室。这可能与右心室的位置居前,暴露面较大,而异物入口又多在心(胸)前或经血循进入右心等有关。

(一)临床表现及诊断

患者多胸痛、气闷、心慌、呼吸急促,有晕倒史或感头昏,有低血压。凡在受伤后有低血压、心音遥远、颈静脉怒张、脉压差小、奇脉者,均应想到心脏损伤并伴有心脏压塞和异物存留的可能。根据病史、症状和 X 线检查可以确诊,应做紧急处理。

心脏异物有随血流移动位置的特点,异物的移动随运动量的大小不同,因伤及心脏的部位而异。前者可在心包腔或心脏表面,深者可穿透心室壁。心脏搏动可使心脏金属异物改变位置。右室内的异物可移动至左肺下静脉;注射针折断于静脉内,可随血流进入心脏;粗铁丝经 X 线检查位于右肺,开胸探查异物"失踪",再检查已进左室,需在体外循环下切开左室,从二尖瓣下取出异物;异物在动静脉内移动的距离可能很远,亦可逆血流而游动,右心室的子弹可逆行移动进入肝静脉;心室上的缝针亦可穿过膈肌进入腹腔,最后由盆腔中取出等。鉴于心脏异物的这一特点,手术前一天,甚至在上手术台前,应再透视确定异物位置,手术操作程序亦应考虑这一特点。

(二)治疗

根据异物的部位和临床分析,手术多可在常温麻醉下进行,有时需在低温麻醉或体外循环下进行。一般采用胸骨正中切口,有时根据异物位置采用伤侧剖胸切口。切开心包摘除心包腔内或心肌浅层异物。注意有无伤及冠状血管。对嵌入心室壁或心腔内的异物,应先在异物两侧置带垫片 $2^\#\sim3^\#$ 褥式缝线,心壁与大血管根部可先做好荷包缝线,以防摘除异物后心壁大出血。必要时术者左手示指可由心耳伸入心腔,探触并固定异物以协助将其摘除。冠状血管附近的异物,应在冠状血管底面穿过褥式缝线,结扎后保证血管通畅。

异物体积过小,估计术中难以寻找摘出,又无明显症状或感染征象者,可保守治疗。对手术摘除不成功或仍有异物存留者,术后宜定期随诊观察,注意异物有无移位,随机予以摘除。手术前、后抗生素的应用不可缺少,以防术后发生细菌性心内膜炎。

第七节　气管、支气管破裂

一、病因

气管、支气管破裂,多发生于严重胸部挤压伤,如塌方、高空坠落、车祸,或刃器损伤,如刀刺伤、子弹、弹片穿透伤。颈段气管受到重力打击而挫伤,多个气管软骨环骨折,使气管壁软化塌陷,造成吸气性阻塞而窒息。

二、病理

(1)当胸部闭合损伤时,重物撞击或挤压的瞬间,胸廓前后径缩小,双侧主支气管向两侧后方分离,加之气管隆嵴较为固定,致支气管产生剪切力而破裂或折断。

(2)受伤时,伤员紧急屏气,声门完全紧闭,气管腔内压力骤升,致气管或主支气管管壁破裂。

(3)常见的破裂部位是以隆突为中心,半径 3.0cm 的范围内,其次是两肺上叶支气管开口,即气管远侧的左、右主支气管,左侧多于右侧。

(4)破裂范围,轻者仅为气管或主支气管膜部撕裂,重者造成气管或主支气管完全横断或不规则断裂,或垂直撕裂多个软骨环。

三、临床表现

(1)气管、支气管断裂的症状特点是来势迅猛,伤员极度呼吸困难,常有发绀或昏迷。

(2)重度纵隔气肿和皮下气肿及伤口漏气。

(3)若裂口与胸膜腔相通,则以张力性气胸为主要症状,若不相通则无气胸或有轻微的气胸,则以皮下气肿多见,尤以颈部明显。

(4)裂口在纵隔内,伤员可无咯血,若两侧胸膜已破,早期表现为胸部皮下气肿。

(5)纵隔胸膜若起活瓣作用,随着纵隔内压力增高而出现张力性气胸。

(6)体检可见,气管和纵隔向健侧移位,患侧出现纵隔气肿和广泛皮下气肿。叩诊呈鼓音,听诊呼吸音消失。作胸膜腔穿刺,可有大量气体外溢,肺仍不能复张。

(7)多伴有锁骨及肋骨骨折或肩胛骨骨折。

四、临床诊断

(一)急性期(早期)

(1)患者有严重的颈胸部创伤史。

(2)有张力性气胸表现,且伴有纵隔气肿和广泛的皮下气肿,尤其颈部皮下气肿出现较早。

(3)伤后病势发展急骤,立即出现重度呼吸困难、发绀、胸痛、咯血,甚至因高度缺氧而发生昏迷。

(4)体检示纵隔和气管向健侧移位,患侧叩诊呈鼓音,听诊呼吸音消失。

(5)凡张力性气胸或血气胸患者,经胸腔穿刺排出大量气体后,肺仍完全萎缩时,即有气管或支气管破裂的可能性。

(6)X线检查提示肺萎缩、纵隔、皮下气肿、肋骨骨折及血气胸。

(7)后前位胸片可见肺组织受压下垂至下胸腔底部心膈角处,而不是向肺门部回缩,这是因为主支气管断裂部的肺组织失去部分支撑,结构松弛所致。

(8)另一X线征象为出现颈部深部气肿,如采用高电伏拍片还可见到支气管的不连续性或断端影。

(二)慢性期(后期)

(1)患者既往有颈胸部外伤史。

(2)平时胸闷、气短、活动时加重。

(3)体检可见伤侧胸廓下陷,气管向同侧移位,伤侧呼吸动度减低,叩诊浊音,听诊呼吸音消失。

(4)X线显示一侧肺不张,纵隔向患侧移位,膈升高。断层X线片或支气管造影发现支气管中断,呈盲袋状。

(5)纤维支气管镜检查,对诊断本病更有价值。

五、治疗

(一)早期处理

(1)尽快消除张力性气胸对伤员生命的威胁。首先进行胸腔穿刺的肋间插管胸腔闭式引流术。

(2)为了降低气管内阻力,减少逸入皮下组织的气体量,改善呼吸功能和进行辅助呼吸,可在胸腔穿刺的同时做气管切开。

(3)急性期的气管、支气管破裂,经早期处理,病情稳定之后或仍不见改善时,应争取早期开胸术,修补气管或支气管裂伤。

(4)伤后早期手术,因无粘连及瘢痕形成,裂口易于找到,缝合修补时比较简单易行。因受伤时间短,气管裂口修补缝合后肺功能恢复亦较好。

(5)开胸术在全麻下进行,伤侧作后外剖胸切口,经由第五、六肋床进胸,右侧可切断奇静脉。

(6)疑支气管破裂时,可先解剖出肺叶处的分支,这有助于寻找支气管残端,亦可在胸腔内注水,经气管插管加压给氧,则在纵隔胸膜面破口处见有气泡冒出,沿气泡来源解剖,即可找到气管或支气管上的破裂口。

(7)气管或支气管破裂口可用细丝线间断缝合,如为支气管完全断裂,则宜用3-0号不吸收缝线做对端吻合术。术后鼓励患者咳嗽,促进肺复张。

(8)如发生肺不张,可选用纤维支气管镜检查,观察有无吻合口狭窄,并吸除分泌物。

(9)如一旦发生吻合口狭窄,术后2周开始镜下扩张,每周1~2次,一般扩张4~6周方可痊愈。术后选用有效广谱抗生素,防止感染。

(10)如肺挫伤严重,可行肺叶或全肺切除。

(二)后期处理

(1)慢性伤员,有的气管或支气管已形成瘢痕狭窄,需行气管或支气管成形术。术前应做好充分准备,做痰培养和药物敏感试验,选用有效抗生素预防控制感染。

(2)破裂的支气管周围常被瘢痕组织包绕,断端回缩,术中必须充分显露,避免损伤肺门部大血管或支气管残端。

(3)支气管完全断裂的患者,远侧支气管解剖游离后,吸净管腔内黏液,插入合适气管导管,嘱麻醉师加压充气,若远侧肺膨胀好,可进行支气管端端吻合术,若肺内已有不易控制的感染,支气管残端内有大量脓液溢出时,则须作肺叶切除术。

第八节　肺爆震伤

一、病因病理

炸弹、炮弹或其他爆炸物在空气中爆炸后,产生大量的热能、高气压和爆震冲击波,可直接作用于暴露在爆炸所损伤范围内的人体,可以发生肝、脾、肺等器官之挫伤,而肺是最易致伤和损伤最明显的内脏器官。

冲击波作用于小支气管和肺泡,引起肺内出血、水肿、气肿和肺泡破裂,也可引起心包出血和心壁出血或心肌裂伤。在伤员支气管及气管内可有大量血性渗出物,如不能及时有效排除,易导致支气管痉挛及梗阻。加重缺氧和呼吸困难。而缺氧又增加了肺毛细血管的渗透性,使更多的体液进入肺泡,形成恶性循环。

二、临床表现

肺爆震伤的临床表现与其损伤程度有关。轻者可仅有短暂胸痛、胸闷或憋气感,体检常无异常发现。重者表现为胸痛、气短、呼吸困难、严重缺氧性发绀、咯血性泡沫痰、心搏缓慢。体检有时可发现肺部病变区局限实变,呼吸音减弱或管状呼吸音,并可听及广泛的干湿啰音。胸部X线片上轻者仅见病变部肺纹理增强,边缘模糊。重者可见大片密度增高阴影或呈大片云雾状或毛玻璃样改变。动脉血气分析结果可因损伤程度不同使动脉血氧分压(PaO_2)有不同程度降低。肺分流量在损伤早期可有明显增加。肺爆震伤伤员虽在体表表面常无明显的外伤痕迹;而内部脏器损伤却相当严重是其临床特点。

三、治疗

治疗上,首先应将该类伤员撤离险区;立即充分给氧,清除呼吸道内分泌物,保持呼吸道通畅;适当止痛及镇静,以减少氧耗;对迅速发生肺水肿者,应立即行气管切开,适当控制入量和利尿;对单纯吸氧仍不能保持动脉血氧分压正常者应行正压辅助呼吸。如同时有其他器官的损伤出血,应根据具体情况给予处理。

第九节　胸导管损伤

一、概述

胸导管损伤(创伤性乳糜胸)是指胸导管及其较大分支损伤、破裂引起的乳糜胸,实际上是一种淋巴内瘘。由于创伤发生率的增加和胸、心、血管外科手术的广泛开展,胸导管损伤的发病率明显增加。

(一)胸导管的解剖与变异

胸导管是全身最长且最粗的淋巴管,正常人胸导管长 30～45cm,直径 2～7mm,灰白色,光滑且具有一定的弹性。可分为起始部、胸、颈 3 段。通常起始于第 1～2 腰椎平面腹膜后乳糜池,于腹主动脉右侧,经膈肌主动脉裂孔入胸腔,沿脊柱的右前方上行于奇静脉与胸主动脉之间。自第 3～5 胸椎平面逐渐从主动脉弓及食管后方越过中线至脊柱的左前方,紧贴在食管筋膜的后面,故施行食管中段手术时易伤及此段胸导管。在后上纵隔内胸导管沿食管、左喉返神经左侧、锁骨下动脉之右、左迷走神经及左颈总动脉的后方继续上行,经胸廓上口至颈根部,然后经锁骨下动脉的后方向前下成一弓形注入左静脉角。该弓高出锁骨上方约 3～5cm。因此,当颈外伤或手术时伤及该部,将形成乳糜瘘或乳糜胸。由于胸导管上段与左侧胸膜紧贴,下段与右侧胸膜接触,故胸导管下段损伤时引起右侧乳糜胸,而上段损伤时则易发生左侧乳糜胸。

胸导管变异较多,约占 1/4 的胸导管呈双干、多干、分叉及位置异位等变异。杨春林根据 150 例标本将我国人胸导管分为 5 型:①正常型(走行如前所述)占 84.7%;②双干型:两干自乳糜池发出,沿主动脉两侧上行,在胸部不同平面汇成一干支后进入左或右静脉角占 10.7%;③分叉型:以单干开始,沿主动脉右侧上行,在 4～6 胸椎平面分为两支以后,分别进入左、右静脉角;④左位型;⑤右位型。

左位和右位型都是以单支沿一侧走行始终。④、⑤型出现率较低。临床以前 3 型多见,故通常仅有单干、双干与分叉 3 型之分。

(二)胸导管及乳糜液的生理特点

胸导管是全身最大的淋巴管,收集下肢、骨盆、腹部、胸部左半、头颈部左半及左上肢占全身 3/4 的淋巴液,以 0.93～1.38mL/(min·kg)的流速注入静脉。正常人每日流量为 1 500～2 500mL。进食、饮水、脂肪餐后或按压腹部,其流速可增加到 3.9m/(min·kg),流量可增加 20%。胸导管淋巴液 95% 来自肝脏和小肠,摄入脂肪后肝内淋巴流量可增加 150%,肠淋巴流量可达静止时的 10 倍。肝硬化门脉高压症时胸导管的淋巴液流量和压力都有所增加。饥饿、注射吗啡抑制肠蠕动使吸收减慢时,胸导管内淋巴液流量明显减少且呈清水样。

胸导管具有自发的、节律性的收缩能力,每隔 15s 将乳糜液排入静脉 1 次。周围器官的活动如心脏、动脉搏动,肺的膨胀与收缩,胃肠蠕动,腹肌、膈肌随呼吸运动的收缩,胸、腹腔压力变化,都促使乳糜液向心回流。胸导管内乳糜液的流动亦可形成推动力,体位改变亦对胸导管回流有影响。

在一般情况下胸导管内平均压为 $1.74kPa(15cm\ H_2O)$,在流速高峰时可为 $0.98\sim2.75kPa(10\sim28cm\ H_2O)$。结扎胸导管后,压力暂时,上升可达 $6.7kPa(50mmHg)$,以后随侧支循环的建立,可逐渐恢复至正常。

胸导管的主要功能是输送从肠道吸收的脂肪。乳糜液的化学成分除脂肪含量比血浆高,蛋白质略低之外,其他与血浆类似。经淋巴液回收到血液的蛋白质昼夜可达 100g。

在胸导管内的浓度为 $2.9\sim7.3g/100mL$,主要是清蛋白,其与球蛋白的比例为 3∶1,含蛋白总量相当于血浆的 60%。故胸导管亦是血管外及贮藏于肝脏的蛋白质输送入静脉的主要通道。

乳糜液的细胞成分主要是淋巴细胞[$(0.4\sim6.8)\times10^9/L$],在胸导管内有时可达$(2\sim20)\times10^9/L$。每日参与淋巴再循环的数目为血液中淋巴细胞总数的 $10\sim20$ 倍,除偶尔情况外,一般不含红细胞。

乳糜液的外观不恒定,饭后 6h 呈乳白色,偶尔呈粉红色,空腹状态呈血清色或清水样。无气味,呈碱性,比重 1.012,放置后出现乳脂层,乳化后可见脂肪球,含脂量 $0.4\%\sim4.0\%$,固体粒子 74%。无机盐与血浆相近似。乳糜液有明显的抑菌抗腐败性,大肠埃希菌、金黄色葡萄球菌在乳糜液内不能生长。临床鲜有乳糜胸合并感染的报道,可能与其碱性、含高游离脂肪酸、磷脂以及淋巴细胞等综合作用有关。

胸导管是机体免疫器官的重要组成部分,乳糜液中含有各种抗体以及大量淋巴细胞,其中90% 为具有免疫活性的 T 细胞,经胸导管送入血循环参与机体的免疫反应。胸导管亦是肿瘤和病原菌播散的重要途径,故有人术前经颈部,术中经胸部胸导管取液检查瘤细胞或做细菌培养,作为诊断、确定手术适应证、指导手术治疗的一个重要方法。

二、病因

胸导管损伤常见于以下几种情况。

(一)闭合性胸部创伤

多见于爆震伤、挤压伤、车祸及钝器打击所致锁骨、脊柱及肋骨骨折,甚至举重、剧烈咳嗽、呕吐等,尤其是饱餐之后胸导管处于充盈扩张状态,更易发生。若下胸部承受暴力,由于膈肌角的剪力作用,亦易导致胸导管撕裂。胸导管破裂之后先在纵隔内形成 1 个乳糜囊肿,逐渐增大,到一定体积后破入胸膜腔。从伤后到临床出现乳糜胸,一般间隔为 $2\sim10d$ 不等,亦有在数月之后才确诊者。

(二)开放性胸部创伤

包括胸、颈部锐器刺入,子弹、弹片穿入等,均可直接损伤胸导管及其分支。由于胸导管分支小而且位置深,其周围毗邻于大血管及其他重要脏器,因此常伴有大血管及邻近重要脏器的损伤,临床胸导管损伤的典型表现多被掩盖,早期不易发现及诊断,又因这些脏器损伤多急重,往往早期死亡。因此,开放性胸腔伤引起的胸导管损伤较为罕见。

(三)手术损伤

手术损伤胸导管是最常见的原因,其发生率占整个乳糜胸的 25%。据统计,心脏及血管手术胸导管损伤为 0.25%～0.5%,食管手术为 0.9%～1.8%。患者术前多禁食,胸导管流量减少,乳糜液呈清水状,同时被手术中渗血所混染,使胸导管损伤不易辨认。其他如左锁骨上区手术、锁骨下或颈静脉穿刺等均有可能损伤。

其他非创伤性乳糜胸将不在此讨论。

三、病理生理

大量乳糜液积聚于胸腔内,压迫肺使其萎陷,使纵隔移位,影响呼吸循环功能。由于大量乳糜液丢失,出现水、电解质紊乱,营养缺乏,体重下降,明显消瘦。此外,淋巴细胞及抗体成分丢失,周围血中淋巴细胞数减少,机体免疫力受损。如未及时治疗,可因大量的丢失营养,在短期内造成全身消耗、衰竭或合并其他严重并发症而死亡。

四、临床表现及诊断

乳糜液无刺激性,故单纯乳糜胸患者体温不高或低于正常。由于严重胸部创伤,常限制饮食,因而早期乳糜液流量很少,待恢复进食后,乳糜液流量增多,大量乳糜液进入胸膜腔内,压迫肺使其萎陷,纵隔向健侧移位。患者表现胸闷、气急、心悸等。由于大量乳糜液丢失,患者可在短期内造成全身消耗、衰竭,水、电解质紊乱或并发其他严重合并症而死亡。

(一)病史

询问患者受伤的方式、部位、时间均有助于诊断。闭合伤所致之胸导管撕裂伤易发生在饭后 6h 以内。其临床特点:①有一"间隔期"(受伤距临床发病有一间隔的时间);②突发性呼吸困难;③程度不同的休克;④经胸穿或引流症状迅速得以缓解,短期内又重新出现;⑤手术后乳糜胸多在进食后出现胸腔引流液增多,手术的种类和部位本身对诊断就是一种提示。

(二)胸腔引流液的性状

①典型的乳糜液呈乳白色,放置后出现乳脂层,加乙醚后脂肪溶解,使乳状混浊液变清澈。②无菌生长。③无气味。④含有大量淋巴细胞。⑤苏丹Ⅲ染色后显微镜下可见直径为 $5\mu m$ 大小的橘红色脂肪球。⑥比重 1.012,呈碱性反应。⑦口服亲脂肪染料,可使流出的乳糜着色。

创伤与术后乳糜胸的引流液常呈血性或浆液性,禁食时呈清水样。苏丹Ⅲ染色阴性时早期不易确诊。若观察到胸腔引流量逐日增多,术后前 3d 平均引流量高于一般开胸术后,波动范围大,不能如期拔除胸引流管,应高度怀疑乳糜胸。

1.X 线检查

除单侧或双侧广泛胸腔积液征外,创伤后早期可有纵隔包裹性积液,乳糜胸合并乳糜心包时,可见心影增宽。

2.淋巴管造影

经下肢或精索淋巴管注入造影剂(如 Lipiodol)后,定时拍片观察造影剂是否漏入胸腔。此法不仅可以确定漏口位置,确定治疗方案,研究胸导管走行,而且对确定手术结扎胸导管的位置均有重要意义。术前、术中、术后均可应用。但此法可引起咳嗽、发热等不良反应,严重者可出现脂肪栓塞。

3.胸腔乳糜液染色

文献曾介绍各种染料测试方法,但临床实际应用的经验不多。

4.放射性同位素检查

用同位素诊断乳糜胸尚不普遍,大宗报道不多,有的尚在研究阶段。

五、治疗

创伤性胸导管损伤性乳糜胸的治疗,主要应根据胸腔引流量及患者的实际情况而定。关键是手术适应证和手术时机。多数学者认为胸腔引流量每日<1 000mL,且有逐渐减少的趋势,可考虑非手术治疗。若每日引流量1 000～1 500mL且病员进行性消瘦、脱水及水、电解质紊乱,保守治疗5～7d不见引流量减少者,应采取积极的手术治疗。

开胸结扎胸导管操作比较简单,手术时间短,成功率高,对创伤或手术后乳糜胸较非手术治疗更为安全,且能迅速奏效。确也有部分病例经适当保守治疗,不需再手术可以治愈。实际上每一患者自发病至手术治疗,都经过一段保守治疗的过程。

(一)非手术治疗

支持治疗:给予高蛋白、高糖类、低脂肪或无脂肪饮食、输血或血浆,维持水、电解质平衡,应用维生素及微量元素。可给予中链脂肪酸三酰甘油(MCT),其优点为吸收后可不经胸导管直接由静脉入血,既可增加热量,又可减少乳糜液漏出,有利于胸导管愈合。亦有人主张采用全胃肠外营养,并加以胃肠吸引以减少胸导管引流,以利于创口愈合。

保持胸腔闭式引流通畅,及时排尽胸腔乳糜液,并鼓励患者咳嗽,必要时可以用25cm H_2O 的负压持续吸引,以促使肺及时膨胀。有利于脏、壁层胸膜粘连,若同时患ARDS的患者,可采用呼气末正压通气(PEEP),可减低胸导管淋巴流量,促使胸导管闭合。

保守治疗期间应每日检测血浆蛋白、电解质、白细胞和进行X线检查。必要时输入全血和血浆,保守治疗无效时应行外科手术治疗。

(二)手术治疗

经上述非手术处理后,若乳糜液排出量不见减少,应及时准备手术。术前应做好充分准备,主要包括:①纠正水、电解质紊乱,输血输液及加强营养支持治疗;②排尽胸腔内积液,以利于肺膨胀,改善缺氧,防止手术时侧卧位对纵隔、心脏压迫引起的不良影响;③为术中辨认和寻找胸导管破口,可于术前3～4h口服或胃管内注入牛奶、黄油等高脂肪食物300～500mL,使术中乳糜流量增加,色泽变白,或加入亲脂染料如橄榄油、苏丹Ⅲ或于腹股沟部皮下注射伊文氏蓝,使流出液着色,以利于术中破口寻找。目前认为只要解剖熟悉,注射染料并无必要,相反高浓度染料溢入胸腔内,使周围组织着色,反而影响观察解剖结构。

(三)结扎胸导管的有关技术问题

(1)进路:有人主张单侧乳糜胸经有胸腔积液侧进胸,双侧乳糜胸经右侧进胸为宜。更多学者主张不论乳糜胸在哪一侧均由右侧进胸,由膈裂孔上面主动脉右后与脊柱前缘间寻找并结扎胸导管。此处胸导管走行较为恒定,便于暴露,利于手术操作,亦可在附近不同平面加扎2～3道。

(2)找到瘘口时,用0－0号丝线缝扎其上下两断端。并用周围组织覆盖,不宜用电烙或银夹处理。无法找到瘘口时,只缝合有乳糜液漏出的纵隔胸膜,同时于右膈上结扎胸导管。单纯结扎右膈上胸导管亦可。至于将胸导管移植于静脉或其他方法的吻合,从目前临床实践看来均无必要。

(3)手术治疗时机的选择:对保守治疗的期限仍有争议,有人认为胸乳糜液的引流量和速度并非判断手术时机的指标,乳糜液引流量的减少不是逐渐的,而是于某一时刻突然减少或停止,因此至少应进行 3～4 周的保守治疗。

亦有人认为只要保守治疗的诸措施得到严格执行,有信心地坚持,需行手术的患者为数不会太多。有的学者认为成人每日胸乳糜液超过 1500mL,儿童超过 100mL,持续 5d 不停即应手术。多数主张保守治疗时间仍应依患者对丧失乳糜液的耐受性而定。引流量多的患者,保守治疗不应超过 2～3 周,以免发生严重代谢紊乱和机体衰竭,反而失去良好的手术时机,尤其是对婴幼儿和糖尿病患者。2～3 周的保守治疗会增加手术的危险性,不可机械规定。应根据患者的具体情况而定。

第十节　食管破裂

一、病因
(1)颈部食管破裂多见于刀器伤,胸部食管破裂多见于爆炸伤。

(2)误吞异物或内镜检查及食管扩张术时致食管破裂。

(3)上腹部或下胸部突然受到暴力压时,致胃内气体及胃内容物冲击食管下端导致近贲门处食管破裂。

(4)暴饮暴食后剧烈的恶心、呕吐,使食管腔内压力骤增,可致食管破裂。

(5)食管的原有疾患,如癌肿、溃疡、烧伤、瘢痕破裂。

二、病理
如颈部伤口引流不畅时,继发感染或口腔分泌物等可下行侵入纵隔,引起纵隔炎症、纵隔脓肿。若破入胸腔,则发生脓气胸。胸段食管伤伴穿孔时,常会迅速形成纵隔脓肿。

三、临床表现
(1)患者有剧烈的胸骨后疼痛,肩背痛,有时有少量呕血,下咽的唾液、气体及食物进入纵隔,致纵隔气肿及纵隔脓肿,若穿透纵隔胸膜,可形成脓气胸。

(2)患者有高热、脉率快,白细胞总数及中性粒细胞增高,若引流不当,可迅速出现全身中毒症状,进一步发展为中毒性休克。

(3)下段食管破裂,常有胃液反流入纵隔及胸腔。如破裂口较小,纵隔感染可局限,形成纵隔脓肿。

四、诊断
(1)颈部食管破裂,有唾液及食物从伤口流出。剧烈的肩背部或胸骨后疼痛。

(2)胸部食管位于后纵隔,裂伤与纵隔相通,继发急性纵隔炎,纵隔脓肿或气肿。

（3）胸部气管破裂，若与胸腔相通，可继发张力性气胸，胸腔感染，其脓恶臭，口服亚甲蓝后，胸腔闭式引流管内可见蓝色液体。

（4）患者有高热、脉快、白细胞增高或有心慌气短，出冷汗等全身中毒症状。

（5）X 线检查可见纵隔阴影增宽或纵隔内气肿、侧位检查示后纵隔局限性气液面。破溃与胸腔相通时，则出现液气胸。

（6）口服碘化油行 X 线检查或行内镜检查，可见碘化油经破口处流出，内镜可发现破裂口。

五、治疗

（一）非手术疗法

食管破裂诊断一经确定，应立即禁饮食，颈部食管若裂口较小，只要引流通畅，局部保持清洁，可自行愈合。

（二）手术疗法

颈部食管有较大裂伤或完全横断时，争取 24h 内进行手术治疗，行破裂食管修补或对端吻合术。胸部食管裂伤早期可与胸内其他合并伤同时处理。在伤情条件允许下，争取早期手术修补或对端吻合术。

（三）后期疗法

胸部食管破裂后，已有纵隔脓肿或脓气胸时，食管裂口已不能缝合修补，应先行纵隔引流及胸腔闭式引流。应给予输液、输血，大剂量有效广谱抗生素，行脓液培养＋药敏。行胃或空肠造瘘，鼻饲饮食，对患者精心护理，病情稳定好转后，再行食管裂伤根治手术。

第四章　泌尿外科疾病

第一节　膀胱结石

膀胱结石,中医称"石淋症",是尿石症中较常见的一种,发病有地区性,发病年龄10岁以下儿童居多,50岁以上老年男性常与下尿路梗阻有关。

一、病因

尿石的形成在肾结石症中已有叙述。膀胱结石的形成有两个决定性因素,即尿路感染和梗阻。结石发生于男性者远较女性为多,因为男性尿道长、口径细和阻力大,结石易滞留于膀胱内。多数结石来源于肾脏,小的肾结石进入膀胱后,尿盐继续黏附其上,久之增大,更不易排出,引起症状。

二、病理

多为草酸钙或尿酸盐结石。结石不断对膀胱内壁产生机械性刺激而出现慢性炎症,开始毛细血管增多,黏膜充血变红,严重时引起水肿甚至形成溃疡。当结石阻塞尿道内口时,膀胱内压力增加,膀胱内壁可有炎性肉芽肿形成,膀胱壁增厚,肌肉纤维增生,或有膀胱憩室形成。如梗阻或感染长期存在,可导致肾盂积水、肾盂肾炎及肾功能损害等。

三、临床表现

(一)疼痛

下腹部和耻骨上区多有钝痛剧烈活动时加重,可向阴茎和会阴部放射,疼痛在排尿终末时加重,称终末尿痛,严重者并发终末血尿。

(二)排尿困难

以尿流中断为典型症状,约占30%~40%,为结石突然堵塞尿道内口或尿道括约肌发生痉挛所致。改变体位使结石移动后,中断尿流又可恢复通畅。有时尿流变细,甚至成线状或尿滴沥。长期排尿困难可并发直肠脱垂或痔。幼儿常用手牵拉阴茎或顶抵会阴部,以试图使尿排出,亦为典型症状之一。

(三)膀胱刺激症状

因合并炎症常有尿频、尿急和尿痛症状,白天较夜间明显。

(四)尿潴留

结石嵌顿于尿道内口时,可发生尿潴留。

(五)体检检查

于耻骨上区有深压痛。结石巨大者可于下腹部触及硬块,光滑活动,直肠指诊及阴道检查亦可发现硬块,尤以双合诊时发现机会较多。

四、诊断

(1)有典型的临床表现。

(2)尿液检查见有红细胞,合并感染时有大量白细胞及脓细胞。

(3)用金属尿道探杆在膀胱内可有触石感。膀胱镜检查可见到结石,并能发现有无憩室或肿瘤等并发症。

(4)膀胱区 X 线摄片或透视时能见到不透光阴影,如不显影,可做空气对比造影。

(5)B超检查有助于诊断。

五、治疗

(一)非手术治疗

结石小于 1cm,估计能从尿道排出者,可用中药治疗,同时大量饮水以利结石排出。

(二)手术治疗

1.经膀胱碎石术

通过膀胱镜插入碎石钳将结石夹碎,然后将小碎石块一冲出。此法不适用于结石直径大于 3cm,结石较硬不能夹碎,结石位于膀胱憩室内,有膀胱镜检查禁忌及合并肿瘤或前列腺肥大的患者。使用液电波或激光碎石是较新的治疗方法,适用于 1~2cm 大小的结石。此外还有定向膀胱内结石爆破法和套石术等。

2.耻骨上膀胱切开取石术

是基本方法,适用于直径大于 1cm 的结石、多发结石及有并发症的结石。切开膀胱将结石取出后,应注意检查有无并发症如憩室、肿瘤等,一并予以处理。术后膀胱内留置导尿管,应用抗生素。

(三)病因治疗

梗阻是结石形成的主要因素之一,如前列腺肥大、尿道狭窄等,均应于适当时机予以治疗,防止结石复发。

第二节　肾结石

尿路结石是泌尿系统的常见疾病之一。随着我国经济的发展和饮食结构的改变,我国尿路结石的发病率呈逐年上升的趋势。近 20 年来,微创技术的发展使得尿路结石的治疗发生了革命性的进步。尿路结石按部位可分为上尿路(肾和输尿管)结石和下尿路(膀胱和尿道)结石。其中上尿路结石约占 80%。肾结石是尿路结石中最常见的疾病,本节重点介绍肾结石,其他部位的结石分别在相应器官的章节中介绍。

我国尿路结石总的发病率为 1%~5%。结石的发生率与患者的性别、年龄、种族、体重指数、职业、水的摄入量、水质、气候和地理位置有关。

尿路结石多发于中年男性,男女比约为(2~3):1。男性的高发年龄为 30~50 岁,女性有两个发病高峰,35 岁和 55 岁,近年来女性的尿路结石发病率有增高趋势。肥胖患者容易患尿酸结石和草酸钙结石,可能与胰岛素抵抗造成低尿 pH 和高尿钙有关。从事高温作业的人员尿路结石的发病率高,与其出汗过多、机体水分丢失有关。南方地区和沿海诸省市区的发病率可高达 5%～10%,在这些地区,尿路结石患者可占泌尿外科住院患者的 50% 以上,这与日照时间长、机体产生较多 Vit D3 和高温出汗水分丢失有关。水的硬度高低与尿路结石的发生率之间没有定论,但大量饮水确实可以降低尿路结石发生的风险。经济发达地区居民饮食中蛋白和糖类比例较高,其肾结石的发生比例较高。

一、肾结石的种类

肾结石由基质和晶体组成,晶体占 97%,基质只占 3%。由于结石的主要成分为晶体,通常按照结石的晶体成分将肾结石主要分为含钙结石、感染性结石、尿酸结石和胱氨酸结石 4 大类。不同成分的结石的物理性质、影像学表现不同。结石可以由单一成分组成,也可以包含几种成分。

二、肾结石的病因

肾结石的形成原因非常复杂。包括四个层面的因素:外界环境、个体因素、泌尿系统因素以及尿液的成石因素。外界环境包括自然环境和社会环境,流行病学中提到的气候和地理位置属于自然环境,而社会经济水平和饮食文化属于社会环境。个体因素包括:种族和遗传因素、饮食习惯、代谢性疾病和药物等。泌尿系统因素包括肾损伤、泌尿系统梗阻、感染、异物等。上述因素最终都导致尿液中各种成分过饱和、抑制因素的降低、滞留因素和促进因素的增加等机制,导致肾结石的形成。

与肾结石形成有关的各种代谢性因素包括:尿 pH 异常、高钙血症、高钙尿症、高草酸尿症、高尿酸尿症、胱氨酸尿症、低枸橼酸尿症等。其中常见的代谢异常疾病有:甲状旁腺功能亢进、远端肾小管性酸中毒、痛风、长期卧床、结节病、皮质醇增多或肾上腺功能不全、甲状腺功能亢进或低下、急性肾小管坏死恢复期、多发性骨髓瘤、小肠切除、Crohn 病、乳－碱综合征等。

药物引起的肾结石占所有结石的 1% 左右。药物诱发结石形成的原因有两类。一类为能够诱发结石形成的药物,包括钙补充剂、维生素 D、维生素 C(每天超过 4g)、乙酰唑胺(利尿剂)等,这些药物在代谢的过程中导致了其他成分结石的形成。另一类为溶解度低的药物,在尿液浓缩时析出形成结石,药物本身就是结石的成分,包括磺胺类药物、氨苯蝶啶、茚地那韦(抗病毒药物)等。

尿路梗阻、感染和异物是诱发肾结石的主要局部因素,而梗阻、感染和结石等因素可以相互促进。各种解剖异常导致的尿路梗阻是肾结石形成的重要原因,临床上容易引起肾结石的梗阻性疾病包括机械性梗阻和非机械性梗阻两大类。其中机械性梗阻原因包括:肾小管扩张(髓质海绵肾)、肾盏盏颈狭窄(包括肾盏憩室、肾盏扩张)、肾盂输尿管连接部狭窄、马蹄肾及肾旋转不良、重复肾盂输尿管畸形、输尿管狭窄(包括炎症性、肿瘤、外压性因素)、输尿管口膨出等。非机械性梗阻原因包括:神经源性膀胱、膀胱输尿管反流和先天性巨输尿管等。反复发作的泌尿系统感染、肾盂肾炎是导致感染性肾结石的常见原因。

了解结石的成分和病因,对于肾结石的治疗和预防有重要的指导意义。

三、症状

肾结石的临床表现多样。常见症状是腰痛和血尿,部分患者可以排出结石,此外还可以出现发热、无尿、肾积水、肾功能不全等表现。不少患者没有任何症状，只在体检时偶然发现。应当注意，无症状并不意味着患者的肾功能正常。

(一)疼痛

40%～50%的肾结石患者有腰痛症状，发生的原因是结石造成肾盂梗阻。通常表现为腰部的酸胀、钝痛。如肾结石移动造成肾盂输尿管连接部或输尿管急性梗阻，肾盂内压力突然增高，可造成肾绞痛。肾绞痛是上尿路结石的典型症状，表现为突然发作的脊肋角和腰部的刀割样疼痛，常伴有放射痛，受累部位为同侧下腹部、腹股沟、股内侧，男性可放射到睾丸和阴茎头，女性患者放射至阴唇。发作时，患者表情痛苦、坐卧不宁、辗转反侧、排尿困难、尿量减少，可以出现面色苍白、出冷汗、恶心、呕吐、低热等症状，甚至脉搏细速、血压下降。肾绞痛发作持续数分钟或数小时，经对症治疗可缓解，也可以自行缓解，缓解后可以毫无症状。肾绞痛可呈间歇性发作。部分患者疼痛呈持续性，伴阵发性加重。

(二)血尿

血尿是肾结石的另一常见临床表现，常常在腰痛后发生。血尿产生的原因是结石移动或患者剧烈运动导致结石对集合系统的损伤。约80%患者可出现血尿，但大多数患者只表现为镜下血尿，其中只有10%左右的患者表现为全程肉眼血尿。部分患者可以只出现无痛性全程肉眼血尿，需要与泌尿系统肿瘤等其他疾病进行鉴别诊断。

(三)排石

患者尿中排除结石时，可以确诊尿路结石诊断。应收集排出的结石并进行成分分析，以发现可能的代谢因素，利于结石的治疗和预防。排石常在肾绞痛发作后出现，也可以不伴有任何痛苦。

(四)发热

肾绞痛时可能伴或不伴低热。由于结石、梗阻和感染可互相促进，肾结石造成梗阻可继发或加重感染，出现腰痛伴高热、寒战。部分患者可表现为间断发热。感染严重时可造成败血症。出现发热症状时，需要引起高度重视，及早进行抗感染、引流尿液处理，以预防全身严重感染的发生。

(五)无尿和急性肾功能不全

双侧肾结石、功能性或解剖性孤立肾结石阻塞造成尿路急性完全性梗阻，可以出现无尿和急性肾后性肾功能不全的表现，如水肿、恶心、呕吐、食欲减退等。出现上述情况，需紧急处理，引流尿液。无尿患者可以伴或不伴腰痛。

(六)肾积水和慢性肾功能不全

单侧肾结石造成的慢性梗阻常不引起症状，长期慢性梗阻的结果可能造成患侧肾积水、肾实质萎缩。孤立肾或双侧病变严重时可发展为尿毒症，出现贫血、水肿等相应临床表现。

四、体征

肾结石造成肾绞痛、钝痛时，临床表现为"症状重、体征轻"。典型的体征是患侧肾区叩击痛。脊肋角和腹部压痛可不明显，一般不伴腹部肌紧张。肾结石慢性梗阻引起巨大肾积水时，可出现腹部包块。

五、肾结石的诊断原则

(一)诊断依据

为病史、症状、体征、影像学检查和实验室检查。

(二)通过诊断需要明确

是否存在结石、结石的位置、数目、大小、形态、可能的成分、肾脏功能、是否合并肾积水、是否合并尿路畸形、是否合并尿路感染、可能的病因以及既往治疗等情况。这些因素都在肾结石的治疗和预防方法选择中起重要作用。

(三)鉴别诊断

肾结石应当与泌尿系统结核、各种可能出现肾脏钙化灶的疾病、各种引起上尿路梗阻的疾病相鉴别。

六、病史

对于所有怀疑尿路结石诊断者,都应当全面采集病史,包括家族史、个人史和既往结石症状的发作和治疗等。25%的肾结石患者存在结石家族史。了解患者的居住和工作环境、饮食习惯、水摄入量,以及是否存在痛风、甲状旁腺功能亢进、远端肾小管性酸中毒、长期卧床、结节病、维生素D中毒、皮质醇增多或肾上腺功能不全、甲状腺功能亢进或低下、急性肾小管坏死恢复期、多发性骨髓瘤等各种代谢性疾病。既往结石发作情况、排石情况、治疗方法及结局、结石成分分析结果等。

七、影像学检查

明确肾结石的主要影像学检查为B超、泌尿系统平片(KUB)及静脉尿路造影(IVU)和腹部CT。通过影像学检查不但要明确是否存在肾结石,还需明确肾结石的位置、数目、大小、形态、可能的成分、是否合并肾积水、是否合并尿路畸形等情况。当然,诊断肾结石的同时,还应当明确尿路其他部位是否存在结石。磁共振、逆行造影、顺行造影和放射性核素检查在肾结石及其相关诊断中也有一定的作用。

(一)B超

由于B超简便、快捷、经济、无创,对肾结石的诊断准确性较高,是《CUA尿路结石诊疗指南》推荐的检查项目。B超可以发现2mm以上的肾结石,包括透X线的尿酸结石。B超还可以了解是否存在肾积水。肾结石的B超表现为肾脏集合系统中的强回声光团伴声影,伴或不伴肾盂肾盏扩张。肾结核的钙化在B超上的部位在肾实质,同时可能发现肾实质的破坏和空洞。但B超检查的不足之处是对于输尿管结石的诊断存在盲区,对肾功能的判断不够精确,对肾脏的钙化和结石的鉴别存在一定困难。

(二)泌尿系统平片

KUB是《CUA尿路结石诊疗指南》推荐的常规检查方法。摄片前需要排空肠道,摄片范围包括全泌尿系统,从11胸椎至耻骨联合。90%左右的肾结石不透X线,在KUB平片上可显示出致密影。KUB平片可初步判断肾结石是否存在,以及肾结石的位置、数目、形态和大小,并且初步地提示结石的化学性质。在KUB平片上,不同成分的结石显影程度从高到低依次为:草酸钙、磷酸钙和磷酸镁铵、胱氨酸、含钙尿酸盐结石。纯尿酸结石和黄嘌呤结石能够透过X线,在KUB平片上不显影,称为透X线结石或阴性结石。胱氨酸结石的密度低,在KUB

平片上的显影比较浅淡。应当注意，KUB 片，上致密影的病因有多种，初诊时不能只根据 KUB平片确诊肾结石，更不能只凭 KUB 就进行体外碎石、手术等治疗。需要结合 B 超、静脉尿路造影或 CT 等与肾结核钙化、肿瘤钙化、腹腔淋巴结钙化、胆囊结石等其他致密影相鉴别。KUB 可用于肾结石治疗后的复查。

(三)静脉尿路造影

又称静脉肾盂造影(IVP)。IVU 是《CUA 尿路结石诊疗指南》推荐的检查方法。在非肾绞痛发作期，KUB/IVU 是诊断尿路结石的"金标准"。IVU 应与 KUB 平片联合进行，通常在注射造影剂后 10 分钟和 20 分钟摄片。通过 1VU 可了解肾盂肾盏的解剖结构，确定结石在集合系统的位置，还可以了解分侧肾功能，确定肾积水程度，并与其他 KUB 平片上可疑的致密影相鉴别。KUB 平片上不显影的尿酸结石在 IVU 片上表现为充盈缺损。如一侧肾脏功能受损严重而不显影时，延迟至 30 分钟以上拍片常可以达到肾脏显影的目的，也可应用大剂量造影剂进行造影。应当注意，肾绞痛发作时，急性尿路梗阻可能会导致患侧尿路不显影或显影不良，对分肾功能的判断带来困难，应尽量避免在肾绞痛发作时行 IVU。

在使用造影剂时，应当注意以下问题：①使用前应进行造影剂过敏试验，对于有过敏史或可能存在造影剂过敏风险时，可在检查前应用糖皮质激素和(或)抗组胺药物，并且避免使用离子型造影剂。②静脉使用造影剂可能导致肾脏灌注减低和肾小管损害。使用造影剂 3 日内血清肌酐增高超过 $44\mu mol/L$，如无其他合理解释，则考虑出现造影剂损害。危险因素包括：血清肌酐异常、脱水、超过 70 岁、糖尿病、充血性心力衰竭、应用非甾体类抗感染药物或氨基糖苷类药物(应停药 24 小时以上)等。应当避免在 48 小时内重复使用造影剂。③糖尿病患者如服用二甲双胍，造影剂可能会加重其乳酸酸中毒。应在造影后停服二甲双胍 48 小时，如肾功能异常，还应在造影前停服 48 小时；如怀疑出现乳酸酸中毒，应检测血 pH、肌酐和乳酸。④未控制病情的甲状腺功能亢进者，禁用含碘造影剂。

(四)逆行造影

通过膀胱镜进行输尿管逆行插管进行造影，为有创检查，不作为肾结石的常规检查手段。在 IVU 尿路不显影或显影不良、或对造影剂过敏、不能明确 KUB 片上致密影的性质又无条件行 CT 检查时，可行逆行造影。逆行造影可以清晰直观地显示，上尿路，判定是否同时存在肾盂输尿管连接部狭窄等解剖因素。传统的逆行插管双曝光已很少应用。

(五)顺行造影

已行肾穿刺造瘘者，可通过造瘘管顺行造影了解集合系统的解剖以及与结石的关系。

(六)CT

CT 是《CUA 尿路结石诊疗指南》可选检查方法。CT 在尿路结石诊断中的应用越来越普及。螺旋 CT 平扫对肾结石的诊断准确、迅速，其准确率在 95% 以上，高于 KUB 和 IVU，能够检出其他影像学检查中可能遗漏的小结石。而且不需要肠道准备、不必使用造影剂、不受呼吸的影响。CT 片上结石的不同的 CT 值可以反映结石的成分、硬度及脆性，可以为体外碎石等治疗方法的选择提供参考。增强 CT 能够显示肾脏积水的程度、观察肾实质的血供和造影剂的排泄情况、测算肾实质的体积，从而反映肾脏的形态和功能。CT 还能明确肾脏的解剖、结石的空间分布和周围器官的解剖关系，指导经皮肾镜等治疗。此外，CT 还可以发现其他腹腔内的病变。CT 增强及三维重建可以进行 CT 尿路显像(CTU),可以代替 IVU。由于 CT 的诸多优势,有逐步代替 KUB/IVU 成为尿路结石的首选检查方法的趋势。

(七)磁共振(MR)

MR 对尿路结石的诊断不敏感,结石在 MR 的 T_1、T_2 加权像上都表现为低信号。但磁共振水成像(MRU)能够了解上尿路梗阻的形态,而且不需要造影剂即可获得与静脉尿路造影同样的效果,不受肾功能改变的影响。适合于对造影剂过敏者、肾功能受损者、未控制的甲亢患者以及儿童和妊娠妇女等。

(八)放射性核素检查

肾图和肾动态显像可以评价肾功能,并不受肾功能异常的影响,在肾功能异常时可以进行该检查。肾动态显像可以了解肾脏血流灌注状况、测定分肾肾小球滤过率以及判断是否存在尿路梗阻以及梗阻性质等信息,因此对手术方案的选择以及手术疗效的评价具有一定价值。此外,甲状旁腺 ^{99m}Tc—MIBI(99 锝—甲氧异丁基异腈)显像是甲状旁腺功能亢进的定位诊断的最佳检查方法。

通过实验室检查可以辅助结石的诊断、了解患者的肾功能、是否合并感染、是否合并代谢性疾病等。

(一)尿常规

尿常规可以提供多种信息,在肾结石诊断中具有非常重要的意义。全部结石患者都应行尿常规检测。肾结石患者在绞痛发生后和运动后常出现镜下血尿。尿 WBC 增多和亚硝酸盐阳性表明结石合并细菌感染。尿 pH 与某些结石有关,如尿酸和胱氨酸在酸性尿中容易产生,用碱化尿液的方法进行溶石治疗时需要监测尿 pH;感染性结石患者的尿液呈碱性;如晨尿 pH 过高超过 5.8,应怀疑远端肾小管酸中毒的可能。尿中出现各种成分的结晶有助于结石的诊断。

(二)尿培养及细菌敏感药物试验

尿 WBC 增多者,应行此项检查,以指导临床进行敏感抗生素的选择。

(三)血常规

肾绞痛时可伴血 WBC 短时轻度增高。结石合并感染或发热时,血 WBC 可明显增高。结石导致肾功能不全时,可有贫血表现。

(四)血生化检查

血清肌酐、尿素氮和肾小球滤过率反映总肾功能。肾功能不全时可出现高血钾或二氧化碳结合力降低。远端肾小管酸中毒时,可出现低钾血症和血氯增高。甲状旁腺功能亢进时骨溶解增加,可导致血碱性磷酸酶增高。

(五)尿液代谢因素的检测

24 小时尿的尿量、钙、磷、镁、钠、钾、氯、草酸、枸橼酸、磷酸、尿酸、尿素、胱氨酸等。标本最好留两次。标本中加入适量盐酸可以预防尿液储存过程中析出草酸钙和磷酸钙沉淀,避免维生素 C 氧化成草酸,并预防尿液中细菌生长而改变尿液某些成分。在酸化尿液中尿酸和胱氨酸发生沉淀,如需检测其中的尿酸和胱氨酸,则必须加碱使其尿酸盐沉淀溶解。添加了叠氮化钠的尿液可以进行尿酸盐分析;由于尿液存放一段时间后其 pH 可能发生改变,检测尿 pH

时需要收集新鲜晨尿。

(六)血液代谢因素的有关检查

包括血钙、磷、钾、氯、尿酸、清蛋白等。测定血钙可以发现甲状旁腺功能亢进或其他导致高钙血症的原因,测定清蛋白可以矫正结合钙对血钙浓度的影响。如血钙浓度≥2.60mmol/L,应怀疑甲状旁腺功能亢进的可能,可以重复测定血钙并测定甲状旁腺激素(PTH)水平。尿酸结石患者血尿酸可能增高。肾小管酸中毒可以表现为低钾血症、高氯性酸中毒。

(七)尿酸化试验

早餐后服用氯化铵 0.1g/kg 体重,饮水 150mL,上午九点开始每小时收集尿液测定 pH 并饮水 150mL,共进行 5 次。如尿 pH≤5.4 则不存在肾小管酸中毒。

(八)结石成分分析

自发排出的结石、手术取石和体外碎石排出的结石应进行结石成分分析,以明确结石的性质,为溶石治疗和预防结石复发提供重要依据,还有助于缩小结石代谢异常的诊断范围。结石成分分析方法包括物理方法和化学方法两类。物理分析法比化学分析法精确,常用的物理分析法是 X 线晶体学和红外光谱法。红外光谱法既可分析各种有机成分和无机成分,又可分析晶体和非晶体成分,所需标本仅为 1mg。化学分析法的主要缺点是所需标本量较多,而且分析结果不很精确,但该法简单价廉,可以基本满足临床需要。

九、肾结石的治疗原则

(1)肾结石治疗的总体原则是:解除痛苦、解除梗阻、保护肾功能、有效祛除结石、治疗病因、预防复发。

(2)保护肾功能是结石治疗的中心。

(3)具体的治疗方法需要个体化,根据患者的具体情况选择适宜的治疗方法。

影响肾结石治疗的因素多样,包括患者的具体病情和医疗条件两大类。其中患者的病情包括:结石的位置、数目、大小、形态、可能的成分、发作的急缓、肾脏功能、是否合并肾积水、是否合并尿路畸形、是否合并尿路感染、可能的病因、患者的身体状况以及既往治疗等情况,都影响结石治疗具体方法的选择。此外,医疗因素包括医生所掌握的治疗结石的技术和医院的医疗条件、仪器设备,也影响了结石的治疗方法的选择。

肾结石的治疗主要包括以下内容:严重梗阻的紧急处理、肾绞痛的处理、合理有效祛除结石、病因治疗等方面。

十、严重梗阻的紧急处理

结石引起的梗阻,如果造成肾积脓、肾功能不全、无尿等严重情况,危及患者生命,需要紧急处理。

梗阻合并感染可造成肾积脓、高热、甚至感染中毒性休克。体外冲击波碎石后输尿管"石街"形成时,容易造成急性梗阻感染。患者具有明显的腰部疼痛,体征出现明显肾区叩痛、腰大肌压迫症阳性,血白细胞明显增高。如广谱抗生素不能控制感染,需要紧急行超声或 CT 引导下经皮肾穿刺造瘘,充分引流,同时根据血培养或脓液的细菌培养、药物敏感试验结果,选择敏感抗生素。此时留置输尿管导管或双猪尾管亦有一定效果,但由于脓液黏稠,引流可能不充分,甚至脓液堵塞管腔。如未能留置双猪尾管,或留置双猪尾管 3 日体温仍得不到有效控制,此时需行肾穿刺造瘘。如引流及时充分,感染通常可以得到控制。待病情稳定后,再处理结石。

孤立肾或双肾肾后性完全梗阻,可造成少尿、无尿,甚至肾功能不全及尿毒症。有时患者并无明显疼痛,以无尿、恶心呕吐等症状就诊,影像学检查发现肾积水,如患者无感染表现,可行留置输尿管双猪尾管引流,如逆行插管失败,行超声引导肾穿刺造瘘。如病变为双侧,通常急诊只需处理肾实质好的一侧即可。

如为急性肾后性梗阻,影像学显示肾实质厚度正常,梗阻解除后肾功能可能恢复,不必行急诊血液透析,待肾功能恢复后再处理结石。如为慢性梗阻,影像学显示肾脏萎缩、肾实质结构紊乱,则肾功能是否能恢复及恢复的程度,需要持续引流观察,而且,在这种情况下,通常需要行双侧肾脏引流。如充分持续引流肾功能不恢复,则按照慢性肾功能不全处理。应当注意,在急性肾后性梗阻解除后,可出现多尿期,一般持续 2～4 天,尿量可能每日超过 4000mL,需要注意维持水电解质平衡。

十一、肾绞痛的治疗

肾绞痛是泌尿外科的常见急症,需紧急处理。结石导致肾绞痛的原因通常为较小结石移动到肾盂输尿管连接部或进入输尿管所导致的上尿路急性梗阻。肾绞痛治疗前应与其他急腹症相鉴别。肾绞痛的主要治疗方法为药物镇痛、解痉。

肾绞痛急性发作期可以适当限制水的入量,利尿剂的应用和大量饮水可以加重肾绞痛的发作。

肾绞痛的镇痛药物的使用遵循三级镇痛原则。一级镇痛药物为非甾体类镇痛抗感染药物。常用药物有双氯芬酸钠(扶他林,50mg,口服)、布洛芬(芬必得,0.3g,口服)和吲哚美辛栓(消炎痛,100mg,肛塞)等,具有中等程度的镇痛作用。双氯芬酸钠还能够减轻输尿管水肿,双氯芬酸钠 50mg 口服每日 3 次可明显减少肾绞痛的反复发作。但双氯芬酸钠会影响肾功能异常者的肾小球滤过率,但对肾功能正常者不会产生影响。二级药物为非吗啡类中枢镇痛剂,常用药物为:曲马朵(50mg,口服),该药无呼吸抑制作用,无便秘,耐受性和依赖性很低。三级镇痛药物为较强的阿片类受体激动剂,具有较强的镇痛和镇静作用。常用药物有:布桂嗪(50～100mg,肌内注射)、盐酸哌替啶(杜冷丁,50mg,肌内注射)、盐酸吗啡(5mg,皮下或肌内注射)等。阿片类药物具有眩晕、恶心、便秘、呼吸抑制等不良反应,对于慢性肺通气功能障碍、支气管哮喘患者禁用。该类药物可加重肾绞痛患者的恶心呕吐,在治疗肾绞痛时避免单独使用阿片类药物,一般需要配合硫酸阿托品、氢溴酸山莨菪碱(654-2)等解痉类药物一起使用。

解痉药物包括:①M 型胆碱受体阻滞剂,常用药物有:硫酸阿托品(0.3～0.5mg,皮下、肌肉或静脉注射)和氢溴酸山莨菪碱(654-2,10mg,口服、肌肉或静脉注射),可以松弛输尿管平滑肌,缓解痉挛。青光眼患者禁用该类药物。②黄体酮(20mg,肌内注射)可以抑制平滑肌的收缩而缓解痉挛,对止痛和排石有一定的疗效,尤其适用于妊娠妇女肾绞痛者。③钙离子拮抗剂,硝苯地平(心痛定,10mg,口服或舌下含化),对缓解肾绞痛有一定的作用。④α受体阻滞剂(坦索罗辛 0.2mg 口服、多沙唑嗪 4mg 口服等),近期国内外的一些临床报道显示,α受体阻滞剂在缓解输尿管平滑肌痉挛,治疗肾绞痛中具有一定的效果。

此外,针灸也有一定解痉止痛效果,常用穴位有肾俞、京门、三阴交或阿是穴等。

如经上述治疗肾绞痛不缓解,则可进行留置输尿管引流或急诊体外碎石,输尿管镜手术取石等处理。

十二、排石治疗

祛除肾结石的方法包括排石、溶石、体外冲击波碎石(ESWL)、输尿管镜碎石、经皮肾镜取石(PCNL)、腹腔镜或开放手术取石等方法。

20年来,由于各种微创方法的不断发展和推广,ESWL、输尿管镜碎石、PCNL等技术的应用越来越普及,大多数肾结石可以通过,上述微创方法得到有效治疗。传统的开放手术在肾结石的治疗中应用已逐步减少,但对那些需要同时解决解剖异常的结石患者,仍为一种有效治疗。具体采用何种方法治疗肾结石,主要取决于结石的大小、位置、数目、形态、成分。对于某位患者来说,应选择损伤相对更小、并发症发生率更低的治疗方式。此外,还要考虑肾脏功能、是否合并肾积水、是否合并尿路畸形、是否合并尿路感染、可能的病因、患者的身体状况以及既往治疗等情况。

(一)排石

排石治疗的适应证为:肾结石直径≤6mm,未导致尿路梗阻或感染,疼痛症状可以得到有效控制。直径≤4mm的结石自然排石率为80%,再辅以排石药物,可进一步提高排石率。直径≥7mm的结石自然排石率很低。

排石治疗的措施有:①每日饮水3000mL以上,保持24小时尿量2000mL,且饮水量应24小时内均匀分配。②服用上述非甾体类药物或α-受体阻滞剂、钙离子拮抗剂。③服用利湿通淋的中药,主要药物为车前子,常用成药有排石颗粒、尿石通等;常用的方剂如八正散、三金排石汤和四逆散等。④辅助针灸疗法,常用穴位有肾俞、中脘、京门、三阴交和足三里等。

较小肾盏结石可长期滞留,无临床表现。应严密观察,定期复查。如果结石增大,或引起的严重症状,或造成肾积水或肾盏扩张、继发感染时,应行其他外科治疗。

(二)溶石

溶石治疗是通过化学的方法溶解结石或结石碎片,以达到完全清除结石的目的,是一种有效的辅助治疗方式,常作为体外冲击波碎石、经皮肾镜取石、输尿管镜碎石及开放手术取石后的辅助治疗。主要用于尿酸结石和胱氨酸结石的治疗。溶石手段包括口服药物、增加尿量、经肾造瘘管注入药物等。其他结石也可尝试溶石治疗。

1.尿酸结石

(1)碱化尿液:口服枸橼酸氢钾钠6~10mmol,每日3次,使尿液pH达到6.5~7.2。尿液pH过高可能导致感染性结石的发生。

(2)大量饮水,使24小时尿量超过2000~2500mL。

(3)口服别嘌醇300mg,每日1次,减少尿尿酸排出。

(4)减少产生尿酸的食品的摄入,如动物内脏等,每日蛋白质入量限制在0.8g/(kg·d)。

(5)经皮溶石可选用三羟甲基氨基甲烷(THAM)液。

2.胱氨酸结石

(1)碱化尿液:口服枸橼酸氢钾钠或碳酸氢钠,使尿液pH维持在7.0以上。

(2)大量饮水,使24小时尿量超过3000mL,且饮水量在24小时内保持均匀分配。

（3）24小时尿胱氨酸排出高于3mmol时，可应用硫普罗宁（α－巯基丙酰甘氨酸）或卡托普利。

（4）经皮溶石可选用0.3mol/L或0.6mol/L的三羟甲基氨基甲烷（THAM）液，以及乙酰半胱氨酸。

3.感染性结石

磷酸镁铵和碳酸磷灰石能被10%的肾溶石酸素（pH3.5～4）及Suby液所溶解。具体的方法是在有效的抗生素治疗的同时，溶石液从一根肾造瘘管流入，从另一根肾造瘘管流出。溶石时间的长短取决于结石的负荷，完全性鹿角形结石往往需要比较长的时间才能被溶解。冲击波碎石后结石的表面积增加，增加了结石和溶石化学液的接触面积，有利于结石的溶解。该疗法的最大优点是不需麻醉即可实施，因此，也可做为某些高危病例或者不宜施行麻醉和手术的病例的治疗选择。口服药物溶石的方案：①短期或长期的抗生素治疗。②酸化尿液：口服氯化铵1g，每日2～3次，或者甲硫氨酸500mg，每日2～4次。③对于严重感染者，使用尿酶抑制剂，如乙酰羟肟酸或羟基脲。建议使用乙酰羟肟酸250mg，每日2次，服用3～4周。如果患者能耐受，则可将剂量增加到250mg，每日3次。

（三）有效祛除结石

祛除结石适应证包括结石直径≥7mm、结石造成尿路梗阻、感染、肾功能损害等。祛除结石的方法包括：体外冲击波碎石ESWL、输尿管镜碎石、经皮肾镜取石PCNL、手术取石等。CUA尿路结石诊疗指南对这些方法的选择提出了推荐性意见。下面分别对这些方法进行介绍。

1.体外冲击波碎石（ESWL）

20世纪80年代初体外冲击波碎石的出现，为肾结石的治疗带来了革命性变化。其原理是将液电、压电、超声或电磁波等能量，会聚到一个焦点上，打击结石，实现不开刀治疗肾结石。曾经ESWL几乎用于治疗全部肾结石，包括鹿角形肾结石。但随着经验积累，人们发现了ESWL的各种并发症，如肾被膜下血肿、肾破裂、肾萎缩、输尿管"石街"形成、肾积脓、大结石的治疗时间长等。20多年来，随着临床经验的积累和碎石机技术的发展，对ESWL的适应证、治疗原则及并发症的认识有了新的改变。第三代碎石机与早期碎石机相比，碎石效率提高，更安全，费用降低，而且更灵巧，还实现了多功能化。现代体外碎石机可具备X线定位和B超定位双重方式。由于ESWL具有创伤小、并发症少、可门诊进行等优点。

（1）ESWL的适应证：直径≥7mm的肾结石。对于直径7～20mm大小的各种成分的肾结石，并且不合并肾积水和感染者，ESWL是一线治疗。对于直径＞20mm的肾结石，ESWL虽然也能够成功碎石，但存在治疗次数多时间长、排石问题多等缺点，采用PCNL能够更快更有效地碎石。ESWL可与PCNL联合应用于较大肾结石。

（2）ESWL的禁忌证：妊娠妇女、未纠正的出血性疾病、未控制的尿路感染、结石远端存在尿路梗阻、高危患者如心力衰竭和严重心律失常、严重肥胖或骨骼畸形、腹主动脉瘤或肾动脉瘤、泌尿系活动性结核等。

（3）治疗过程和复查：现代碎石机都采用干式碎石方式，患者平卧在碎石机上碎石。对于痛觉敏感或精神紧张者，可给予静脉镇痛药物。儿童患者，可给予全身麻醉。碎石后患者可出现血尿。可给予排石药物进行辅助。应收集尿液中的结石,进行结石成分分析。患者停止排石2~3天复查KUB,以观察碎石效果,严密观察是否形成输尿管"石街"。残余结石较大者,可再次行ESWL。残余结石较小者,应进行跟踪随访。

(4)ESWL治疗次数和治疗时间间隔:ESWL治疗肾结石一般不超过3~5次(具体情况依据所使用的碎石机而定),如结石较大或硬度较大,应该选择经皮肾镜取石术。ESWL治疗肾结石的间隔时间目前无确定的标准,公认不能短于1周。通过研究肾损伤后修复的时间,现认为两次ESWL治疗肾结石的间隔以10~14天为宜。

(5)影响ESWL效果的因素:碎石效率除了与碎石机的效率有关,还与结石的大小、数目、位置和硬度有关。

结石的大小:结石越大,需要再次治疗的可能性就越大。直径<20mm的肾结石应首选ESWL治疗;直径>20mm的结石和鹿角形结石可采用PCNL或联合应用ESWL。若单用ESWL治疗,建议于ESWL前插入双J管,防止"石街"形成阻塞输尿管。

结石的位置:肾盂结石容易粉碎,肾中盏和肾上盏结石的疗效较下盏结石好。对于下盏漏斗部与肾盂之间的夹角为锐角、漏斗部长度较长和漏斗部较窄者,ESWL后结石的清除不利。可结合头低脚高位进行体位排石。

结石的成分:磷酸铵镁和二水草酸钙结石容易粉碎,尿酸结石可配合溶石疗法进行ESWL,水草酸钙和胱氨酸结石较难粉碎。

解剖异常:马蹄肾、异位肾和移植肾结石等肾脏集合系统的畸形会影响结石碎片的排出,可以采取辅助的排石治疗措施。

ESWL的效果还与操作医生的经验有关:由于通常碎石治疗需要持续30分钟左右,患者可以发生体位的变化,所以在碎石过程中,操作者需要经常校正碎石机焦点以对准结石,并且根据监测的碎石效果,调整碎石机的能量输出和打击次数。ESWL是一项非常专业的技术,需要经过培训的泌尿外科医师进行操作。

(6)ESWL并发症:ESWL可能出现肾绞痛、肾被膜下血肿、肾破裂、局部皮肤瘀斑、输尿管"石街"形成、肾积脓、败血症等。长期并发症有肾萎缩。

对于出现肾绞痛的患者,按前述药物治疗方法进行治疗。局部皮肤瘀斑可以自愈,一般不需处理。

如患者出现较剧烈的腰部胀痛,怀疑肾被膜下血肿、肾破裂时,行CT检查明确。确诊者,严密监测腰部症状、体征、血红蛋白和影像学,通常卧床休息1~2周,对症治疗好转。对于不能控制的出血,可行选择性肾动脉栓塞。

输尿管"石街"形成、肾积脓、败血症者,应紧急行肾穿刺造瘘,同时应用敏感抗生素。为避免这几种并发症,重点在于预防。尽量不对直径>20mm的肾结石行ESWL治疗,如需进行ESWL,事先留置输尿管支架管。对于感染性结石,有发热历史或尿WBC增高者,ESWL前预防性应用抗生素,并持续到碎石后至少4天。

2.经皮肾镜取石

经皮肾镜取石术(PCNL)于20世纪80年代中期开始在欧美一些国家开展。它是通过建立经皮肾操作通道,击碎并取出肾结石。由于可以迅速有效的祛除肾结石,很快得到推广。但是,早期的 PCNL 由于并发症较多、碎石效率低,经历了数年的低谷。随着各种肾镜的改进、激光、超声气压弹道碎石技术的开发,PCNL 在 20 世纪 90 年代以来,得到了更广泛的应用。1997 年国外学界提出微创经皮肾镜取石术(MPCNL),以减少手术并发症与肾实质的损伤,但仅用于治疗直径<2cm 的肾结石、小儿肾结石或需建立第二个经皮肾通道的病例。我国学者从 1992 年开始采用"经皮肾微造瘘、输尿管镜碎石取石术",随着手术技巧日趋熟练与腔镜设备的改进,1998 年提出有中国特点的微创经皮肾镜取石术(ChinesemPCNL),并逐步在全国推广应用,使经皮肾镜取石技术的适应证不断扩大,并应用于大部分 ESWL 和开放手术难以处理的上尿路结石。近年来大宗回顾性临床报道表明此方法较标准 PCNL 更易掌握和开展,成功率高,并发症较国外技术低。现在,经皮肾镜取石技术在肾结石的治疗中发挥着越来越重要的作用。

(1)PCNL 适应证:各种肾结石都可经 PCNL 治疗,对于直径>2cm 的肾结石和>1.5cm 的肾下盏结石是一线治疗(无论是否伴有肾积水)。还包括:ESWL 难以击碎的直径<2cm 的肾结石、肾结石合并肾积水者,胱氨酸结石,有症状的肾盏或憩室内结石,蹄铁形肾结石,移植肾合并结石,各种鹿角形肾结石等。

(2)禁忌证。①凝血异常者:未纠正的全身出血性疾病;服用阿司匹林、华法林等抗凝药物者,需停药 2 周,复查凝血功能正常才可以进行手术。②未控制的感染:合并肾积脓者,先行肾穿刺造瘘,待感染控制后,行Ⅱ期 PCNL。③身体状态差,严重心脏疾病和肺功能不全,无法承受手术者。④未控制的糖尿病和高血压者。⑤脊柱严重后凸或侧凸畸形、极度肥胖或不能耐受俯卧位者为相对禁忌证,可以采用仰卧、侧卧或仰卧斜位等体位进行手术。

(3)PCNL 技术特点:PCNL 技术的核心是建立并维持合理的经皮肾通道。合理的经皮肾通道的基本组成为:皮肤—肾皮质—肾乳头—肾盏—肾盂。皮肤穿刺点多选在腋后线,经肾的背外侧少血管区域(Brodel 线)进入肾实质,出血的风险较低。至于穿刺肾的上、中、下盏,要便于操作、能最大限度地取出肾结石。

PCNL 分为Ⅰ期和Ⅱ期。Ⅰ期 PCNL 是建立通道后马上进行碎石,适用于各种肾结石;Ⅱ期 PCNL 是在建立通道 5~7 天后再行碎石;适用于合并感染、肾后性肾功能不全者需要引流者;Ⅰ期操作出血明显或残余结石者。Ⅰ期的优点是:一次操作、患者痛苦小、住院时间短、费用低,结石是否合并肾积水都可进行。缺点是:容易出血、视野不清,由于窦道未形成,操作鞘脱出后容易失败。Ⅱ期手术的优点是:窦道已经形成,出血少、视野清晰。缺点是患者治疗时间长,对于不积水的肾结石不易建立通道,而且由非手术医生建立的皮肾通道可能不是最佳通道,不利于术者操作。

通道的大小可以 F14~F30。一般将 F14~F20 称为微造瘘 mPCNL,F22~F24 称为标准通道,F26~F30 称为大通道。大多数肾结石可以通过单个通道治疗,对于复杂肾结石可以建立两个或多个通道。

(4)术前准备。①影像学检查:术前需要进行必要的影像学检查,包括 KUB/IVP 加 CT 平扫,或 KUB 加 CT 增强。术前需要明确肾结石的数目、大小、分布,并对肾脏及周围器官的解剖进行仔细评估,以选择最佳穿刺通道,以避免并发症的发生。②控制感染:尿常规异常、与结石有关的发热者,需要控制感染。治疗前应根据尿培养药敏试验选择敏感的抗生素,即使尿培养阴性,手术当天也应选用广谱抗生素预防感染。③签署患者知情同意书:虽然 PCNL 是一种微创手术,但它仍然存在一定风险,情况严重时需中转开放手术,甚至需要行肾切除等情况以书面的形式告知患者及其家属。

(5)Ⅰ期 PCNL 手术步骤如下。

麻醉:连续硬膜外麻醉,或蛛网膜下隙麻醉联合连续硬膜外麻醉,或全麻。

留置输尿管导管:膀胱镜下留置 F5～F7 输尿管导管,作用是:①向肾盂内注水造成人工"肾积水",利于经皮肾穿刺,对于不积水的肾结石病例更有作用;注入造影剂使肾盂肾盏显影,指导 X 线引导穿刺针。②指导肾盂输尿管的位置。③碎石过程中防止结石碎块进入输尿管。④碎石过程中,通过输尿管导管加压注水,利于碎石排出。

体位:多采用俯卧位,但俯卧位不便于施行全麻。也可采用侧卧位、斜侧卧位。

定位:建立经皮肾通道需要 B 超或 X 线定位。X 线的优点是直观;缺点是有放射性,而且不能观察穿刺是否损伤周围脏器。B 超的优点是无辐射、可以实时监测穿刺避免周围脏器损伤、熟练掌握后穿刺成功快;术中还能明确残余结石位置,指导寻找结石,提高结石取净机会;缺点是不够直观,需要经过特殊培训才能掌握。

穿刺:穿刺点可选择在 12 肋下至 10 肋间腋后线到肩胛线之间的区域,穿刺经后组肾盏入路,方向指向肾盂。对于输尿管上段结石、肾多发性结石以及合并输尿管肾盂的接合处 UPJ 狭窄需同时处理者,可首选经肾后组中盏入路,通常选 11 肋间腋后线和肩胛下线之间的区域作穿刺点。穿刺上、下组肾盏时,须注意可能会发生胸膜和肠管的损伤。穿刺成功后,有尿液溢出。将导丝经穿刺针送入肾盂。该导丝在 PCNL 中具有重要作用,在随后的操作中,必须保持导丝不脱出。撤穿刺针,记住穿刺针的方向和穿刺深度。

扩张:用扩张器沿导丝逐级扩张至所需要的管径。扩张器进入的方向要与穿刺针进入的方向一致。扩张器进入的深度不能超过穿刺针进入的深度。否则,进入过深容易造成肾盂壁的损伤,或穿透对侧肾盂壁,造成出血,而且无法用肾造瘘管压迫止血。扩张器可使用筋膜扩张器、Amplatz 扩张器、高压球囊扩张器或金属扩张器扩张,具体使用哪种扩张器以及扩张通道的大小,必须根据医师的经验以及当时具备的器械条件决定。扩张成功后,将操作鞘置入肾盏。

腔内碎石与取石:较小结石可直接取出,较大结石可利用钬激光、气压弹道、超声、液电器械等击碎。碎石过程中需保持操作通道通畅,避免肾盂内压力增高,造成水中毒或菌血症。碎石可用冲洗和钳取方式取出。带吸引功能的超声气压弹道碎石器可在碎石同时吸出结石碎片,使肾内压降低,尤其适用于体积较大的感染性结石患者。根据情况决定是否放置双 J 管。手术结束时留置肾造瘘管可以压迫穿刺通道、引流肾集合系统、减少术后出血和尿外渗,有利于再次处理残石,而且不会增加患者疼痛的程度和延长住院的时间。有些医生尝试术后不留置造瘘管,对于初学者不适用。

术后处理:监测生命体征和引流液颜色,防治水中毒、感染等。术后 1 日复查 KUB,如无残余结石,可于术后 1～2 日拔除肾造瘘管。如存在残余结石,根据情况进行Ⅱ期 PCNL 或多通道 PCNL 或联合 ESWL、残余尿酸胱氨酸结石可通过造瘘管进行溶石治疗。

(6)常见并发症及其处理如下。

肾实质出血：是Ⅰ期经皮肾镜操作的常见并发症。通常为静脉性出血。术中肾实质出血常可通过操作鞘压迫控制，如术中出血严重，应停止手术，用气囊导管压迫控制，择期行Ⅱ期手术。术后出血可夹闭肾造瘘管，通常出血可得到控制。如出血较多，需要及时输血。动脉性出血较严重，如出血不能得到控制、血红蛋白进行性下降者，可行动脉造影检查，必要时行选择性肾动脉栓塞，若出血凶险难以控制，应及时改开放手术，以便探查止血，必要时切除患肾。

邻近脏器损伤：肋间穿刺可能损伤胸膜、肝、脾，利用超声引导穿刺可以避免。一旦发现患者出现胸痛、呼吸异常、怀疑气胸或液气胸，应立即停止手术，留置肾造瘘管并保持引流通畅，留置胸腔闭式引流。穿刺位点偏下或偏前，可能损伤肠管。重在预防和及时发现，并做出符合外科原则的处理。

集合系统穿孔：操作中器械移动幅度过大、碎石器械损可造成集合系统穿孔，如保持操作通道通畅，小的穿孔可不必处理。如穿孔造成出血、水吸收等应停止手术，放置输尿管支架管及肾造瘘管，充分引流。择期行Ⅱ期手术。

稀释性低钠血症：手术时间过长、高压灌注造成水吸收过多所致。停止手术，急查电解质，予高渗盐水、利尿、吸氧等治疗可缓解。

感染和肾周积脓：重在预防，术前控制泌尿系统感染，肾积水明显者予充分引流。手术后保持输尿管导管、肾造瘘管通常非常重要，并予抗生素治疗。

(7)开展PCNL注意事项：PCNL是一项技术要求很高的操作，需要术者具有相当的专业技术和经验，应在有条件的医院施行。开展PCNL前，应利用模拟器械、动物手术等进行模拟训练。开展手术早期宜选择简单病例，如：单发肾盂结石合并中度以上肾积水，患者体形中等，无其他伴随疾病。复杂或体积过大的肾结石手术难度较大，应在经验丰富的医生指导下手术。合并肾功能不全者或肾积脓先行经皮肾穿刺造瘘引流，待肾功能改善及感染控制后再Ⅱ期取石。完全鹿角形肾结石可分期多次多通道取石，但手术次数不宜过多（一般单侧取石不超过3次），每次手术时间不宜过长，需视患者耐受程度而定。

3.开放手术或腹腔镜手术取石

近年来，随着体外冲击波碎石和腔内泌尿外科技术的发展，特别是经皮肾镜和输尿管镜碎石取石术的广泛应用，开放性手术在肾结石治疗中的运用已经显著减少。在某些医院，肾结石病例中开放手术仅占1%～5.4%。但是，开放性手术取石在某些情况下仍具有极其重要的临床应用价值。

(1)适应证：①ESWL、PCNL、URS手术或治疗失败，或上述治疗方式出现并发症须开放手术处理。②骨骼系统异常不能摆ESWL、PCNL、URS体位者。③肾结石合并解剖异常者，如肾盂输尿管连接部狭窄、漏斗部狭窄、肾盏憩室等。这些解剖异常需要在取石同时进行处理。④异位肾、马蹄肾等不易行ESWL、PCNL、URS等手术者。⑤同时需要开放手术治疗其他疾病。⑥无功能肾需行肾切除。⑦小儿巨大肾结石，开放手术简单，只需一次麻醉。

(2)手术方法：包括肾盂切开取石术、肾盂肾实质联合切开取石术、无萎缩性肾实质切开取石术、无功能肾切除术和肾脏部分切除术、肾盂输尿管连接部成形术等。这些手术方式现在基本可以通过腹腔镜手术来完成。一般来说，腹腔镜手术比开放手术出血少、并发症少、住院时间短、恢复快，但手术时间较长。腹腔镜手术需要经过专门培训，还需要完善的设备支持。

(四)特殊情况的治疗

1.鹿角形肾结石

鹿角形肾结石是指充满肾盂和至少 1 个肾盏的结石。部分性鹿角状结石仅仅填充部分集合系统,而完全性鹿角状结石则填充整个肾集合系统。新发的鹿角形肾结石都应该积极地治疗,患者必须被告知积极治疗的益处与相关的风险。在大多数的情况下,PCNL 应作为首选的治疗手段;若肾解剖正常,体积小的鹿角形肾结石可考虑单用 ESWL 治疗,碎石前应先保证充分的引流;若结石无法通过合理次数的微创技术处理,可考虑采用开放手术。

鹿角形肾结石以单道的经皮肾取石术有时无法清除所有结石,可以建立第二、第三条微创经皮肾通道,进行多通道碎石取石术。多通道的建立时间,通常在第一通道变为成熟通道的基础上才可以进行,一般在Ⅰ期手术后 5～7 日。对于操作熟练者如手术顺利,可一期进行多通道穿刺。由于第 2、3 道仅需扩张至 F14～F18,损伤和出血的危险较小,安全性较高。多通道形成后可加快取石的速度,提高对鹿角形肾结石的清除能力。

完全性鹿角形肾结石可分期多次取石,对巨大的结石可采用多通道取石,但手术的次数不宜过多(一般单侧取石≤3 次),每次手术的时间不宜过长。必要时需视患者的耐受程度和医生的经验,联合应用 ESWL 辅助或 PCNL－ESWL－PCNL"三明治疗法"。

若无很好的条件和经验开展 PCNL,鹿角形结石可采用开放性手术治疗。可以选择的手术包括扩大的肾盂肾盏切开取石术、无萎缩性肾实质切开取石术、复杂的放射状肾实质切开术和低温下肾脏手术。

2.马蹄肾肾结石

马蹄肾肾结石可采用 PCNL,也可采用开放手术取石。马蹄肾的两肾下极多在脊柱前方融合成峡部,输尿管与肾盂高位连接,伴有肾旋转不良,各组肾盏朝向背侧。因肾脏位置较正常低,肾上极更靠后外侧,故穿刺时多从背部经肾上盏或中盏入路。由于输尿管上段在峡部前侧位跨越行走并与肾盂连接,UPJ 处成坡状,肾盏漏斗部狭长,造成术后残石很难自行排出,尤其是肾下盏结石,所以手术中应尽量清除所有结石,必要时进行多通道碎石取石术。如果 UPJ 的高位连接未造成明显的功能性梗阻,一般可不予处理。

马蹄肾结石如需行 ESWL,应根据肾在体表的投影,取俯卧位行 ESWL 治疗(即冲击波从前腹进入体内)。

3.孤立肾肾结石

孤立肾肾结石孤立肾患者由于代偿性肾增大,肾皮质厚,在 PCNL 手术中,穿刺、扩张时容易出血。可采用微造瘘 mPCNL,建立 F14～F18 皮肾通道,对肾皮质的损伤减少、出血的概率较低。另外,分两期手术较安全。手术的关键在于解除梗阻,改善肾功能,采用合理的通道大小和取石次数。对于难以取净的残石可术后结合 ESWL 治疗。每次治疗后必须监测肾功能的变化,治疗间隔的时间适当延长。若无很好的条件和经验开展 PCNL,也可采用开放手术取石。

4.移植肾肾结石

移植肾为孤立功能肾,患者长期服用免疫抑制剂,抵抗力低下,合并肾结石时应采取创伤小、效果确切的治疗方法。推荐肾移植伴肾结石的患者采用 ESWL 和 PCNL 治疗。由于移植肾位于髂窝,位置表浅,经皮肾穿刺容易成功。

移植肾及输尿管均处于去神经状态,因此,可以在局麻＋静脉镇痛下进行手术。一般来说,患者采用仰卧位。但是,如果合并输尿管狭窄,则采用截石位。

移植肾的输尿管膀胱吻合口多位于膀胱顶侧壁,输尿管逆行插管不易成功。术中可先 B超定位,穿刺成功后注入造影剂,然后在 X 线定位下穿刺目标肾盏。

手术时间不宜过长,出血明显时应待Ⅱ期手术取石。

5.肾盏憩室结石

肾盏憩室结石可采用 PCNL 或逆行输尿管软镜来处理。后腹腔镜手术也可用于治疗肾盏憩室结石。通常不采用 ESWL 治疗,因为肾集合系统和憩室之间的连接部相对狭窄,即使碎石效果较好,结石仍有可能停留在原处而无法排出。

mPCNL 治疗时,术中经预置的导管逆行注入亚甲蓝帮助寻找狭小的漏斗部开口,取石后将狭窄部切开或扩张,并放置一根 F6 双 J 管,并留置 30 天。

腹侧的肾盏憩室可以经腹腔镜下切除,祛除结石、缝合憩室口。

6.盆腔肾肾结石

对于肾脏位于盆腔的患者,推荐使用 ESWL 治疗。PCNL 的难度大,一般不宜采用,必要时可采取开放手术或腹腔镜手术。

7.髓质海绵肾结石

海绵肾表现为部分肾髓质集合管的囊状扩张,形成的结石一般位于肾乳头的近端,结石细小呈放射状分布。只要结石不引起梗阻,一般不需处理其肾结石。经皮肾取石术难以处理此类结石,而且极易损伤肾乳头,日后形成的瘢痕会造成集合管的梗阻。较大的结石或结石排至肾盂或肾盏引起梗阻时,可采用 ESWL、RIRS 或 PCNL 治疗。口服枸橼酸制剂及维生素 B_6、增加液体的摄入以抑制结石的生长。

8.小儿肾结石

小儿肾结石一般可用 ESWL 治疗,因小儿的代偿能力较强,排石能力较成人强,单纯碎石的指征较成人稍宽。若结石较大而梗阻不严重,应先置双 J 管后碎石;如碎石效果不佳或结石梗阻严重,则可采取微创经皮肾取石解决。一般情况下不宜双侧同时碎石或经皮取石。

9.过度肥胖的患者

对于过度肥胖的患者,患者皮肤至结石的距离过大,ESWL 定位困难,因而不易成功,推荐选用 PNL 或开放手术。标准经皮肾取石术使用的肾镜太短,不适合这类患者的手术操作,过去曾被认为是手术的禁忌证。但是,微创经皮肾取石术由于使用了长而纤细的内镜,只需在扩张通道时使用加长的工作鞘。

肥胖患者对俯卧位耐受差,易发生通气障碍,体位可采用患侧垫高 45°的斜仰卧位,患者相对更易耐受手术。必要时可采取气管插管全麻。

由于皮肾通道较长,留置的肾造瘘管术后容易脱出,可以放置 F14～F16 的末端开口的气囊导尿管,向外轻轻牵引后皮肤缝线固定。X 线透视下注入造影剂,确保气囊位于肾盏内。

(五)结石治疗的注意事项

1.双侧上尿路结石的处理原则

双侧上尿路同时存在结石约占结石患者的15％,传统的治疗方法一般是对两侧结石进行分期手术治疗,随着体外碎石、腔内碎石设备的更新与泌尿外科微创技术的进步,对于部分一般状况较好、结石清除相对容易的上尿路结石患者,可以同期微创手术治疗双侧上尿路结石。

双侧上尿路结石的治疗原则为:①双侧输尿管结石,如果总肾功能正常或处于肾功能不全代偿期,血肌酐值<178.0μmol/L,先处理梗阻严重一侧的结石;如果总肾功能较差,处于氮质血症或尿毒症期,先治疗肾功能较好一侧的结石,条件允许,可同时行对侧经皮肾穿刺造瘘,或同时处理双侧结石。②双侧输尿管结石的客观情况相似,先处理主观症状较重或技术上容易处理的一侧结石。③一侧输尿管结石,另一侧肾结石,先处理输尿管结石,处理过程中建议参考总肾功能、分肾功能与患者一般情况。④双侧肾结石,一般先治疗容易处理且安全的一侧,如果肾功能处于氮质血症或尿毒症期,梗阻严重,建议先行经皮肾穿刺造瘘,待肾功能与患者一般情况改善后再处理结石。⑤孤立肾上尿路结石或双侧上尿路结石致急性梗阻性无尿,只要患者情况许可,应及时外科处理,如不能耐受手术,应积极试行输尿管逆行插管或经皮肾穿刺造瘘术,待患者一般情况好转后再选择适当治疗方法。⑥对于肾功能处于尿毒症期,并有水电解质和酸碱平衡紊乱的患者,建议先行血液透析,尽快纠正其内环境的紊乱,并同时行输尿管逆行插管或经皮肾穿刺造瘘术,引流肾脏,待病情稳定后再处理结石。

2.合并尿路感染的结石的处理原则

由于结石使尿液淤滞易并发感染,同时结石作为异物促进感染的发生,两者可相互促进,对肾功能造成严重破坏。在未祛除结石之前,感染不易控制,严重者可并发菌血症或脓毒血症,甚至危及生命。

所有结石患者都必须进行菌尿检查,必要时行尿培养。当菌尿试验阳性,或者尿培养提示细菌生长,或者怀疑细菌感染时,在取石之前应该使用抗生素治疗,对于梗阻表现明显、集合系统有感染的结石患者,需进行置入输尿管支架管或经皮肾穿刺造瘘术等处理。

上尿路结石梗阻并发感染,尤其是急性炎症期的患者不宜碎石,否则易发生炎症扩散甚至出现脓毒血症,而此类患者单用抗生素治疗又难以奏效,此时亦不宜行输尿管镜取石。通过经皮肾微穿刺造瘘及时行梗阻以上尿路引流可减轻炎症,使感染易于控制,避免感染及梗阻造成肾功能的进一步损害。经皮肾微穿刺造瘘术的应用扩大了体外冲击波碎石及腔镜取石的适应证,可减少并发症,提高成功率,两者合并应用是上尿路结石梗阻伴感染的理想治疗方法。

结石并发尿路真菌感染是临床治疗的难点,常见于广谱抗生素使用时间过长。出现尿路真菌感染时,应积极应用敏感的抗真菌药物。但是,全身应用抗真菌药物毒副作用大,可能加重肾功能的损害,采用局部灌注抗真菌药治疗上尿路结石并发真菌感染是控制真菌感染的好方法。

3.残石碎片的处理

残石碎片常见于 ESWL 术后,也可见于 PCNL、URS 术以及复杂性肾结石开放取石术后,最多见于下组肾盏。结石不论大小,经 ESWL 治疗后都有可能形成残石碎片。结石残余物的直径不超过 4mm,定义为残余碎片,直径≥5mm 的结石则称为残余结石。

残石碎片可导致血尿、疼痛、感染、输尿管梗阻及肾积水等并发症的发生。无症状的肾脏残余结石增加了结石复发的风险,残石可以为新结石的形成提供核心。感染性结石的患者在进行治疗后,如伴有结石残留,则结石复发的可能性更大。对于无症状、石块不能自行排出的患者,应该依据结石情况进行相应的处理。有症状的患者,应积极解除结石梗阻,妥善处理可能出现的问题;同时应采取必要的治疗措施以消除症状。有残余碎片或残余结石的应定期复查以确定其致病因素,并进行适当预防。

关于"无临床意义的残石碎片"的定义存在很多争论。对伴有残余结石碎片的患者,长期随访研究表明:随着时间延长,残片逐渐增大,结石复发率增加,部分患者需重复进行取石治疗。

对下组肾盏存在结石或碎片且功能丧失的患者,下极肾部分切除术可以作为治疗选择之一。对于上、中组肾盏的结石,可采用输尿管软镜直接碎石。经皮化学溶石主要适用于含有磷酸镁铵、碳酸盐、尿酸及胱氨酸和磷酸氢钙的结石。

对于残余结石直径>20mm 的患者,可采用 ESWL 或 PCNL 治疗,在行 ESWL 前,推荐置入双J管,可以减少结石在输尿管的堆积,避免出现"石街"。

4."石街"的治疗

"石街"为大量碎石在输尿管与男性尿道内堆积没有及时排出,堆积形成"石街",阻碍尿液排出,以输尿管"石街"为多见。

输尿管"石街"形成的原因有:①一次粉碎结石过多。②结石未能粉碎为很小的碎片。③两次碎石间隔时间太短。④输尿管有炎症、息肉、狭窄和结石等梗阻。⑤碎石后患者过早大量活动。⑥ESWL 引起肾功能损害,排出碎石块的动力减弱。⑦ESWL 术后综合治疗关注不够。如果"石街"形成 2 周后不及时处理,肾功能恢复将会受到影响;如果"石街"完全堵塞输尿管,6 周后肾功能将会完全丧失。

在对较大的肾结石进行 ESWL 之前常规放置双J管,"石街"的发生率大为降低。无感染的"石街"可继续用 ESWL 治疗,重点打击"石街"的远侧较大的碎石。对于有感染迹象的患者,给予抗生素治疗,并尽早予以充分引流,常采用经皮肾穿刺造瘘术,通常不宜放置输尿管支架管。待感染控制后,行输尿管镜手术,可联合 PCNL。

5.妊娠合并结石的治疗

妊娠合并尿路结石较少见,发病率小于 0.1%,其中,妊娠中、晚期合并泌尿系结石较妊娠早期者多见。妊娠合并结石的临床表现主要有腰腹部疼痛、恶心呕吐、膀胱刺激征,肉眼血尿和发热等,与非妊娠期症状相似,且多以肾绞痛就诊。

鉴于 X 线对胎儿的致畸等影响,妊娠合并结石患者禁用放射线检查包括 CT。MRI 检查对肾衰竭患者以及胎儿是安全的,特别是结石引起的肾积水,采用磁共振泌尿系水成像(MRU)能清楚地显示扩张的集合系统,能明确显示梗阻部位。B超对结石的诊断准确率高且对胎儿无损害,可反复应用,为首选的方法。通过B超和尿常规检查结合临床表现诊断泌尿系结石并不困难。

妊娠合并结石首选保守治疗,禁止行 ESWL(无论是否为B超定位)。应根据结石的大小、梗阻的部位、是否存在着感染、有无肾实质损害以及临床症状来确定治疗方法。原则上对于结石较小、没有引起严重肾功能损害者,采用综合排石治疗,包括多饮水、适当增加活动量、输液利尿、解痉、止痛和抗感染等措施促进排石。

对于妊娠的结石患者,保持尿流通畅是治疗的主要目的。通过局麻下经皮肾穿刺造瘘术、置入双 J 管或输尿管支架等方法引流尿液,可协助结石排出或为以后治疗结石争取时间。妊娠期间麻醉和手术的危险很难评估,妊娠前 3 个月(早期)全麻会导致畸胎的概率增加,但是,一般认为这种机会很小。提倡局麻下留置输尿管支架,建议每 2 个月更换 1 次支架管以防结石形成被覆于支架管。肾积水并感染积液者,妊娠 22 周前在局麻及 B 超引导下进行经皮肾造瘘术为最佳选择,引流的同时尚可进行细菌培养以指导治疗。与留置输尿管支架管一样,经皮肾穿刺造瘘也可避免在妊娠期进行对妊娠影响较大的碎石和取石治疗。

十三、尿路结石的预防

(一)含钙尿路结石的预防

由于目前对各种预防含钙结石复发的治疗措施仍然存在着一定的争议,而且,患者往往需要长期甚至终身接受治疗,因此,充分地认识各种预防措施的利弊是最重要的。对于任何一种预防性措施来说,不仅需要其临床效果确切,同时,还要求它简单易行,而且没有不良反应。否则,患者将难以遵从治疗。

含钙尿路结石患者的预防措施应该从改变生活习惯和调整饮食结构开始,保持合适的体重指数、适当的体力活动、保持营养平衡和增加富含枸橼酸的水果摄入是预防结石复发的重要措施。只有在改变生活习惯和调整饮食结构无效时,再考虑采用药物治疗。

1.增加液体的摄入

增加液体的摄入能增加尿量,从而降低尿路结石成分的过饱和状态,预防结石的复发。推荐每天的液体摄入量在 4L 以上,使每天的尿量保持在 2.0～2.5L 以上。建议尿石症患者在家中自行测量尿的比重,使尿的比重低于 1.010 为宜,以达到并维持可靠的尿液稀释度。

关于饮水的种类,一般认为以草酸含量少的非奶制品液体为宜。饮用硬水是否会增加含钙结石的形成,目前仍然存在不同的看法。应避免过多饮用咖啡因、红茶、葡萄汁、苹果汁和可口可乐。推荐多喝橙汁、柠檬水。

2.饮食调节

维持饮食营养的综合平衡,强调避免其中某一种营养成分的过度摄入。

(1)饮食钙的含量:饮食钙的含量低于 20mmol/d(800mg/d)就会引起体内的负钙平衡。低钙饮食虽然能够降低尿钙的排泄,但是可能会导致骨质疏松和增加尿液草酸的排泄。摄入正常钙质含量的饮食、限制动物蛋白和钠盐的摄入比传统的低钙饮食具有更好的预防结石复发的作用。正常范围或者适当程度的高钙饮食对于预防尿路含钙结石的复发具有临床治疗的价值。但是,饮食含钙以外的补钙对于结石的预防可能不利,因为不加控制的高钙饮食会增加尿液的过饱和水平。通过药物补钙来预防含钙结石的复发仅适用于肠源性高草酸尿症,口服 200～400mg 枸橼酸钙在抑制尿液草酸排泄的同时,可以增加尿液枸橼酸的排泄。推荐多食用乳制品(牛奶、干酪、酸乳酪等)、豆腐等食品。成人每天钙的摄入量应为 20～25mmol(800～1000mg)。推荐吸收性高钙尿症患者摄入低钙饮食,不推荐其他患者摄入限钙饮食。

(2)限制饮食中草酸的摄入:虽然仅有 10%～15% 的尿液草酸来源于饮食,但是,大量摄入富含草酸的食物后,尿液中的草酸排泄量会明显地增加。草酸钙结石患者尤其是高草酸尿症的患者应该避免摄入诸如甘蓝、杏仁、花生、甜菜、欧芹、菠菜、大黄、红茶和可可粉等富含草酸的食物。其中,菠菜中草酸的含量是最高的,草酸钙结石患者更应该注意忌食菠菜。低钙饮食会促进肠道对草酸盐的吸收,增加尿液草酸盐的排泄。补钙对于减少肠道草酸盐的吸收是有利的,但仅适用于肠源性高草酸尿症患者。

(3)限制钠盐的摄入:高钠饮食会增加尿钙的排泄,每天钠的摄入量应少于 2g。

(4)限制蛋白质的过量摄入:低糖类和高动物蛋白饮食与含钙结石的形成有关。高蛋白质饮食引起尿钙和尿草酸盐排泄增多的同时,使尿的枸橼酸排泄减少,并降低尿的 pH,是诱发尿路含钙结石形成的重要危险因素之一。推荐摄入营养平衡的饮食,保持早、中、晚 3 餐营养的均衡性非常重要。避免过量摄入动物蛋白质,每天的动物蛋白质的摄入量应该限制在 150g以内。其中,复发性结石患者每天的蛋白质摄入量不应该超过 80g。

(5)减轻体重:研究表明,超重是尿路结石形成的至关重要的因素之一。建议尿路结石患者维持适度的体重指数(BMI)。

(6)增加水果和蔬菜的摄入:饮食中水果和蔬菜的摄入可以稀释尿液中的成石危险因子,但并不影响尿钾和尿枸橼酸的浓度。因此,增加水果和蔬菜的摄入可以预防低枸橼酸尿症患者的结石复发。

(7)增加粗粮及纤维素饮食:米麸可以减少尿钙的排泄,降低尿路结石的复发率,但要避免诸如麦麸等富含草酸的纤维素食物。

(8)减少维生素 C 的摄入:维生素 C 经过自然转化后能够生成草酸。服用维生素 C 后尿草酸的排泄会显著增加,形成草酸钙结晶的危险程度也相应增加。尽管目前还没有资料表明大剂量的维生素 C 摄入与草酸钙结石的复发有关,建议复发性草酸钙结石患者避免摄入大剂量的维生素 C。推荐他们每天维生,素 C 的摄入不要超过 1.0g。

(9)限制高嘌呤饮食:伴高尿酸尿症的草酸钙结石患者应避免高嘌呤饮食,推荐每天食物中嘌呤的摄入量少于 500mg。富含嘌呤的食物有:动物的内脏(肝脏及肾脏)、家禽皮、带皮的鲱鱼、沙丁鱼、凤尾鱼等。

3.药物预防性治疗

用于含钙结石预防性治疗的药物虽然种类很多,但是,目前疗效较为肯定的只有碱性枸橼酸盐、噻嗪类利尿剂和别嘌醇。

(1)噻嗪类利尿药:噻嗪类利尿药(如苯氟噻、三氯噻嗪、氢氯噻嗪和吲达帕胺等)可以降低尿钙正常患者的尿钙水平,降低尿液草酸盐的排泄水平,抑制钙的肠道吸收。另外,噻嗪类药物可以抑制骨质吸收,增加骨细胞的更新,防止伴高钙尿症结石患者发生骨质疏松现象。因此,噻嗪类利尿药的主要作用是减轻高钙尿症,适用于伴高钙尿症的含钙结石患者。常用剂量为氢氯噻嗪 25mg,或者三氯噻嗪 4mg/d。

噻嗪类利尿药的主要不良反应是低钾血症和低枸橼酸尿症,与枸橼酸钾一起应用可以减轻不良反应,并且可以增强预防结石复发的作用。部分患者长期应用后可能会出现低血压、疲倦和勃起障碍,应该注意用药后发生低镁血症和低镁尿症的可能性。

(2)正磷酸盐:正磷酸盐能够降低 $1,25(OH)_2-D_3$ 的合成,主要作用是减少钙的排泄并增加磷酸盐及尿枸橼酸的排泄,可以抑制结石的形成。其中,中性正磷酸盐的效果比酸性正磷酸盐好。

正磷酸盐主要应用于伴有高钙尿症的尿路含钙结石患者,但是,目前还缺乏足够的证据来证明其治疗的有效性。因此,临床上可选择性地应用于某些尿路结石患者,不作为预防性治疗的首选药物。

(3)磷酸纤维素:磷酸纤维素和磷酸纤维钠可以通过与钙结合形成复合物而抑制肠道对钙的吸收,从而降低尿钙的排泄。主要适用于伴吸收性高钙尿症的结石患者,但临床效果还不肯定。由于用药后可能会出现高草酸尿症和低镁尿症,因此目前不推荐将磷酸纤维素用于预防结石复发的治疗。

(4)碱性枸橼酸盐:碱性枸橼酸盐能够增加尿枸橼酸的排泄,降低尿液草酸钙、磷酸钙和尿酸盐的过饱和度,提高对结晶聚集和生长的抑制能力,能有效地减少含钙结石的复发。

临床上用于预防含钙结石复发的碱性枸橼酸盐种类包括枸橼酸氢钾钠、枸橼酸钾、枸橼酸钠、枸橼酸钾钠和枸橼酸钾镁等制剂。枸橼酸钾和枸橼酸钠都具有良好的治疗效果,但是,钠盐能够促进尿钙排泄,单纯应用枸橼酸钠盐时,降低尿钙的作用会有所减弱。临床研究也表明枸橼酸钾盐的碱化尿液效果比钠盐好,而且,钾离子不会增加尿钙的排泄。因此,枸橼酸钾预防结石复发的作用比枸橼酸钠强。枸橼酸氢钾钠(友来特)具有便于服用、口感较好等优点,患者依从性较高。

尽管碱性枸橼酸盐最适用于伴低枸橼酸尿症的结石患者,但是,目前认为其适应证可能可以扩大至所有类型的含钙结石患者。常用剂量为枸橼酸氢钾钠(友来特)1~2g,每日3次,枸橼酸钾1~2g或者枸橼酸钾钠3g,每日2~3次。

碱性枸橼酸盐的主要不良反应是腹泻,患者服用后依从性较差。

(5)别嘌醇:别嘌醇可以减少尿酸盐的产生,降低血清尿酸盐的浓度,减少尿液尿酸盐的排泄。此外,别嘌醇还可以减少尿液草酸盐的排泄。

推荐别嘌醇用于预防尿酸结石和伴高尿酸尿症的草酸钙结石患者,用法为100mg,每天3次,或者300mg,每天1次。

(6)镁剂:镁通过与草酸盐结合而降低草酸钙的过饱和度,从而抑制含钙尿路结石的形成。补充镁剂在促进尿镁增加的同时,可以增加尿枸橼酸的含量,并提高尿的pH。因此,镁剂能有效地降低草酸钙结石的复发。适用于伴有低镁尿症或不伴有低镁尿症的草酸钙结石患者。由于含钙结石患者伴低镁尿症者并不多(<4%),因此,除枸橼酸盐以外,目前不推荐将其他的镁盐单独用于预防含钙尿路结石复发的治疗。

(7)葡胺聚糖:葡胺聚糖可以抑制草酸钙结石的生长,适用于复发性草酸钙结石的治疗,但目前还缺乏关于合成的或半合成的葡胺聚糖应用于预防含钙尿路结石复发的依据。

(8)维生素B6:维生素B6是体内草酸代谢过程中的辅酶之一,体内维生素缺乏可以引起草酸的排泄增高。大剂量的维生素B6(300~500mg/d)对于原发性高草酸尿症患者有治疗作用。维生素B6主要用于轻度高草酸尿症和原发性高草酸尿症的患者。

(9)中草药:目前认为对含钙结石具有一定预防作用的中草药包括泽泻、胖大海、金钱草、玉米须及芭蕉芯等。但是,尚缺乏临床疗效观察的报道。

(二)感染结石的预防

推荐低钙、低磷饮食。氢氧化铝或碳酸铝凝胶可与小肠内的磷离子结合形成不溶的磷酸铝，从而降低肠道对磷的吸收和尿磷的排泄量。对于由尿素酶细菌感染导致的磷酸铵镁和碳酸磷灰石结石，应尽可能用手术方法清除结石。

推荐根据药物敏感试验使用抗生素治疗感染。强调抗感染治疗需要足够的用药疗程。在抗生素疗法的起始阶段，抗生素的剂量相对较大(治疗量)，通过1～2周的治疗，使尿液达到无菌状态，之后可将药物剂量减半(维持量)并维持3个月。要注意每月作细菌培养，如又发现细菌或患者有尿路感染症状，将药物恢复至治疗量以更好地控制感染。

酸化尿液能够提高磷酸盐的溶解度，可以用氯化铵1g，2～3次/天或蛋氨酸500mg，2～3次/天。严重感染的患者，应该使用尿酶抑制剂。推荐使用乙酰羟肟酸和羟基脲等，建议乙酰羟肟酸的首剂为250mg，每天2次持续4周，如果患者能耐受，可将剂量增加250mg，每天3次。

(三)尿酸结石的预防

预防尿酸结石的关键在于增加尿量、提高尿液的pH和减少尿酸的形成和排泄3个环节。

1.大量饮水

尿量保持在每日2000mL以上。

2.碱化尿液

使尿的pH维持在6.5～6.8之间，可以给予枸橼酸氢钾钠(友来特)1～2g，3次/天，枸橼酸钾2～3g或者枸橼酸钾钠3～6g，2～3次/天，或者碳酸氢钠1.0g，3次/天。

3.减少尿酸的形成

血尿酸或尿尿酸增高者，口服别嘌醇300mg/d。叶酸比别嘌醇能够更有效地抑制黄嘌呤氧化酶活性，推荐口服叶酸5mg/d。

(四)胱氨酸结石的预防

注意大量饮水以增加胱氨酸的溶解度，保证每天的尿量在3000mL以上，即饮水量至少要达到150mL/h。碱化尿液，使尿的pH达到7.5以上。可以服枸橼酸氢钾钠(友来特)1～2g，每日3次。避免进食富含蛋氨酸的食品，如大豆、小麦、鱼、肉、豆类和蘑菇等，低蛋白质饮食可减少胱氨酸的排泄。限制钠盐的摄入，推荐钠盐的摄入量限制在2g/d以下。

尿液胱氨酸的排泄高于3mmol/24h时，应用硫普罗宁(α-巯基丙酰甘氨酸)250～2000mg/d或者卡托普利75～150mg/d。

(五)其他少见结石的预防

1.药物结石的预防

含钙药物结石的预防：补钙和补充维生素D引起的结石与尿钙的排泄增加有关，补充大剂量的维生素C可能会促进尿液草酸的排泄。因此，含钙药物结石的预防主要是减少尿钙和尿草酸的排泄，降低尿液钙盐和草酸盐的饱和度。

非含钙药物结石的预防：预防茚地那韦结石的最好方法是充分饮水，每日进水量达到3000mL以上，可以防止药物晶体的析出。酸化尿液使尿pH在5.5以下，可能有利于药物晶体的溶解。

氨苯蝶啶、乙酰唑胺、磺胺类药物结石的预防方法是大量饮水以稀释尿液,适当应用碱性药物来提高尿液的 pH,从而增加药物结晶的溶解度。

2.嘌呤结石的预防

嘌呤结石(主要包括 2,8－二羟腺嘌呤结石和黄嘌呤结石)的预防上应该采取低嘌呤饮食;别嘌醇能够抑制黄嘌呤氧化酶,可减少 2,8－二羟腺嘌呤的排泄,从而起防止结石发生的作用。理论上说,碱化尿液可以促进 2,8－二羟腺嘌呤的溶解。

十五、尿路结石的随访

(一)尿路结石临床治疗后的随访

尿路结石临床治疗的目的是最大限度地祛除结石、控制尿路感染和保护肾功能。因此,无石率、远期并发症的发生情况和肾功能的恢复情况是临床随访复查的主要项目。

尿路结石临床治疗的目的是最大限度地祛除结石、控制尿路感染和保护肾功能。因此,无石率、远期并发症的发生情况和肾功能的恢复情况是临床随访复查的主要项目。

1.无石率

定期(1 周、1 个月、3 个月、半年)复查 X 线照片、B 超或者 CT 扫描,并与术前对比,可以确认各种治疗方法的无石率。尿路结石临床治疗后总的无石率以 PNL 最高开放性手术次之,联合治疗再次,而 ESWL 最低。

2.远期并发症

不同的治疗方法可能出现的并发症种类不一样,其中,PCNL 的远期并发症主要是肾功能丧失、肾周积液、复发性尿路感染、集合系统狭窄、输尿管狭窄和结石复发等;联合治疗的远期并发症主要是肾功能丧失、复发性尿路感染、残石生长和结石复发等;单纯 ESWL 的远期并发症包括肾功能丧失和结石复发等;开放性手术的远期并发症有漏尿、输尿管梗阻、肾萎缩、结石复发和反复发作的尿路感染等。术后注意定期复查有利于尽早发现并发症的存在。

3.肾功能

术后 3 个月至半年复查排泄性尿路造影,以了解肾功能的恢复情况。

(二)尿路结石预防性治疗后的随访

尿路结石患者大致可以分为不复杂的和相对复杂的两类。第一类包括初发结石而结石已排出的患者以及轻度的复发性结石患者,第二类包括病情复杂、结石频繁复发、经治疗后肾脏仍有残留结石,或者有明显的诱发结石复发的危险因素存在的患者。其中,第一类患者不需要随访,第二类患者需要随访。

推荐 2 次重复收集 24h 尿液标本做检查的做法,这样可以提高尿液成分异常诊断的准确性。

空腹晨尿(或早上某一时点的尿标本)pH＞5.8 时,则应怀疑伴有完全性或不完全性肾小管性酸中毒。同样,空腹晨尿或早上某一时点尿标本可以作细菌学检查和胱氨酸测定。测定血清钾浓度的目的主要是为诊断肾小管性酸中毒提供更多的依据。

第五章　肝胆外科疾病

第一节　肝囊肿

　　肝囊肿是一种较常见的肝脏良性疾病,可分为寄生虫性、非寄生虫性和先天遗传性。国内外资料表明,肝囊肿的发病率为 1‰～2‰,尸检检出率为 0.16%～0.19%。本病以女性多见,男女发病率之比为 1：4。它可发生于任何年龄,但以 20～50 岁多见,发病部位以肝右叶居多,约为肝左外叶的 2 倍。多发性肝囊肿又称多囊肝,比单发性多见,有半数患者合并肾囊肿,亦有合并胰、脾、卵巢、肺、脑等囊肿以及其他先天性畸形者。

　　通俗意义上的肝囊肿是指非寄生虫性肝囊肿。非寄生虫性肝囊肿按病因可分为:先天性囊肿、创伤性囊肿、炎症性囊肿、潴留性囊肿、肿瘤性囊肿。本文重点讨论先天性肝囊肿。肝囊肿的病因尚不十分明确,有两种观点:一为胚胎期肝内胆管或淋巴管发育障碍,或肝内迷走胆管形成;一为胚胎期肝内感染引起胆管炎,致肝内小胆管闭锁,近端小胆管逐渐呈囊性扩大,形成囊肿。先天发育障碍可因遗传所致,如成人型多囊性肝病,为常染色体显性遗传性疾病。按 Debakey 的病因学分类,可分为原发性肝实质性肝囊肿和原发性胆管性肝囊肿两大类。前者分为:①孤立性肝囊肿(可分为单个或多个肝囊肿)。②多发性(多囊性)肝囊肿(即多囊肝)。后者分为:①局限性肝内主要胆管扩张。②肝内胆管多发性囊状扩张。

　　先天性肝囊肿因生长缓慢可长期或终身无症状,常在体检、腹部手术时发现。其主要临床表现随囊肿位置、大小、数目以及有无压迫邻近器官和有无并发症而异。临床上较常见的症状和体征如下:囊肿较大时,可出现右上腹不适、隐痛、餐后饱胀感等。肝大和右上腹肿块,触之呈囊性感,无明显压痛。多发性肝囊肿的肝表面可触及散在的囊性结节。如囊内出血,合并感染或带蒂囊肿扭转时,可有急腹症表现。肝囊肿主要依赖影像检查进行诊断,以超声波检查最为重要。

一、手术适应证

　　对于先天性肝囊肿的治疗,首先是要建立正确的诊断,以防将一些恶性或潜在的恶性囊性病变误认为先天性囊肿而延误治疗。无症状的先天性囊肿一般不需要外科处理。对于囊肿直径＜5cm 者,一般不行手术治疗,定期行 B 超复查,观察其变化。当有以下情况时,可以考虑手术治疗:①单发性囊肿直径 5～10cm 者或多发性肝囊肿,有 2 个直径＞5cm 者。②有腹部包块、疼痛或压迫症状明显。③囊肿继发感染。④囊肿继发出血。⑤囊肿扭转者。但是对于年迈体差或重要脏器功能明显异常者,决定手术治疗时要慎重。合并多囊肾而肾功能严重损害者,一般不宜手术。

二、治疗方法

（一）囊肿穿刺抽液术

在 B 超监控引导下经皮囊肿穿刺，抽尽囊液。此法操作简单，可重复穿刺或穿刺后置管。穿刺前须除外肝包虫囊肿后方可实施。应严格无菌技术，避免囊内出血及脓肿形成。穿刺抽液术具有不开腹、创伤轻、痛苦小、病程短、费用低等优点。但是穿刺抽液减压只能作为暂时缓解压迫症状的措施而不是确定性的治疗，因为囊内压力对囊液分泌的速率有一定的调控作用，当囊内压力减低时，囊液分泌增加，并很快恢复到穿刺前的囊内压，症状加剧，但是，在巨大的先天性囊肿时，穿刺抽液可用于术前准备，以避免巨大囊肿切开时，突然减压所导致的严重生理紊乱。

（二）肝囊肿的硬化治疗

肝囊肿的硬化治疗是在超声或 CT 引导下抽尽囊肿的囊液后向囊腔内注射 $1/4\sim1/3$ 囊液量的血管硬化剂（常用 $95\%\sim99.8\%$ 的无水乙醇）破坏囊腔的内皮，经 1 至数次穿刺抽液注药后，囊腔可逐渐缩小，能收到较好的近期效果。手术适应证有：①直径在 15cm 以下的单纯性囊肿。②年老体弱不能耐受手术的肝囊肿。③合并感染的肝囊肿。手术禁忌证有：①散在多发性的小肝囊肿。②肿瘤性肝囊肿。③寄生虫性肝囊肿。④伴有胆漏的肝囊肿。⑤有出血倾向或其他严重全身性疾病者。肝囊肿穿刺硬化治疗方法有两种：囊内注入酒精留置法和穿刺置管酒精冲洗法。

1.囊内注入酒精留置法

局麻下，穿刺时嘱患者屏气，B 超引导下穿入囊腔内，拔出针芯，抽净囊液，腔内注入 2%利多卡因 $10\sim20\text{mL}$，$2\sim3$ 分钟后注入无水酒精，注入量为抽出量的 $1/5\sim1/4$ 为宜，总量最多 100mL 左右，亦有用较小剂量者（占抽出液 $5\%\sim15\%$）。囊液过多，可分次治疗。注药后嘱患者转动体位，增加无水酒精对囊壁的作用，对于抽出的囊液应注意检查，若有混浊、血性、混有胆汁则禁止注入酒精，囊液应常规送细菌培养，脱落细胞检查。治疗结束时，插入针芯屏气拔针，防止腔内酒精入腹腔引起反应，术后卧床休息 4 小时。

2.穿刺置管酒精冲洗法

穿刺将导管留置囊腔内持续引流，囊液排空后用无水酒精冲洗囊壁，反复至囊腔闭合拔管，此方法的优点可避免酒精对肝脏损害，囊壁闭合完全。

肝囊肿的硬化治疗具有不开腹、创伤轻、痛苦小、病程短、费用低等优点。但该方法的缺点：①穿刺后的复发率极高。②引流管易导致逆行感染，且造成患者生活不便。③为凝固囊内壁分泌细胞预防复发，向囊内注入无水酒精，有时注入的酒精从囊内溢出，造成局部化学性腹膜炎，引起剧痛，甚至肠粘连等危险。

（三）囊肿"开窗"术

用于囊肿位于肝的浅层且无感染或胆管与囊肿无交通的情况。手术方法是切除突出至肝表面处的一块囊壁和肝包膜（即"开窗"），吸净囊液，使囊腔向腹腔内开放。有开腹和腹腔镜两种方法。手术适应证有：①有明显临床症状的突向肝表面的巨大囊肿。②诊断明确，囊肿无并发症。③其他上腹部手术（最常见是胆囊切除术）时一并处理囊肿。④患者的条件适合手术者。手术禁忌证有：①其他原因的肝脏囊性病变。②交通性肝内多发囊肿。③肝囊性腺瘤。④有并发症的肝囊肿。⑤小的无症状的囊肿。⑥位置深且未突于肝表面的囊肿。

若囊肿并发感染或囊内有陈旧性出血时,开窗后清理囊腔,并将部分带蒂大网膜填塞囊腔,腹腔内"烟卷"引流。若囊液染有胆汁时,清理囊腔,确定无继续漏胆后,按上述方法行大网膜堵塞囊腔。

此手术方法简单,创伤性小,一般效果较好,但有时因开窗处"窗口"为腹腔内脏器粘连阻塞致囊肿复发。腹腔镜肝囊肿开窗引流术的治疗效果不亚于剖腹手术,且损伤小,恢复快,已成为首选的治疗方法,尤其对单发性肝囊肿效果更佳,术后复发率低,而对于先天性多囊肝病由于囊肿多分布于整个肝脏,且多伴有肝纤维化,治疗效果尚欠佳。

(四)囊肿摘除术

容易剥离的单发性囊肿可采用此种手术,治疗较彻底。手术适应证为:①有明显临床症状的肝囊肿。②位于肝脏下段较表浅的肝囊肿。③因囊肿压迫已引起肝叶的萎缩及纤维化(多见于肝左叶),可将已萎缩的肝叶连同囊肿切除,多发性肝囊肿不宜行肝叶切除术。④有并发症的局限性肝囊肿,如有囊内出血,胆瘘,慢性感染,疑有恶性变者,宜行囊肿切除术。⑤患者情况能承受较大手术者。手术禁忌证有:①老年患者有重要器官功能不全者。②多发性肝囊肿或多囊肝。③囊肿位置深,贴近肝门处的重要结构,剥离面积广泛,囊壁分离出血多,技术上有困难。

(五)囊肿内引流术

用于囊腔内有溢漏胆汁又不易找出胆管开口或囊壁较坚厚及感染严重的囊肿。常用囊肿空肠 Rouxen－Y 吻合术。

(六)不规则肝部分切除并用囊肿"开窗"术

弥散性肝囊肿某一叶囊肿密集、压迫致使该叶肝实质明显萎缩,可行不规则肝部分切除术,而其余肝囊肿并用"开窗"术。

(七)囊肿外引流术

囊肿感染而又不易耐受其他较复杂手术时,可行暂时性外引流术,但易形成长期不愈的外瘘,往往需二期手术。

(八)多囊肝的手术

除非病变局限于肝的一叶,且伴有症状;或疑有恶变者,一般多不主张手术治疗。多囊肝当发现其中个别囊肿增大迅速,压迫邻近脏器,严重影响患者日常生活或心肺功能时,可以对较大的囊肿进行反复穿刺抽液。如果患者全身情况良好,肝功正常,也可做开窗术,以减轻压力,缓解症状,促使肝细胞再生。有条件者可进行肝移植,以根治本病。

第二节　肝良性肿瘤

一、海绵状血管瘤

(一)诊断

1.症状

多见于女性,病程较长,肿瘤增长缓慢。肿瘤小时可毫无症状,当肿瘤逐渐增大后,出现邻近器官压迫症状,如上腹不适、腹胀、腹痛、食欲减退、恶心、嗳气等,最危险的并发症是肿瘤破裂引起大出血,常可导致死亡。

2.体检

可发现肝大或上腹包块。包块与肝相连,表面光滑,质地中等或柔软,可显分叶状,有囊性感和不同程度的压缩感。多无压痛或仅有轻度压痛,有时可闻及肝区血管杂音。

3.实验室检查

HBV 和 HCV 常阴性,肝功能多正常,部分患者可有贫血,白细胞和血小板计数减少,AFP 阴性。

4.辅助检查

B超检查在肿瘤处可出现小而散在的液性暗区,肿瘤边界清晰,无声晕,增强 CT 扫描病灶由周边开始逐渐被造影剂填充,且伴有造影剂延迟排空。肝动脉造影可见造影剂聚集于肿瘤内,清除缓慢。放射性核素肝血池扫描明确填充。

(二)鉴别诊断

原发性肝癌:男性多见,病程较短,对全身影响大,多有肝炎病史,多合并肝硬化。肿块质硬,压痛,无压缩感。AFP多增高,血清酶可升高,肝血池扫描病变区放射性减低,CT 增强后病变区更明显。

(三)治疗原则

(1)有症状的血管瘤、血管瘤较大并处于易受外伤的部位或不能除外肝癌者应行血管瘤摘除术或肝部分切除术。

(2)直径<15cm 者,也可采用血管瘤捆扎术。

(3)对于多发性血管瘤或病变广泛者,可做肝动脉结扎或加肝动脉栓塞术。

(4)不宜手术的肿瘤,也可试行放射、冷冻治疗或注射硬化剂治疗。

二、肝腺瘤

(一)诊断

1.症状

多见女性,常有口服避孕药史。早期常无症状,当肿瘤增大,压迫邻近器官,可出现上腹胀满或隐痛。如瘤内出血,可出现右、上腹痛、贫血、黄疸或畏寒、发热。如腺瘤破裂出血,可出现急腹症,重者休克。

2.体检

有症状者常可扪及肝脏肿块,表面光滑,质地较硬,多无压痛,若为囊腺瘤则触及有囊性感。

3.实验室检查

HBV 和 HCV 常为阴性,肝功能和 AFP 检查通常正常。

4.辅助检查

B超、CT、MRI 和选择性肝动脉造影有助于判断肿瘤及内容物,但无助于与肝癌鉴别。

(二)鉴别诊断

原发性肝癌:男性多见,病程短,对全身影响大,多有肝炎病史,AFP 增高,血清酶可升高。

两者术前确诊困难,肝腺瘤经穿刺活检会引起腹腔内出血危险,宜慎重。

(三)治疗原则

(1)停止口服避孕药。

(2)手术切除治疗,可行局部、肝叶或半肝切除。位于肝浅表面孤立性腺瘤,尤其近第一、二肝门者,不能将肿瘤完整切除时,可做包膜内肿瘤摘除术,近期疗效满意。对于无法切除者也可做肝动脉结扎或肝动脉栓塞术。

(3)腺瘤较小的青壮年育龄妇女,停避孕药后肿物继续增大,应争取手术治疗。

第三节 肝内胆管结石

一、概述

肝内胆管结石又称肝胆管结石,是指肝总管分叉部以上肝内胆管内发生的结石,约占胆石症的 5%～10%。可能与胆管慢性炎症、感染、胆管蛔虫和胆汁淤滞、低蛋白和低脂饮食有关,以胆色素结石、左侧肝内胆管结石为多见,呈区域性分布,农村高于城市。老年患者常合并肝脏区域性萎缩、纤维化和反复慢性肝脓肿,临床处理难度大、治疗后复发率和残石率均较高。

二、诊断依据

(一)临床表现

1.病史

长期处于营养不良状态、胆管蛔虫症病史等。

2.症状

静止型可无明显症状或上腹隐痛不适,梗阻型可表现为间歇性黄疸、肝区和胸腹部持续性疼痛不适、消化功能减退等胆管梗阻的症状。

3.体征

黄疸和肝区叩击痛是其典型表现,部分可有右上腹压痛、肝大。

4.并发症

并发急性胆管炎时表现为突发,上腹绞痛或持续胀痛、畏寒、发热、黄疸;并发肝脓肿时可见持续高热、肝大、持续上腹或右胸疼痛。

(二)辅助检查

1.实验室检查

静止型可无异常,梗阻并感染时可见白细胞升高,血清直接胆红素明显增高,肝功能异常尤 ALP 升高明显。

2.影像学检查

(1)B超检查:是首选检查方法,广泛应用于术前初步诊断和术中定位,诊断正确率高,可达80%以上。典型表现为胆管内高回声并有声影,局部胆管壁可增厚,上游胆管扩张,肝脏局部可表现为萎缩、纤维化,回声不均或高回声。

（2）CT 检查：可清晰显示结石分布、胆管壁改变、肝脏实质病变、萎缩范围，对治疗方案的设定有重要的指导意义。表现为胆管内高密度影，增强扫描各时相密度不变，上游胆管扩张，局部肝脏萎缩和健肝代偿性增大。

（3）磁共振和磁共振胰胆管成像（MRI＋MRCP）检查：可全面的显示胆管系统病变，清晰描绘胆管内结石分布、胆管狭窄或扩张、肝脏改变等，是无创的胰胆管成像方法，应用越来越广泛，部分替代了有创的 ERCP 检查。

（4）胆管造影检查：包括术前静脉胆管造影和术中胆管造影，前者因受影响因素多和诊断正确性和敏感性不高而渐被淘汰；后者对减低残石率有一定帮助。

（5）胆管镜检查：广泛应用于胆管结石的治疗和诊断的方法，可直视胆管病变，拓宽了胆管结石的治疗手段，使残石率进一步下降。可与十二指肠镜配合（胆管子母镜）进行胆管结石的检查和取出，也可单独应用于经皮肝胆管镜检查和取石。而且，应用于术中和术后，具有指导手术方案的制订和缩小手术范围、术后取石的作用。

（6）逆行胰胆管造影（ERCP）：可全面显示胆管内改变，诊断正确率高、敏感性强，但由于有创和技术要求高，且有一定的失败率和并发症发生率，因此，其诊断功能逐渐被无创的检查所替代，目前多与乳头括约肌切开术（EST）结合应用于胆管结石的治疗。

（三）临床分型

Ⅰ型（局限型）：结石局限于某一肝段或亚肝段，受累肝脏及胆管病变轻微，临床表现多属于静止型。Ⅱ型（区域型）：结石沿肝内胆管树呈区域性分布，充满一个或几个肝段，常合并病变区段肝管的狭窄及受累肝段的萎缩。临床表现可为梗阻型或胆管炎型。Ⅲ型（弥散型）：结石遍布双侧肝叶胆管内，根据肝实质病变情况，又分为三个亚型：Ⅲa 型：不伴有明显的肝实质纤维化和萎缩；Ⅲb 型：伴区域性肝实质纤维化和萎缩，通常合并萎缩肝脏区段主肝管的狭窄；Ⅲc 型：伴肝实质广泛纤维化并形成继发性胆汁性肝硬化和门脉高压症，通常伴有左、右肝管或汇合部以下胆管的严重狭窄。建议对并有肝外胆管结石者称为 E 型即附加型，并根据胆管下端 Oddi 括约肌功能状态，再分为 Ea 型：胆管下端正常；Eb 型：胆管下端松弛；Ec 型：胆管下端狭窄。

（四）治疗原则

1.手术治疗

外科手术仍是肝胆管结石的主要治疗方法，手术治疗原则是取尽结石、解除梗阻、祛除病灶、通畅胆流。手术方法包括以下几种。

（1）胆管切开取石术：必须有术中胆管镜或术中造影的协助，包括：经肝实质劈开肝胆管切开取石术，仅适用于结石局限且距肝脏表面近、肝脏无明确改变，下游胆管无狭窄的患者；经肝外胆管切开取石术，适于近肝门的一级或二级胆管、胆管镜可及范围的肝内胆管结石而无下游胆管狭窄，并有急性梗阻性胆管炎的患者。手术创伤小，只要严格适应证选择，疗效肯定。

（2）胆管切开取石＋狭窄段成形和重建术：是较为理想的手术方式，能有效地清除肝管内结石，显著降低残石率和复发率，适宜于狭窄段近肝门、无明显肝脏病变者。

（3）肝部分切除术：切除范围包括了萎缩的肝叶或肝段，以及难以取净的多发性结石和难以纠治的肝管狭窄或囊性扩张、慢性肝脓肿、肝内胆管癌变等，是治疗肝内胆管结石的最有效手段。手术方式以规则型肝段、肝叶切除为主,争取完整切除病变区。

(4)肝移植术:适用于结石弥散性存在、反复发作难以控制的胆管炎和合并有弥散性、不可逆转肝脏病变的肝胆管结石。

(5)皮下空肠盲袢埋置术:残留结石或结石复发时,可经此入路胆管镜取石,避免再次手术,与上述手术方式结合,适宜于结石残留或易于复发的患者。

(6)胆管切开引流术:为暂时性措施,适于急性梗阻性化脓性胆管炎的危重症患者。

2.非手术治疗

是目前临床研究的热点,随着内镜技术和设备的改进,部分肝内胆管结石患者可经非外科手术而治愈。

(1)内镜下乳头括约肌切开成形术(EST):仅适用于合并肝外胆管结石的近肝门、小的(<1.5cm)、无下段胆管狭窄的肝内胆管结石,但结石取净率低,技术难度大。

(2)经皮肝胆管胆管镜取石术:结合 PTCD 技术和胆管镜检查技术以及体内碎石术,可部分避免手术创伤,据报道肝胆管结石取净率可达 70%～90%。

(3)胆管子母镜肝胆管取石术:临床应用较少,技术难度大,多用于检查,取石较困难。

(4)体外碎石和体内碎石术:体外震波碎石结合溶石和排石方法,可应用于不愿手术或不宜于手术的患者,但排石成功率不高,疗程长;体内碎石方法包括激光碎石、液电碎石等,结合内镜尤其是胆管镜技术,可有效降低镜下取石难度、提高取石效率。

(5)溶石疗法:熊去氧胆酸(UDCA)和鹅去氧胆酸(CDCA)片口服半年以上,有效率约40%,目前常用药物为优思弗(250～500mg,bid)等。

(6)排石疗法:中药排石汤曾流行i时,但疗效不确定,多与其他方法综合应用。

(7)消炎利胆药:消炎利胆片、胆舒胶囊、胆宁片等对于缓解症状有一定帮助。

(五)转归与预后

目前肝胆管结石的治疗效果仍不够满意,手术治疗后残石率仍在 30% 以上,复发率多在10% 以上,而且 2.0%～10.0% 的患者并发肝胆管癌,同样有随着年龄增长发生率增高的问题。弥散性肝胆管结石随着年龄增长,病程后期不可避免的出现肝脏萎缩、纤维化、胆汁淤积性肝硬化、门脉高压等,预后不良。

第四节 肝脓肿

一、细菌性肝脓肿

(一)流行病学

细菌性肝脓肿通常指由化脓性细菌引起的感染,故亦称化脓性肝脓肿。本病病原菌可来自胆管疾病(占 16%～40%),门静脉血行感染(占 8%～24%),经肝动脉血行感染报道不一,最多者为 45%,直接感染者少见,隐匿感染占 10%～15%。致病菌以革兰阴性菌最多见,其中2/3 为大肠埃希菌,粪链球菌和变形杆菌次之;革兰阳性球菌以金黄色葡萄球菌最常见。临床常见多种细菌的混合感染。细菌性肝脓肿 70％～83％发生于肝右叶,这与门静脉分支走行有关。左叶者占 10％～16％;左右叶均感染者为 6％～14％。脓肿多为单发且大,多发者较少且小。少数细菌性肝脓肿患者的肺、肾、脑及脾等亦可有小脓肿。尽管目前对本病的认识、诊断和治疗方法都有所改进,但病死率仍为 30％～65％,其中多发性肝脓肿的病死率为 50％～88％,而孤立性肝脓肿的病死率为 12.5％～31％。本病多见于男性,男女比例约为 2：1。但目前的许多报道指出,本病的性别差异已不明显,这可能与女性胆管疾患发生率较高,而胆源性肝脓肿在化脓性肝脓肿发生中占主导地位有关。本病可发生于任何年龄,但中年以上者约占 70％。

(二)病因

肝由于接受肝动脉和门静脉双重血液供应,并通过胆管与肠道相通,发生感染的机会很多。但是在正常情况下由于肝的血液循环丰富和单核吞噬细胞系统的强大吞噬作用,可以杀伤入侵的细菌并且阻止其生长,不易形成肝脓肿。但是如各种原因导致机体抵抗力下降时,或当某些原因造成胆管梗阻时,入侵的细菌便可以在肝内重新生长引起感染,进一步发展形成脓肿。化脓性肝脓肿是一种继发性病变,病原菌可由下列途径进入肝。

1.胆管系统

这是目前最主要的侵入途径,也是细菌性肝脓肿最常见的原因。当各种原因导致急性梗阻性化脓性胆管炎,细菌可沿胆管逆行,上行至肝,形成脓肿。胆管疾病引起的肝脓肿占肝脓肿发病率的 21.6％～51.5％,其中肝胆管结石并发肝脓肿更多见。胆管疾病引起的肝脓肿常为多发性,以肝左叶多见。

2.门静脉系统

腹腔内的感染性疾病,如坏疽性阑尾炎、内痔感染、胰腺脓肿、溃疡性结肠炎及化脓性盆腔炎等均可引起门脉属支的化脓性门静脉炎,脱落的脓毒性栓子进入肝形成肝脓肿。近年来由于抗生素的应用,这种途径的感染已大为减少。

3.肝动脉

体内任何部位的化脓性疾患,如急性上呼吸道感染、亚急性细菌性心内膜炎、骨髓炎和痈等,病原菌由体循环经肝动脉侵入肝。当机体抵抗力低下时,细菌可在肝内繁殖形成多发性肝脓肿,多见于小儿败血症。

4.淋巴系统

与肝相邻部位的感染如化脓性胆囊炎、膈下脓肿、肾周围脓肿、胃及十二指肠穿孔等,病原菌可经淋巴系统进入肝,亦可直接侵及肝。

5.肝外伤后继发感染

开放性肝外伤时,细菌从创口进入肝或随异物直接从外界带入肝引发脓肿。闭合性肝外伤时,特别是中心型肝损伤患者,可在肝内形成血肿,易导致内源性细菌感染。尤其是合并肝内小胆管损伤,则感染的机会更高。

6.医源性感染

近年来,由于临床上开展了许多肝脏手术及侵入性诊疗技术,如肝穿刺活检术、经皮肝穿刺胆管造影术(PTC)、内镜逆行胰胆管造影术(ERCP)等,操作过程中有可能将病原菌带入肝形成肝的化脓性感染。肝脏手术时由于局部止血不彻底或术后引流不畅，形成肝内积血积液时均可引起肝脓肿。

7.其他

有一些原因不明的肝脓肿，如隐源性肝脓肿，可能肝内存在隐匿性病变。当机体抵抗力减弱时，隐匿病灶"复燃"，病菌开始在肝内繁殖，导致肝的炎症和脓肿。Ranson指出，25%隐源性肝脓肿患者伴有糖尿病。

（三）临床表现

细菌性肝脓肿并无典型的临床表现，急性期常被原发性疾病的症状所掩盖，一般起病较急，全身脓毒性反应显著。

1.寒战和高热

寒战和高热多为最早也是最常见的症状。患者在发病初期骤感寒战，继而高热，热型呈弛张型，体温在38~40℃，最高可达41℃，伴有大量出汗，脉率增快，一日数次，反复发作。

2.肝区疼痛

由于肝增大和肝被膜急性膨胀，肝区出现持续性钝痛；出现的时间可在其他症状之前或之后，亦可与其他症状同时出现，疼痛剧烈者常提示单发性脓肿；疼痛早期为持续性钝痛，后期可呈剧烈锐痛，随呼吸加重者提示脓肿位于肝膈顶部；疼痛可向右肩部放射，左肝脓肿也可向左肩部放射。

3.乏力、食欲缺乏、恶心和呕吐

由于伴有全身毒性反应及持续消耗，患者可出现乏力、食欲缺乏、恶心、呕吐等消化道症状。少数患者还出现腹泻、腹胀以及顽固性呃逆等症状。

4.体征

肝区压痛和肝增大最常见。右下胸部和肝区叩击痛；若脓肿移行于肝表面，则其相应部位的皮肤呈红肿，且可触及波动性肿块。右上腹肌紧张，右季肋部饱满，肋间水肿并有触痛。左肝脓肿时上述症状出现于剑突下。并发于胆管梗阻的肝脓肿患者常出现黄疸。其他原因的肝脓肿，一旦出现黄疸，表示病情严重，预后不良。少数患者可出现右侧反应性胸膜炎和胸腔积液，可查及肺底呼吸音减弱、啰音和叩诊浊音等。晚期患者可出现腹腔积液，这可能是由于门静脉炎以及周围脓肿的压迫影响门静脉循环及肝受损，长期消耗导致营养性低蛋白血症引起。

（四）诊断

1.病史及体征

在急性肠道或胆管感染的患者中，突然发生寒战、高热、肝区疼痛、压痛和叩击痛等，应高度怀疑本病的可能，做进一步详细检查。

2.实验室检查

白细胞计数明显升高，总数达$(1~2) \times 10^{10}$/L或以上，中性粒细胞在90%以上，并可出现核左移或中毒颗粒，谷丙转氨酶、碱性磷酸酶升高，其他肝功能检查也可出现异常。

3.B超检查

B超检查是诊断肝脓肿最方便、简单又无痛苦的方法，可显示肝内液性暗区，区内有"絮状回声"并可显示脓肿部位、大小及距体表深度，并用以确定脓腔部位作为穿刺点和进针方向，或为手术引流提供进路。此外，还可供术后动态观察及追踪随访。能分辨肝内直径 2cm 以上的脓肿病灶，可做为首选检查方法，其诊断阳性率可达 96％以上。

4.X 线片和 CT 检查

X 线片检查可见肝阴影增大、右侧膈肌升高和活动受限，肋膈角模糊或胸腔少量积液，右下肺不张或有浸润，以及膈下有液气面等。肝脓肿在 CT 图像上均表现为密度减低区，吸收系数介于肝囊肿和肝肿瘤之间。CT 可直接显示肝脓肿的大小、范围、数目和位置，但费用昂贵。

5.其他

如放射性核素肝扫描(包括 ECT)、选择性腹腔动脉造影等对肝脓肿的诊断有一定价值。但这些检查复杂、费时，因此在急性期患者最好选用操作简便、安全、无创伤性的 B 超检查。

(五)鉴别诊断

1.阿米巴性肝脓肿

阿米巴性肝脓肿的临床症状和体征与细菌性肝脓肿有许多相似之处，但两者的治疗原则有本质上的差别，前者以抗阿米巴和穿刺抽脓为主，后者以控制感染和手术治疗为主，故在治疗前应明确诊断。阿米巴肝脓肿常有阿米巴肠炎和脓血便的病史，发生肝脓肿后病程较长，全身情况尚可，但贫血较明显。肝显著增大，肋间水肿，局部隆起和压痛较明显。若粪便中找到阿米巴原虫或滋养体，则更有助于诊断。此外，诊断性肝脓肿穿刺液为"巧克力"样，可找到阿米巴滋养体。

2.胆囊炎、胆石症

此类病有典型的右上部绞痛和反复发作的病史，疼痛放射至右肩或肩胛部，右上腹肌紧张，胆囊区压痛明显或触及增大的胆囊，X 线检查无膈肌抬高，运动正常。B 超检查有助于鉴别诊断。

3.肝囊肿合并感染

这些患者多数在未合并感染前已明确诊断。对既往未明确诊断的患者合并感染时，需详细询问病史和仔细检查，亦能加以鉴别。

4.膈下脓肿

膈下脓肿往往有腹膜炎或上腹部手术后感染史，脓毒血症和局部体征较化脓性肝脓肿为轻，主要表现为胸痛，深呼吸时疼痛加重。X 线检查见膈肌抬高僵硬、运动受限明显，或膈下出现气液平。B 超可发现膈下有液性暗区。但当肝脓肿穿破合并膈下感染者，鉴别诊断就比较困难。

5.原发性肝癌

巨块型肝癌中心区液化坏死而继发感染时易与肝脓肿相混淆。但肝癌患者的病史、发病过程及体征等均与肝脓肿不同，如能结合病史、B 超和 AFP 检测，一般不难鉴别。

6.胰腺脓肿

有急性胰腺炎病史，脓肿症状之外尚有胰腺功能不良的表现；肝无增大，无触痛；B 超以及 CT 等影像学检查可辅助诊断并定位。

(六)并发症

细菌性肝脓肿如得不到及时、有效的治疗，脓肿破溃后向各个脏器穿破可引起严重并发症。右肝脓肿可向膈下间隙穿破形成膈下脓肿；亦可再穿破膈肌而形成脓肿；甚至能穿破肺组织至支气管，脓液从气管排出，形成支气管胸膜瘘；如脓肿同时穿破胆管则形成支气管胆瘘。左肝脓肿可穿破入心包，发生心包积脓，严重者可发生心脏压塞。脓肿可向下穿破入腹腔引起腹膜炎。有少数病例，脓肿穿破入胃、大肠，甚至门脉、下腔静脉等；若同时穿破门静脉或胆管，大量血液由胆管排出十二指肠，可表现为上消化道大出血。细菌性肝脓肿一旦出现并发症，病死率成倍增加。

(七)治疗

细菌性肝脓肿是一种继发疾病，如能及早重视治疗原发病灶可起到预防的作用。即便在肝脏感染的早期，如能及时给予大剂量抗生素治疗，加强全身支持疗法，也可防止病情进展。

1.药物治疗

对急性期，已形成而未局限的肝脓肿或多发性小脓肿，宜采用此法治疗。即在治疗原发病灶的同时，使用大剂量有效抗生素和全身支持治疗，以控制炎症，促使脓肿吸收自愈。全身支持疗法很重要，由于本病的患者中毒症状严重，全身状况较差，故在应用大剂量抗生素的同时应积极补液，纠正水、电解质紊乱，给予 B 族维生素、维生素 C、维生素 K，反复多次输入少量新鲜血液和血浆以纠正低蛋白血症，改善肝功能和输注免疫球蛋白。目前多主张有计划地联合应用抗生素，如先选用对需氧菌和厌氧菌均有效的药物，待细菌培养和药敏结果明确再选用敏感抗生素。多数患者可望治愈，部分脓肿可局限化，为进一步治疗提供良好的前提。多发性小脓肿经全身抗生素治疗不能控制时，可考虑在肝动脉或门静脉内置管滴注抗生素。

2.B 超引导下经皮穿刺抽脓或置管引流术

适用于单个较大的脓肿，在 B 超引导下以粗针穿刺脓腔，抽吸脓液后反复注入生理盐水冲洗，直至抽出液体清亮，拔出穿刺针。亦可在反复冲洗吸净脓液后，置入引流管，以备术后冲洗引流之用，至脓腔直径小于 1.5cm 时拔除。这种方法简便，创伤小，疗效亦满意。特别适用于年老体虚及危重患者。操作时应注意：①选择脓肿距体表最近点穿刺，同时避开胆囊、胸腔或大血管。②穿刺的方向对准脓腔的最大径；③多发性脓肿应分别定位穿刺。但是这种方法并不能完全替代手术，因为脓液黏稠，会造成引流不畅，引流管过粗易导致组织或脓腔壁出血，对多分隔脓腔引流不彻底，不能同时处理原发病灶，厚壁脓肿经抽脓或引流后，脓壁不易塌陷。

3.手术疗法

(1)脓肿切开引流术：适用于脓肿较大或经非手术疗法治疗后全身中毒症状仍然较重或出现并发症者，如脓肿穿入腹腔引起腹膜炎或穿入胆管等。常用的手术途径有以下几种。①经腹腔切开引流术：取右肋缘下斜切口，进入腹腔后，明确脓肿部位，用湿盐水垫保护手术野四周以免脓液污染腹腔。先试穿刺抽得脓液后，沿针头方向用直血管钳插入脓腔，排出脓液，再用手指伸进脓腔，轻轻分离腔内间隔组织，用生理盐水反复冲洗脓腔。吸净后，脓腔内放置双套管负压吸引。脓腔内及引流管周围用大网膜覆盖，引流管自腹壁戳口引出。脓液送细菌培养。这种入路的优点是病灶定位准确，引流充分，可同时探查并处理原发病灶，是目前临床最常用的手术方式。②腹膜外脓肿切开引流术：位于肝右前叶和左外叶的肝脓肿，与前腹膜已发生紧密粘连，可采用前侧腹膜外入路引流脓液。方法是做右肋缘下斜切口或右腹直肌切口，在腹膜外间隙，用手指推开肌层直达脓肿部位。此处腹膜有明显的水肿，穿刺抽出脓液后处理方法同上。③后侧脓肿切开引流术:适用于肝右叶膈顶部或后侧脓肿。患者左侧卧位,左侧腰部垫一沙袋。沿右侧第 12 肋稍偏外侧做一切口,切除一段肋骨,在第 1 腰椎棘突水平的肋骨床区做一横切口,显露膈肌,有时需将膈肌切开到达肾后脂肪囊区。用手指沿肾后脂肪囊向上分离,显露肾上极与肝下面的腹膜后间隙直达脓肿。将穿刺针沿手指方向刺入脓腔,抽得脓液后,用长弯血管钳顺穿刺方向插入脓腔,排出脓液。用手指扩大引流口,冲洗脓液后,置入双套管或多孔乳胶管引流,切口部分缝合。

(2),肝叶切除术适用于:①病期长的慢性厚壁脓肿,切开引流后脓肿壁不塌陷,长期留有无效腔,伤口经久不愈合者。②肝脓肿切开引流后,留有窦道长期不愈者。③合并某肝段胆管结石,因肝内反复感染、组织破坏、萎缩,失去正常生理功能者。④肝左外叶内多发脓肿致使肝组织严重破坏者。肝叶切除治疗肝脓肿应注意术中避免炎性感染扩散到术野或腹腔,特别对肝断面的处理要细致妥善,术野的引流要通畅,一旦局部感染,将导致肝断面的胆瘘、出血等并发症。肝脓肿急诊切除肝叶,有使炎症扩散的危险,应严格掌握手术指征。

(八)预后

本病的预后与年龄、身体素质、原发病、脓肿数目、治疗及时与合理以及有无并发症等密切相关。有人报道多发性肝脓肿的病死率明显高于单发性肝脓肿。年龄超过 50 岁者的病死率为 79%,而 50 岁以下则为 53%。手术病死率为 10%～33%。全身情况较差,肝明显损害及合并严重并发症者预后较差。

二、阿米巴性肝脓肿

(一)流行病学

阿米巴性肝脓肿是肠阿米巴病最多见的主要并发症。本病常见于热带与亚热带地区。好发于 20～50 岁的中青年男性,男女比例约为 10∶1。脓肿以肝右后叶最多见,占 90% 以上,左叶不到 10%,左右叶并发者亦不罕见。脓肿单腔者为多。国内临床资料统计,肠阿米巴病并发肝脓肿者占 1.8%～20%,最高者可达 67%。综合国内外报道 4819 例中,男性为 90.1%,女性为 9.9%。农村高于城市。

(二)病因

阿米巴性肝脓肿是由溶组织阿米巴原虫所引起,有的在阿米巴痢疾期间形成,有的发生于痢疾之后数周或数月。据统计,60% 发生在阿米巴痢疾后 4～12 周,但也有在长达 20～30 年或之后发病者。溶组织阿米巴是人体唯一的致病型阿米巴,在其生活史中主要有滋养体型和虫卵型。前者为溶组织阿米巴的致病型,寄生于肠壁组织和肠腔内,通常可在急性阿米巴痢疾的粪便中查到,在体外自然环境中极易破坏死亡,不易引起传染;虫卵仅在肠腔内形成,可随粪便排出,对外界抵抗力较强,在潮湿低温环境中可存活 12d,在水中可存活 9～30d,在低温条件下其寿命可为 6～7 周。虽然没有侵袭力,但为重要的传染源。当人吞食阿米巴虫卵污染的食物或饮水后,在小肠下段,由于碱性肠液的作用,阿米巴原虫脱卵而出并大量繁殖成为滋养体,滋养体侵犯结肠黏膜形成溃疡,常见于盲肠、升结肠等处,少数侵犯乙状结肠和直肠。寄生于结肠黏膜的阿米巴原虫,分泌溶组织酶,消化溶解肠壁上的小静脉,阿米巴滋养体侵入静脉,随门静脉血流进入肝;也可穿过肠壁直接或经淋巴管到达肝内。进入肝的阿米巴原虫大多数被肝内单核—吞噬细胞消灭;仅当侵入的原虫数目多、毒力强而机体抵抗力降低时,其存活的原虫即可繁殖,引起肝组织充血炎症,继而原虫阻塞门静脉末梢,造成肝组织局部缺血坏死;又因原虫产生溶组织酶,破坏静脉壁,溶解肝组织而形成脓肿。

(三)临床表现

本病的发展过程一般比较缓慢,急性阿米巴肝炎期较短暂,如不能及时治疗,继之为较长时期的慢性期。其发病可在肠阿米巴病数周至数年之后,甚至可长达30年后才出现阿米巴性肝脓肿。

1.急性肝炎期

在肠阿米巴病过程中,出现肝区疼痛、肝增大、压痛明显,伴有体温升高(持续在 $38\sim39℃$),脉速、大量出汗等症状亦可出现。此期如能及时、有效治疗,炎症可得到控制,避免脓肿形成。

2.肝脓肿期

临床表现取决于脓肿的大小、位置、病程长短及有无并发症等。但大多数患者起病比较缓慢,病程较长,此期间主要表现为发热、肝区疼痛及肝增大等。

(1)发热:大多起病缓慢,持续发热($38℃\sim39℃$),常以弛张热或间歇热为主;在慢性肝脓肿患者体温可正常或仅为低热;如继发细菌感染或其他并发症时,体温可高达 $40℃$ 以上;常伴有畏寒、寒战或多汗。体温大多晨起低,在午后上升,夜间热退时有大汗淋漓;患者多有食欲缺乏、腹胀、恶心、呕吐,甚至腹泻、痢疾等症状;体重减轻、虚弱乏力、消瘦、精神不振、贫血等亦常见。

(2)肝区疼痛:常为持续性疼痛,偶有刺痛或剧烈疼痛;疼痛可随深呼吸、咳嗽及体位变化而加剧。疼痛部位因脓肿部位而异,当脓肿位于右膈顶部时,疼痛可放射至右肩胛或右腰背部;也可因压迫或炎症刺激右膈肌及右下肺而导致右下肺肺炎、胸膜炎,产生气急、咳嗽、肺底湿啰音等。如脓肿位于肝的下部,可出现上腹部疼痛症状。

(3)局部水肿和压痛:较大的脓肿可出现右下胸、上腹部膨隆,肋间饱满,局部皮肤水肿发亮,肋间隙因皮肤水肿而消失或增宽,局部压痛或叩痛明显。右上腹部可有压痛、肌紧张,有时可扪及增大的肝脏或肿块。

(4)肝增大:肝往往呈弥散性增大,病变所在部位有明显的局限性压痛及叩击痛。右肋缘下常可扪及增大的肝,下缘钝圆有充实感,质中坚,触痛明显,且多伴有腹肌紧张。部分患者的肝有局限性波动感,少数患者可出现胸腔积液。

(5)慢性病例:慢性期疾病可迁延数月甚至 $1\sim2$ 年。患者呈消瘦、贫血和营养性不良性水肿甚至胸腔积液和腹腔积液;如不继发细菌性感染,发热反应可不明显。上腹部可扪及增大坚硬的包块。少数患者由于巨大的肝脓肿压迫胆管或肝细胞损害而出现黄疸。

(四)并发症

1.继发细菌感染

继发细菌感染多见于慢性病例,致病菌以金黄色葡萄球菌和大肠埃希菌多见。患者表现为症状明显加重,体温上升至 $40℃$ 以上,呈弛张热,白细胞计数升高,以中性粒细胞为主,抽出的脓液为黄色或黄绿色,有臭味,光镜下可见大量脓细胞。但用抗生素治疗难以奏效。

2.脓肿穿破

巨大脓肿或表面脓肿易向邻近组织或器官穿破。向上穿破膈下间隙形成膈下脓肿;穿破膈肌形成脓胸或肺脓肿;也有穿破支气管形成肝-支气管瘘,常突然咳出大量棕色痰,伴胸痛、气促,胸部X线检查可无异常,脓液自气管咳出后,增大的肝可缩小;肝右叶脓肿可穿破至心包,呈化脓性心包炎表现,严重时引起心脏压塞;穿破胃时,患者可呕吐出血液及褐色物;肝右下叶脓肿可与结肠粘连并穿入结肠,表现为突然排出大量棕褐色黏稠脓液,腹痛轻,无里急后重症状,肝迅速缩小,X线显示肝脓肿区有积气影;穿破至腹腔引起弥散性腹膜炎。Warling等报道1122例阿米巴性肝脓肿,破溃293例,其中穿入胸腔29%,肺27%,心包15.3%,腹腔11.9%,胃3%,结肠2.3%,下腔静脉2.3%,其他9.25%。国内资料显示,发生破溃的276例中,破入胸腔37.6%,肺27.5%,支气管10.5%,腹腔16.6%,其他7.6%。

3.阿米巴原虫血行播散

阿米巴原虫经肝静脉、下腔静脉到肺,也可经肠道至静脉或淋巴道入肺,双肺呈多发性小脓肿。在肝或肺脓肿的基础上易经血液循环至脑,形成阿米巴性脑脓肿,其病死率极高。

(五)辅助检查

1.实验室检查

(1)血液常规检查:急性期白细胞总数可达$(10\sim20)\times10^9/L$,中性粒细胞在80%以上,明显升高者应怀疑合并有细菌感染。慢性期白细胞升高不明显。病程长者贫血较明显,血沉可增快。

(2)肝功能检查:肝功能多数在正常范围内,偶见谷丙转氨酶、碱性磷酸酶升高,清蛋白下降。少数患者血清胆红素可升高。

(3)粪便检查:仅供参考,因为阿米巴包囊或原虫阳性率不高,仅少数患者的新鲜粪便中可找到阿米巴原虫,国内报道阳性率约为14%。

(4)血清补体结合试验:对诊断阿米巴病有较大价值。有报道结肠阿米巴期的阳性率为15.5%,阿米巴肝炎期为83%,肝脓肿期可为92%~98%,且可发现隐匿性阿米巴肝病,治疗后即可转阴。但由于在流行区内无症状的带虫者和非阿米巴感染的患者也可为阳性,故诊断时应结合具体患者进行分析。

2.超声检查

B超检查对肝脓肿的诊断有肯定的价值,准确率在90%以上,能显示肝脓性暗区。同时B超定位有助于确定穿刺或手术引流部位。

3.X线检查

由于阿米巴性肝脓肿多位于肝右叶膈面,故在X线透视下可见到肝阴影增大,右膈肌抬高,运动受限或横膈呈半球形隆起等征象。有时还可见胸膜反应或积液,肺底有云雾状阴影等。此外,如在X线片上见到脓腔内有液气面,则对诊断有重要意义。

4.CT

CT可见脓肿部位呈低密度区,造影强化后脓肿周围呈环形密度增高带影,脓腔内可有气液平面。囊肿的密度与脓肿相似,但边缘光滑,周边无充血带;肝肿瘤的CT值明显高于肝脓肿。

5.放射性核素肝扫描

放射性核素肝扫描可发现肝内有占位性病变,即放射性缺损区,但直径小于 2cm 的脓肿或多发性小脓肿易被漏诊或误诊,因此仅对定位诊断有帮助。

6.诊断性穿刺抽脓

这是确诊阿米巴肝脓肿的主要证据,可在 B 超引导下进行。典型的脓液呈巧克力色或咖啡色,黏稠无臭味。脓液中查滋养体的阳性率很低(为 3%～4%),若将脓液按每毫升加入链激酶 10U,在 37℃条件下孵育 30min 后检查,可提高阳性率。从脓肿壁刮下的组织中,几乎都可找到活动的阿米巴原虫。

7.诊断性治疗

如,上述检查方法未能确定诊断,可试用抗阿米巴药物治疗。如果治疗后体温下降,肿块缩小,诊断即可确立。

(六)诊断及鉴别诊断

对中年男性患有长期不规则发热、出汗、食欲缺乏、体质虚弱、贫血、肝区疼痛、肝增大并有压痛或叩击痛,特别是伴有痢疾史时,应疑为阿米巴性肝脓肿。但缺乏痢疾史,也不能排除本病的可能性,因为 40%阿米巴肝脓肿患者可无阿米巴痢疾史,应结合各种检查结果进行分析。应与以下疾病相鉴别。

1.原发性肝癌

同样有发热、右上腹痛和肝大等,但原发性肝癌常有传染性肝炎病史,并且合并肝硬化占 80%以上,肝质地较坚硬,并有结节。结合 B 超检查、放射性核素肝扫描、CT、肝动脉造影及 AFP 检查等,不难鉴别。

2.细菌性肝脓肿

细菌性肝脓肿病程急骤,脓肿以多发性为主,且全身脓毒血症明显,一般不难鉴别。

3.膈下脓肿

膈下脓肿常继发于腹腔继发性感染,如溃疡病穿孔、阑尾炎穿孔或腹腔手术之后。本病全身症状明显,但腹部体征轻;X 线检查肝向下推移,横膈普遍抬高和活动受限,但无局限性隆起,可在膈下发现液气面;B 超提示膈下液性暗区而肝内则无液性区;放射性核素肝扫描不显示肝内有缺损区;MR1 检查在冠状切面上能显示位于膈下与肝间隙内有液性区,而肝内正常。

4.胰腺脓肿

本病早期为急性胰腺炎症状。脓毒症状之外可有胰腺功能不良,如糖尿、粪便中有未分解的脂肪和未消化的肌纤维。肝增大亦甚轻,无触痛。胰腺脓肿时膨胀的胃挡在病变部前面。B 超扫描无异常所见,CT 可帮助定位。

(七)治疗

本病的病程长,患者的全身情况较差,常有贫血和营养不良,故应加强营养和支持疗法,给予高糖类、高蛋白、高维生素和低脂肪饮食,必要时可补充血浆及蛋白,同时给予抗生素治疗,最主要的是应用抗阿米巴药物,并辅以穿刺排脓,必要时采用外科治疗。

1.药物治疗

(1)甲硝唑(灭滴灵):为首选治疗药物,视病情可给予口服或静脉滴注,该药疗效好,毒性小,疗程短,除妊娠早期均可适用,治愈率70%～100%。

(2)依米丁(吐根碱):由于该药毒性大,目前已很少使用。对阿米巴滋养体有较强的杀灭作用,可根治肠内阿米巴慢性感染。本品毒性大,可引起心肌损害、血压下降、心律失常等。此外,还有胃肠道反应、肌无力、神经疼痛、吞咽和呼吸肌麻痹。故在应用期间,每天测量血压。若发现血压下降应停药。

(3)氯喹:本品对阿米巴滋养体有杀灭作用。口服后肝内浓度高于血液200～700倍,毒性小,疗效佳,适用于阿米巴性肝炎和肝脓肿。成人口服第1、第2天每天0.6g,以后每天服0.3g,3～4周为1个疗程,偶有胃肠道反应、头痛和皮肤瘙痒。

2.穿刺抽脓

经药物治疗症状无明显改善者,或脓腔大或合并细菌感染病情严重者,应在抗阿米巴药物应用的同时,进行穿刺抽脓。穿刺应在B超检查定位引导下和局部麻醉后进行,取距脓腔最近部位进针,严格无菌操作。每次尽量吸尽脓液,每隔3～5d重复穿刺,穿刺术后应卧床休息。如合并细菌感染,穿刺抽脓后可于脓腔内注入抗生素。近年来也加用脓腔内放置塑料管引流,收到良好疗效。患者体温正常,脓腔缩小为5～10mL后,可停止穿刺抽脓。

3.手术治疗

常用术式有2种。

(1)切开引流术:下列情况可考虑该术式。①经抗阿米巴药物治疗及穿刺抽脓后症状无改善者。②脓肿伴有细菌感染,经综合治疗后感染不能控制者。③脓肿穿破至胸腔或腹腔,并发脓胸或腹膜炎者。④脓肿深在或由于位置不好不宜穿刺排脓治疗者。⑤左外叶肝脓肿,抗阿米巴药物治疗不见效,穿刺易损伤腹腔脏器或污染腹腔者。在切开排脓后,脓腔内放置多孔乳胶引流管或双套管持续负压吸引。引流管一般在无脓液引出后拔除。

(2)肝叶切除术:对慢性厚壁脓肿,引流后腔壁不易塌陷者,遗留难以愈合的无效腔和窦道者,可考虑做肝叶切除术。手术应与抗阿米巴药物治疗同时进行,术后继续抗阿米巴药物治疗。

(八)预后

本病预后与病变的程度、脓肿大小、有无继发细菌感染或脓肿穿破以及治疗方法等密切相关。根据国内报道,抗阿米巴药物治疗加穿刺抽脓,病死率为7.1%,但在兼有严重并发症时,病死率可增加1倍多。

本病是可以预防的,主要在于防止阿米巴痢疾的感染。只要加强粪便管理,注意卫生,对阿米巴痢疾进行;彻底治疗,阿米巴肝脓肿是可以预防的;即使进展到阿米巴肝炎期,如能早期诊断、及时彻底治疗,也可预防肝脓肿的形成。

第五节　肝棘球蚴病

一、诊断

(一)病史

有牧区居住史或与犬、羊等动物频繁接触史。

(二)症状

早期临床表现不明显,常于 B 超检查被偶然发现,或偶有上腹部肿块就诊。囊肿发展一定阶段,上腹部可出现胀满感、肝区隐痛,或囊肿压迫邻近器官而引起相应症状。压迫胆管可引起阻塞性黄疸;压迫门静脉引可起脾肿大和腹腔积液等。

(三)体征

常可见右肋缘略隆起或上腹部局限性隆起。扣诊为圆形肿块,表面光滑,边界清楚,有一定韧性或弹性,多无压痛。有时可触及波动感或震颤。

(四)实验室检查

血常规化验嗜酸性粒细胞升高。包虫皮内试验阳性率可达 90%,补体结合试验阳性率可达 70%~90%。

(五)辅助检查

囊肿位于肝膈顶部 X 线透视可见膈肌抬高,活动度减弱。X 线平片可显示右上腹密度均匀边缘整齐阴影,可伴有钙化。B 超表现单个或多个圆形或椭圆形液性暗区,边界清晰。囊壁常在 3mm 以上,部分囊壁钙化表现为强回声,囊内可有多数点状强回声漂浮,随体位改变而移位,系子囊或棘球砂所致。CT 常表现大小不一,单发或多发,边缘光滑的圆形、椭圆形或分叶状低密度灶。囊壁较厚,有时可见弧形或环状钙化影。囊内具有子囊,多个子囊使病灶呈多房性。MR 在 T_1 加权图像上,包虫囊肿壁呈连续光滑、壁厚均一的低信号环状边缘;T_2 加权图像上更清晰。囊内容物在 T_1 加权图像上呈低信号,在 T_2 加权图像上呈高信号,在质子密度像呈低信号或等信号。放射性核素显像肝包虫囊肿表现为边缘非常清晰的放射性缺损区。

二、鉴别诊断

(一)肝囊肿

肝囊肿患者一般无牧区生活史,实验室检查无特殊发现。囊肿壁较薄,在 B 超、CT 及 MR 上显示不清。

(二)肝脓肿

肝脓肿患者一般无牧区生活史,包虫皮内试验及补体结合试验阴性。

(三)原发性肝癌

除流行病学外,肝棘球蚴病患者多无肝炎病史,AFP 阴性,而包虫皮内试验阳性,B 超、CT 及 MR 典型表现可鉴别。

(四)肝海绵状血管瘤

肝海绵状血管瘤在 CT 增强扫描上表现造影剂肿瘤充填,在 MR T_2 加权图像呈均匀一致的高信号,核素肝血池扫描可见病灶呈过度充填。

三、治疗原则

肝棘球蚴病目前尚无达到治愈的药物,仍以手术治疗为主。手术原则应争取包括外囊在内的整个囊肿切除,对不能手术切除者应彻底清除内囊,防止囊液外溢,消灭或缩小外囊残腔,预防术后并发症和复发。

第六节　肝硬化与肝纤维化

肝纤维化是指肝脏内弥散性纤维结缔组织沉积,是对炎症坏死等组织损伤的修复反应。从现代生物化学角度来看,肝纤维化是肝脏细胞外基质(ECM)(主要包括各种胶原、非胶原糖蛋白、蛋白多糖)合成增加和(或)降解减少所导致的 ECM 过度沉积;从细胞生物学角度来看,肝纤维化是产生胶原的肝脏间质细胞(主要是肝脏星形细胞)被激活从而发生增生并合成、分泌大量 ECM 的结果;从分子生物学角度来看,肝纤维化是各种细胞因子所导致的基因表达调节异常,即 ECM 基因表达增强、降解 ECM 的酶类基因表达下降。

肝硬化的形态学定义为弥散性肝脏纤维化伴有异常结节形成。仅有弥散性肝纤维化而无结节形成(如先天性肝纤维化),或仅有结节形成而无纤维化(如结节性再生性增生)均不能称为肝硬化。肝硬化的基本发病机制是各种病因引起的持续性或反复性肝实质弥散性炎症坏死、再生及纤维结缔组织增生。从临床角度来看,肝硬化是指上述肝脏组织病理学改变所导致的肝衰竭(血清清蛋白降低、胆碱酯酶活力降低、胆红素升高、凝血酶原时间延长等)和门脉高压症(食管胃底静脉曲张及破裂出血、腹腔积液、自发性细菌性腹膜炎及肝肾综合征、肝性脑病等)等表现。在病理学上,慢性炎症坏死首先导致肝脏纤维结缔组织增生和沉积(纤维化),继而导致肝小叶结构的破坏和假小叶形成,最终发展为肝硬化。实际由肝纤维化向肝硬化的发展是一个连续的动态过程,在临床上无法将两者截然分开。

一、肝纤维化和肝硬化的病因

肝纤维化和硬化的病因种类繁多,其相对重要性在世界各地有所不同。美国、欧洲以酒精性肝硬化为多见,亚洲、非洲则以肝炎肝硬化为多见。我国肝硬化的病因仍主要为慢性乙型肝炎(HBsAg 阳性率 40%～80%),近年慢性丙型肝炎引起的肝硬化也较常见(在 HBsAg 阴性的肝硬化患者中抗 HCV 阳性率为 10%～20%)。但随着对血源的严格管理,输血后丙型肝炎已明显减少,因此预计慢性丙型肝炎所引起的肝硬化也将会逐渐减少。20 世纪中期我国长江流域曾有血吸虫病流行,有报道南方地区血吸虫病引起的肝硬化占肝硬化总数的 14%～36.3%,但现在已经明显减少。随着我国民众生活水平的提高和行为方式的改变,酒精所引起的肝硬化可能会有明显增加。另外,由于认识水平的提高和诊断技术的进步,临床所发现的自身免疫性肝炎、原发性胆汁性肝硬化及遗传代谢性疾病(如肝豆状核变性)所引起的肝硬化也会逐渐增多。值得提出的是,有研究发现一些过去称之为"隐源性肝硬化"的病例很可能是由非酒精性脂肪性肝炎发展而来的。

二、肝硬化的病理形态学分类

目前国内外多采用 1977 年世界卫生组织专家小组 Anthony 等推荐的病理形态学分类：①小结节性肝硬化,结节大小均匀且直径几乎都小于 3mm。②大结节性肝硬化,结节大小不等,多数结节直径大于 3mm。③混合性,大、小结节各约占一半。这一分类适用于肝脏大体标本检查,而对肝活检病理检查帮助不大,因为后者所取得的肝组织切片面积往往较小而无法确定结节的大小。另外,肝硬化结节的大小也是可以随病程而变化的。例如,酒精性肝硬化多为小结节性,但如果患者戒酒,则肝细胞再生速度超过肝细胞死亡,因而小的再生结节增长为大结节。相反,大的结节中起初未受累的肝实质后来也受累;或者因为大结节压迫或牵拉周围的血管导致其血供不良,则导致大结节被分割为小结节。1994 年世界肝病大会上以及同年举行的世界胃肠病大会,上 Desmet 及 Scheuer 等 64 位国际肝病学者提出的慢性肝炎及肝硬化命名新建议主张仍可应用这一形态学分类,但强调应同时加上病因学分类(即使病因不明也要注明"隐源性")和功能状态(如进行性门脉高压症)。

三、肝纤维化及肝硬化的发病机制

(一)肝纤维化

肝纤维化是指肝脏内弥散性的纤维结缔组织沉积,它是肝脏 ECM(主要包括各种胶原、非胶原糖蛋白、蛋白多糖)合成增加和(或)降解减少的综合结果。近年的研究结果表明肝脏星形细胞是产生肝脏 ECM 的主要细胞,而肝星形细胞的激活是肝纤维化发生机制的中心环节。肝星形细胞的激活过程非常复杂,有多种细胞及因子参与,Friedman 将其分为起始和扩展两个阶段。

1.起始阶段

当肝实质受损伤时,肝细胞、内皮细胞、库普弗细胞及血小板均可通过旁分泌作用激活星形细胞。这些细胞所释放血小板衍生生长因子(PDGF)、血管内皮生长因子(VEGF)、碱性成纤维细胞生长因子(bFGF)β 转化生长因子(TGF-B)、胰岛素样生长因子(IGF)和内皮素等通过相应的细胞内信号传导通路,活化一系列核转录因子如 c-myc、NFrB、Sp1、c-jun/AP1 和 STAT-1 等。而间质的损伤则破坏了血窦内皮下的功能性基膜(Ⅳ型胶原、层连蛋白及硫酸乙酰肝素),同时大量纤维性胶原(Ⅰ、Ⅲ、Ⅴ型)沉积在 Disse 腔隙形成致密的基膜,导致肝窦毛细血管化,这不仅可促进星形细胞的激活;也进一步加重肝细胞与血液之间的物质交换障碍。

2.扩展阶段

经过激活的起始阶段,在正常状态下"静止"的肝星形细胞获得了一系列新的表型:增生性、收缩性、趋化性、纤维增生、纤维降解、视黄酸类丢失、释放细胞因子等。这种已被激活的星形细胞即称为肌成纤维细胞样细胞,它们不仅继续受旁分泌途径的调控,而且能够通过自分泌效应维持和扩展其激活状态。其结果是肝脏星形细胞大量增生、活化,并产生大量 ECM,而对 ECM 的降解相对或绝对不足,最终导致纤维化。

(二)肝实质细胞凋亡/坏死

慢性(持续或反复的)肝实质细胞的凋亡/炎症坏死是引起肝硬化的基本条件。急性重型肝炎(在我国称为急性重型肝炎)或服用过量对乙酰氨基酚(扑热息痛)可导致肝细胞大面积坏死而发生所谓暴发性肝衰竭,其病死率极高,但幸存者的肝脏可以完全恢复正常而并不发生肝硬化。各种病因引起的肝细胞坏死的机制亦不尽相同。

慢性乙型肝炎病毒(HBV)感染时,肝细胞的损伤主要是由人体免疫系统所介导的对HBV特异性细胞免疫反应所造成的。HBV抗原信息经表达HLAII类抗原的抗原呈递细胞(单核-巨噬细胞或树突细胞)传递给$CD4^+$ Th_0细胞,后者分泌的白细胞介素(IL-12)诱导Th_0向Th_1分化。Th_1所分泌的IL-2激活HBV特异性的$CD8^+$细胞毒T细胞(CTL),后者可以溶解表达HLA I类抗原的受HBV感染的肝细胞;Th_1所分泌的肿瘤坏死因子(TNF)和IFN-γ可以通过募集自然杀伤(NK)细胞或巨噬细胞来溶解受HBV感染的肝细胞,这两种细胞因子也可以通过非溶细胞作用直接清除病毒。目前对于丙型肝炎病毒(HCV)是否有直接致病作用尚有不同意见。

大量酗酒时,酒精及其代谢产物乙醛引起的氧化还原状态改变、自由基损伤及脂质过氧化作用可导致肝细胞的结构受损及代谢和功能的改变。一些遗传代谢性疾病如遗传性血色病、肝豆状核变性(Wilson病)引起肝细胞损伤的机制与铁或铜离子促进自由基的产生有关。不论通过何种途径或机制,细胞死亡的发展过程中有两种细胞内机制起重要作用,即氧化应激作用和钙离子稳定性的改变。氧自由基可攻击核酸、蛋白质、脂类和糖类等细胞膜成分,导致质膜发生脂质过氧化从而引起其通透性改变,进而导致钙内流使细胞内钙浓度上升,通过一系列细胞内事件最终导致细胞死亡。

以上各种病因和途径所致慢性炎症坏死的过程中常释放各种细胞因子,从而进一步引起肝细胞的再生及纤维增生,形成硬化结节。而结节性再生和纤维增生又可因压迫或牵张血管造成周围肝细胞进一步缺血坏死,如此形成恶性循环。可见,肝细胞炎症坏死既是肝硬化发生发展的启动因素,又是向前进展的推动因素。

(三)肝细胞再生

肝细胞再生是对肝实质减少的一种代偿性增生,各种病因所致的大量肝细胞坏死/凋亡或部分肝切除均可引起再生。急性肝损伤时,肝实质细胞及间质细胞(内皮细胞、星形细胞、库普弗细胞)经历多轮DNA合成和细胞分裂增生,一旦缺失的肝实质容量得到恢复即停止,而且ECM能维持正常成分及比例。但是,各种慢性炎症坏死导致的再生是一种修复反应(伴有过量纤维结缔组织增生和沉积)。此种情况下再生的肝细胞形态常偏离正常,因DNA倍体不同而细胞核大小不一,双核细胞数目增加。在组织学上,再生的肝细胞不按正常的单层细胞索呈放射状排列,而是形成结构紊乱的两层或两层细胞以上的厚肝板,是为再生结节。由于各个部位的生长速度不同,有些部位的肝板会受到生长快的其他部分的压迫。如果肝细胞坏死的速度超过再生的速度,则临床上可见肝功能迅速恶化;如果再生的肝细胞超过了肝细胞死亡的数目,则结节的增大会压迫周围的纤维组织。但并非所有的结节均为再生结节,有的结节是残存的肝细胞被周围的显微组织包绕而形成的。

(四)血管改变

血管改变不仅是肝硬化时非常重要的结构改变,而且对肝脏功能影响很大。当纤维化发生时,血窦内皮细胞产生并分泌纤维连接蛋白,它转而激发肝星形细胞的活化使之分泌 I、Ⅱ型胶原并在血窦内皮下形成连续的基膜,此即"血窦毛细血管化"。此时肝窦周围的微环境发生了变化,使肝细胞的微绒毛消失,内皮细胞的"窗"孔减少,阻碍了肝细胞与血窦之间的物质交换。其结果是肝细胞合成及代谢功能发生障碍,同时,血窦阻力增加,引起门脉高压症。当肝实质小结节形成后,其周围的肝细胞丧失,被纤维组织包绕,并可在汇管区和中央静脉之间形成桥接,从而使小叶间肝动脉及门静脉的血流绕开肝血窦系统,流入到中央静脉附近的肝血窦甚至直接汇入到中央静脉。这就导致肝脏血供中动脉血所占的比例大大提高,造成门脉血流中的营养物质不能提供给肝脏,而其中的颗粒物质、细菌或其他有害物质也未经肝脏过滤或解毒而直接进入体循环,进一步加重了肝功能障碍,也促进了肝性脑病及自发性细菌性腹膜炎发生。

四、临床表现

患者的年龄和性别比例因原发病不同而异,例如,乙型肝炎肝硬化、酒精性肝硬化及血色病所致的肝硬化以中年以后的男性多见,自身免疫性肝炎所致的肝硬化以青年女性多见、原发性胆汁性肝硬化以中年女性多见,肝豆状核变性等其他遗传代谢性肝病所致的肝硬化以青少年多见。

肝硬化一般由慢性肝炎发展而来,往往起病缓慢,症状隐匿。肝硬化初期的临床表现无特异性,主要取决于其原发肝脏疾病。在肝硬化初期肝功能代偿良好时患者可无明显症状;也有部分患者诉乏力、食欲缺乏、体重减轻、腹胀、腹泻、皮肤瘙痒(特别是原发性胆汁性肝硬化患者)及低热;男性可有性欲减退,女性可有月经减少或过早闭经。体格检查可见面色黝黑、巩膜轻度黄疸、肝掌及蜘蛛痣、双下肢水肿,肝脏多不可触及(原发性胆汁性肝硬化者常见肝大),但脾脏可有不同程度的肿大。部分患者出现匙状指、杵状指或扁平指。在酒精性肝硬化患者还可见到腮腺肿大及手掌 Dupuytren 挛缩。

肝硬化本身的表现主要是肝衰竭和门脉高压症。肝衰竭主要表现为肝脏合成及代谢、排泄功能障碍,血生化检查可见血清清蛋白水平降低、胆碱酯酶活力降低、凝血酶原时间延长、血清胆红素水平升高、胆酸水平升高。门脉高压的表现主要为:食管胃底静脉曲张及破裂出血、肝性脑病、腹腔积液及其相关的并发症(自发性细菌性腹膜炎、肝肾综合征)等。少数患者合并原发性肝癌,则除上述表现还可出现肝区痛及明显消瘦等恶性肿瘤的表现。

各系统的表现如下。

(一)内分泌系统

1.性激素变化

在男性主要是血清睾酮降低,雌二醇升高。其原因为:①睾丸功能减低而合成睾酮减少。②外周组织睾酮向雌二醇转化增加。③性激素结合球蛋白增高,使游离睾酮减少。④下丘脑—垂体功能受抑。患者因而有性欲减退,睾丸萎缩、乳房发育和女式阴毛分布等。男性乳房发育多用乳腺组织对雌二醇敏感性增加来解释;也有人认为是由螺内酯所致的血浆睾酮水平降低和肝雄激素受体活性下降引起。在女性患者表现为性欲减退、月经量少、停经和乳房萎缩等。原因可能为雌激素增多和雄激素(睾酮)减少。此时血浆雌激素(雌二醇、雌酮)水平可正常或轻度升高,但外周组织(皮肤、脂肪组织、肌肉、骨骼)雌激素水平显著升高。

2.糖尿病

因肝及周缘靶细胞发生胰岛素抵抗,从而发生糖耐量减低及糖尿病。其原因系因肝细胞数量减少及门体分流使肝细胞胰岛素受体减少,且其生理效应降低,进而肝脏对葡萄糖的摄取减少,加之有关糖酵解的酶类活性降低,终致葡萄糖利用明显减低。临床上表现为糖耐量减低、高血糖、轻度糖尿、高胰岛素血症,以及高胰升糖素血症。

肝源性糖尿病与原发性糖尿病不易区别。前者的糖耐量曲线常呈空腹时正常,120min及180min时血糖仍较明显增高,胰岛素释放也增高,发生酮症及酸中毒亦相对为少。

低血糖:晚期肝硬化患者合并严重肝衰竭、细菌感染或肝癌时,可出现低血糖表现。

(二)血液系统

1.贫血

肝硬化患者贫血相当多见。其发病机制较复杂。肝脏贮存造血原料,如叶酸、维生素 B_{12}、铁等,肝硬化时因营养不良、吸收障碍以至叶酸缺乏,加之叶酸转化为贮备型四氢叶酸的功能减退,失代偿期对维生素 B_{12} 储备减少,均可致大细胞性贫血。如有失血性铁缺乏,则呈小细胞性低色素性贫血。少数患者因造血功能受抑而有铁幼粒红细胞增多。肝硬化伴有脾大脾功能亢进,则有红细胞、白细胞(多形核)及血小板减少。肝硬化有时有溶血,特别是晚期患者,主要是由于红细胞膜的改变和红细胞脆性增加。

2.凝血机制障碍

部分患者出现凝血机制障碍,表现为鼻、牙龈、皮肤和黏膜等出血。原因为:①肝脏合成的凝血因子减少。②纤溶酶增加。③弥散性血管内凝血。④脾功能亢进所致的血小板减少。

(三)呼吸系统

1.肝肺综合征

除合并胸腔积液和腹腔积液外,肝硬化患者很少出现呼吸困难。约半数的失代偿期患者出现氧分压降低,PaO_2 范围在 $8\sim9.3kPa(60\sim70mmHg)$,同时肺泡-动脉氧差增大。造成氧分压降低的原因包括:①肺动静脉短路,通气/灌注比例失调。②肺内动脉末梢血管扩张,氧交换的弥散距离增加。③红细胞氧亲和力下降。患者逐渐出现呼吸困难、发绀、杵状指,尤其是直立性缺氧具有特征性。

2.肺动脉高压

肝硬化患者在门脉高压基础上发生肺动脉高压,发生率约为 1%,女性多于男性。表现为:呼吸困难、昏厥、心前区疼痛,少数患者有咯血。肺动脉瓣区第二心音亢进,胸骨左缘可闻及杂音。超声心动图示心脏增大,常提示右心室肥厚。确诊需做心导管检查。发生原因尚不很清楚,可能与栓子及缩血管物质直接由门脉进入体循环,进而进入肺循环有关。病理组织学可见肺小动脉内膜增厚以及中层肥厚,因而血流受阻,肺动脉压力增高。

(四)心血管系统

$30\%\sim60\%$ 的肝硬化患者可具有高动力循环状态。特征为:心排血量增加,外周阻力降低。临床表现为:因脉压增大而表现为洪脉、手热、毛细血管波动。另常有心动过速和舒张压轻度下降。外周血管阻力下降的原因可能一方面由于体内扩血管因子增多,如一氧化氮(NO)、P物质、心钠素等,另一方面对缩血管物质如内皮素儿茶酚胺敏感性下降有关。尽管心排出血量增加,但由于体循环阻力下降;患者往往有轻度血压下降。

(五)肾脏改变

肝硬化失代偿晚期,尤其是有大量腹腔积液时,可出现功能性肾衰竭,称之肝肾综合征。表现为少尿、无尿、氮质血症、稀释性低钠血症和低尿钠。此综合征应与 HBsAg 相关性肾炎所致的器质性肾脏病变相鉴别。肝肾综合征将在肝硬化的并发症中进一步叙述。

(六)消化系病变

1.消化性溃疡

消化性溃疡发病率为 20%～30%,远较一般人群为高。胃黏膜充血、水肿乃至黏膜糜烂以及十二指肠炎也较多见。肝硬化尤其并发门脉高压症者并发胃肠黏膜损害及溃疡的发病机制与胃黏膜血流减少,营养障碍、H^+ 回渗、血清胃泌素增多及胆汁反流增加等因素有关。

2.胆石症

肝硬化患者胆石症的发生率增高,主要为胆色素结石,而非胆固醇结石。色素性结石增加的原因可能与溶血及胆色素排泄增加有关。肝硬化患者色素性结石与非肝硬化患者的胆固醇结石相比,较少导致并发症的出现,如胆管阻塞。此现象尚缺乏满意的解释。

五、肝硬化的诊断

(一)肝纤维化和肝硬化的诊断方法

1.组织病理学检查

肝组织病理学检查是明确诊断、衡量炎症与纤维化程度以及判定药物疗效的最重要依据。肝活组织检查的基本要求包括:力求用粗针穿刺(最好用 16G),标本长度 1cm 以上,至少在镜下包括 6 个以上汇管区。肝活组织检查标本应作连续切片,常规做苏木素－伊红、Masson 三色染色和(或)网状纤维染色。根据纤维增生程度与部位,将肝纤维化程度分别分为 1～4 期。也可参照 Knodell、Ishak、Scheuer、Chevallier 等评分系统了解肝脏纤维化程度。

2.肝纤维化的血清学诊断

鉴于肝穿刺组织病理检查的局限性,人们经过动物实验和临床－病理对照研究发现了不少对判断肝纤维增生有一定价值的血清指标。国内应用较多的有血清Ⅲ型前胶原氨基端肽(PⅢNP)、Ⅳ胶原(CⅣ)、层连蛋白 PI(Lam)、透明质酸(HA)。总的来说,在动物实验中这些指标和肝脏中相应的 ECM 成分有良好的相关性;在临床研究中这些指标和肝组织病理学纤维化程度也有较好的相关性,由慢性肝炎、肝纤维化到肝硬化逐步升高,如能除外肝外疾病及肝脏炎症活动的影响,对诊断肝纤维化有一定帮助。但是各组之间有较多的重叠,仅凭一次结果难以做出肯定的诊断,而且目前国内此类试剂盒急需标准化并提高其稳定性。联合应用多项指标综合判断,并进行动态测定可能更有助于判断肝脏纤维增生变化趋势和治疗效果。

3.影像学诊断

各种常用的影像学手段如 B 超、CT、磁共振成像(MRI)等可以发现肝包膜增厚、肝表面轮廓不规则、肝实质的回声不均匀增强或 CT 值增高或呈结节状、各叶比例改变、脾脏厚度增加及门静脉和脾静脉直径增宽等肝硬化和门脉高压的征象。彩色多普勒超声检查或放射性核素扫描可以测定肝动脉和门静脉的血流量及功能性门体分流情况。尽管不少研究发现肝脏超声半定量打分与肝组织纤维化分级有良好的相关性,但是目前来说对早期肝硬化不够敏感,对于纤维化的诊断难以定量化。

(二)肝硬化的临床分类

依据是否合并肝衰竭，门脉高压是否已经形成，临床上常区别代偿期肝硬化及失代偿期肝硬化，按 2000 年中华医学会制订的全国防治方案，其诊断要点为以下几点。

1.代偿期肝硬化

代偿期肝硬化指早期肝硬化，一般属 Child－PughA 级。有轻度乏力、食欲减少或腹胀等症状，但无明显肝衰竭表现。血清蛋白可有降低，但仍大于等于 35 g/L，胆红素小于 $35\mu mol/L$，凝血酶原活动度多大于 60%。血清丙酮酸氨基转移酶（ALT）及天冬氨酸氨基转移酶（AST）轻度升高，AST 可高于 ALT，r 谷氨酰转肽酶（GGT）可轻度升高；可有门静脉高压症，如轻度食管静脉曲张，但无腹腔积液、肝性脑病或上消化道出血。

2.失代偿期肝硬化

失代偿期肝硬化指中晚期肝硬化，一般属 Child－PughB、C 级。有明显肝功能异常及失代偿征象，如血清清蛋白小于 35g/L，A/G＜1.0，明显黄疸，胆红素大于 $35\mu mol/L$，ALT 和 AST 升高，凝血酶原活动度小于 60%。患者可出现腹腔积液、肝性脑病及门静脉高压症引起的食管、胃底静脉明显曲张或破裂出血。

根据肝脏炎症活动情况，可将肝硬化区分为：①活动性肝硬化，慢性肝炎的临床表现依然存在，特别是 ALT 升高；黄疸，清蛋白水平下降，肝质地变硬，脾进行性增大，并伴有门静脉高压症。②静止性肝硬化，ALT 正常，无明显黄疸，肝质地硬，脾大，伴有门静脉高压症，血清清蛋白水平低。

(三)肝硬化的诊断思路

1.患者有无肝硬化

对于失代偿性肝硬化，即已发生腹腔积液、肝性脑病、消化道出血等严重并发症者，临床很容易做正确诊断。这些患者常有肝衰竭及门脉高压的典型症状、体征及有关实验室检查异常，如：腹胀、乏力、黄疸、肝掌、蜘蛛痣、腹壁静脉曲张、腹腔积液症或腹部移动性浊音，外周血白细胞及血小板计数明显减少、凝血酶原活动度降低、血清清蛋白低于 35g/L，A/G＜1.0，胆红素大于 $35\mu mol/L$，AST＞ALT，B 超或 CT 可见肝脏缩小、表面呈锯齿状、肝实质呈结节样，门静脉增宽（内径大于 1.4cm）、脾大（脾门厚度大于 4cm）等表现。

对于代偿性肝硬化，即尚未发生腹腔积液、肝性脑病、消化道出血等严重并发症者，诊断较为困难。这些患者多无上述典型的临床症状、体征及有关实验室检查异常。其血清清蛋白和胆红素可仍在正常范围内，但血清 AST＞ALT，血小板可有不同程度的下降；B 超或 CT 检查可发现肝脏表面不光滑、门静脉内径增宽、脾脏增厚；胃镜和食管钡餐造影检查可见食管胃底静脉曲张。通过对这些资料进行综合分析一般可做出诊断。

有的患者在临床及实验室检查方面均无任何肝硬化征象，而肝活检病理学显示已有典型的肝硬化结节形成。也有个别患者已出现门脉高压的表现如食管胃底静脉曲张，但肝活检未见到典型的肝硬化结节，这可能是病变不均一和（或）肝活检取材过小有关。在这种情况下还应考虑患者是否为非肝硬化性门脉高压（如先天性肝纤维化、巴德－基亚里综合征等），尤其是对病因不太明确的病例更应注意鉴别。

2.病因

根据详细的病史,血清病毒学标志物、生化指标(血清转氨酶、碱性磷酸酶和 γ 转肽酶、γ 球蛋白水平)、免疫学指标(免疫球蛋白水平,特别是各种自身抗体检查)、血清铜蓝蛋白、角膜 K－F 环及 24h 尿铜、血清转铁蛋白饱和度、血清 α_1 抗胰蛋白酶水平及组织病理学资料,尽可能做出病因诊断,一边给予相应的有效病因治疗。

3.肝硬化为活动性或静止性

主要根据肝脏炎症活动情况进行区分。在活动性肝硬化,慢性肝炎的临床表现依然存在,其血清 ALT 升高,血清病毒水平往往也较高;在病理学上可见肝硬化结节形成,但仍有较明显的炎症坏死。在静止性肝硬化,血清 ALT 正常,血清病毒水平可能不高;在病理学上肝硬化结节已完全形成,无明显炎症坏死。

4.有哪些并发症

肝硬化的诊断一旦确立,还应做系统检查以全面了解患者有无食管胃底静脉曲张、有无腹腔积液,如有腹腔积液还应注意有无自发性细菌性腹膜炎及肝肾综合征,还应注意患者有无轻微的肝性脑病,是否合并原发性肝癌等。

5.患者的肝功能储备

因为肝硬化患者的预后及各种并发症的病死率及一些治疗措施的远期疗效都取决于其肝功能储备状态,因此对患者进行肝功能分级非常重要。文献中有多种对肝硬化患者进行肝功能分级的方法,但应用最为广泛者仍为 1973 年英国 King 大学的外科医生 Pugh 等人改良的 Child 分级方案,简称 Child－Pugh 分级。许多研究发现这一分级能比较好地对判断预后特别是预测外科手术的病死率。

六、抗肝纤维化及肝硬化的治疗

对于肝硬化的治疗主要是一般对症支持治疗及预防和治疗各种并发症。最重要的是要有全局观念,给患者制订一个系统的、长远的临床随访检测及治疗计划。

(一)首先在查明病因的基础上尽可能给予有效的病因治疗

对于慢性乙型肝炎和丙型肝炎所致的代偿性肝硬化,如果其病毒复制仍然活跃,可给予相应的抗病毒治疗;但应注意,对于失代偿性肝硬化患者应慎用或禁用干扰素等有可能加重肝功能损害的药物。对于仍有活动性血吸虫感染者,给予有效的抗血吸虫治疗;对于酒精性肝硬化患者应嘱其立即严格戒酒;对于自身免疫性肝炎所致的肝硬化如果仍有疾病活动(AST＞10 倍正常上限,或 AST＞5 倍正常上限同时伴有 γ 球蛋白大于 2 倍正常上限)应给予激素或激素加硫唑嘌呤治疗;对于原发性胆汁性肝硬化应及早给予大剂量的熊去氧胆酸治疗;对于肝豆状核变性所致的肝硬化患者应给予 D 青霉胺治疗等。只有去除或有效控制病因,才能最有效地延缓、阻断甚至逆转肝纤维化和肝硬化。国内外文献中已有不少经有效病因治疗肝硬化在组织学,上发生逆转的报道。

(二)针对肝纤维化本身的治疗

如抑制 HSC 的激活、抑制胶原的合成、促进胶原的降解等。近年来,随着对肝纤维化发生机制的认识不断深入,特别是对 ECM 的合成与降解的调控有了更多的了解,人们提出了在各环节上进行治疗的方法,但目前多数仍处于实验研究阶段,经过临床研究者较少,证明临床有效者更少。

1.干扰素(IFN)

IFN-α能对抗实验性肝纤维化,临床随访研究表明,在产生持续病毒学应答的丙肝患者中其肝组织纤维化可以减轻。虽然有报道认为它对于乙型肝炎患者也有类似的疗效,但是最近中国香港学者发现 IFN-α治疗对血清 HBeAg 转换及肝硬化的并发症发生率方面均无明显效果。但这些临床报道多为回顾性分析,因此应开展前瞻性、随机、对照临床研究以进一步验证干扰素的抗纤维化疗效。在动物模型中 IFN-γ能抑制星形细胞的激活、增生及 ECM 的表达,有临床研究报道小剂量应用不良反应轻微,治疗肝纤维化有一定效果。

2.拉米夫定

拉米夫定能有效抑制 HBVDNA 的复制并在部分患者获得 HbeAg/抗-HBe 的血清转换。治疗 1 年后肝组织纤维化有不同程度的减轻或延缓其进程,若治疗更长时间甚至可使已形成的肝硬化也逆转。但是,YMDD 变异及其所致的耐药性限制了它的长期应用,而停药后其对纤维化的疗效能持续多久尚需进一步研究。

3.秋水仙碱

秋水仙碱能抑制微管蛋白聚合从而干扰细胞的胶原分泌。实验研究发现它还能刺激胶原酶的活性、增强降解,又能抑制巨噬细胞释放单核细胞因子等生长因子、减少 IL-1 的分泌。1988 年 Kershenobich 等曾报道与安慰剂相比,本药能延长肝硬化患者的生存期,而且部分患者有肝组织学上的好转。1994 年中国台湾学者用随机、双盲、安慰剂对照的方法治疗乙型肝炎肝硬化 100 例,结果发现秋水仙碱组与对照组相比较,在肝组织学改变、血清纤维化指标、病情发展以及病死率等方面均无显著差别。最近,Rambaldi 和 Gluud 对所收集到的全世界范围内的有关口服秋水仙碱治疗各种病因肝纤维化或肝硬化的 14 项临床研究(共包括 1138 例患者)进行了荟萃分析,也发现本药无论对总病死率、肝病相关的病死率、并发症及其他转归方面均无明显疗效,但不良反应发生率却明显增加。

4.水飞蓟宾

水飞蓟宾是从长期被用来入药的植物水飞蓟中提取出来的混合物,其主要活性成分为黄酮类化合物水飞蓟宾、水飞蓟宁、水飞蓟丁等,其中水飞蓟宾占 60% 左右。文献报道水飞蓟宾能活化肝细胞 RNA 聚合酶 II,恢复 ATP 酶活性及谷胱甘肽含量,并能预防氧化应激所致的细胞膜损伤。已发现本药可预防或减轻 CCl_4、乙酰氨基酚、D-氨基半乳糖、缺血/再灌注或放射引起的急性肝损伤,并能预防 CCl_4 所致的肝纤维化。我们用胆管堵塞性大鼠肝纤维化模型研究发现水飞蓟宾可使肝脏胶原总量降低 35%,同时明显抑制肝脏 I 型胶原、组织基质金属蛋白酶抑制(TIMP)1 及 TGF-β_1 的 mRNA 水平。有关其临床疗效报道不一。Schuppan 指出,由于慢性肝病的自然病程漫长,一般临床试验很难观察到对病死率的影响。因此,今后的临床研究首先应该探索出该药的最佳剂量,而且主要观察指标应为对肝纤维化程度的影响。

5.多聚乙酰卵磷脂(PUL)

Lieber 等报道 PUL 能减轻狒狒的酒精性肝硬化和人血清蛋白所诱导的大鼠肝纤维化,体外细胞培养研究发现它对 I 型前胶原 mRNA 的表达无影响,但能使星形细胞的胶原酶活性升高一倍。其多中心临床试验的初步结果显示本药在部分病例可延缓酒精性肝纤维化的进展。

6.己酮可可碱

本药可以增加红细胞变形性、降低血液黏稠度和血小板的聚集性,因而具有改善微循环的作用。体外研究显示它可抑制肝脏星形细胞的激活、并通过阻断 PDGF 的细胞内信号转导途径而抑制肝脏星形细胞的增生。动物实验表明本药可减轻无机磷中毒所致猪的肝纤维化,但对胆管结扎所致的大鼠肝纤维化疗效不佳。我们发现己酮可可碱可使胆管堵塞大鼠肝组织 I 型胶原 mRNA 减少 8 倍之多,但同时使 TIMP 1 mRNA 水平增加了 2 倍,这一发现可以解释为何本药抗肝纤维化疗效不够理想。目前尚无本药治疗肝纤维化的临床报道。

7.内皮素受体 A(ETA)拮抗药

近年研究表明,星形细胞表达大量 ET_1 及 ET_A 和 ET_B 受体,通过自分泌和旁分泌作用可使星形细胞收缩,并促进其激活。动物实验表明胆管堵塞大鼠肝脏 ET 系统处于激活状态,表现为肝组织 ET-1 浓度及 ET_A 和 ET_B 受体的密度升高,而肝硬化患者血清中的 ET_1 也升高。非选择性 ET 受体拮抗药波生坦或选择性 ET_A 受体拮抗药 LU 135252 可使实验性大鼠肝纤维化减轻,I 型胶原纤维连接蛋白(FN)及 TIMP 1 mRNA 水平降低。目前也无本药治疗肝纤维化的临床报道。

8.血管紧张素Ⅱ(AT-Ⅱ)受体阻断剂

AT-Ⅱ是肾素-血管紧张素-醛固酮系统中的主要介质,而肝是循环中血管紧张素原的主要来源。有研究表明,激活的人肝脏星形细胞(HSC)有大量 AT_1 受体(AT_1R)表达,AT-Ⅱ作用于 AT_1R 可迅速引起细胞内钙浓度增加并导致细胞收缩和细胞增生;AT-Ⅱ受体阻断剂氯沙坦钾可以阻断该作用。魏红山等报道 AT-Ⅱ受体阻滞药氯沙坦钾对 CCl_4 诱导的大鼠肝纤维化模型有良好的防治作用,可显著降低其血清层粘连蛋白(LN)、HA、PCⅢ(Ⅲ型前胶原)、Ⅳ型胶原水平,并显著改善肝纤维化的程度。选择性 AT_1R 阻断剂科沙坦(candesartan)能减轻猪血清诱导的肝纤维化,减少肝组织中、抗平滑肌抗体(SMA)阳性的 HSC 数目;在体外能阻断 AT-Ⅱ所导致的 HSC 内 TGF-β mRNA 的高表达。但是有人发现艾博莎坦虽能降低胆管结扎大鼠肝脏中 TGF-$β_1$ 及 I 型胶原的 mRNA 的表达,但并不能改善组织学及肝脏羟脯氨酸含量。另外,有研究表明血管紧张素转换酶抑制药(ACEI)卡托普利能够减轻猪血清及胆管结扎所致的大鼠肝纤维化,培哚普利也能减轻猪血清所诱导的肝纤维化。

9.肾上腺皮质激素

肾上腺皮质激素在细胞培养及整体动物中能抑制 I 型胶原 mRNA 的表达,使肝细胞及成纤维细胞内Ⅱ型胶原 mRNA 水平降低,但对体外培养的人星形细胞产生 ECM 蛋白的量无明显影响,同时抑制胶原酶的表达。1997 年 Dufour 等报道经泼尼松长期治疗而临床缓解的 8 例自身免疫性肝炎患者的肝纤维化及早期肝硬化均有非常明显的逆转,可能和其抗感染作用有关。但因其长期应用全身不良反应较多,而且能促进肝炎病毒的复制,故皮质激素不适于治疗肝纤维化及肝硬化。

10.前列腺素类似物

前列腺素 E_1 类似物能减轻胆碱缺乏及胆管结扎所致的肝纤维化,其机制可能是直接抑制了 I 型胶原 mRNA 的表达,而与其抗感染作用关系不大。它还可增加细胞内 cAMP 从而增加细胞内胶原降解。另外它能增加肝血流、改变膜流动性,改变血中胰岛素及胰升糖素的水平、抑制巨噬细胞释放炎性因子,但尚无用于治疗人肝纤维化的报道。

11.脯氨酸-4-羟化酶抑制物

HOE077(鲁非罗尼)能抑制前胶原 α 肽链中脯氨酸的羟化,减少羟脯氨酸的形成,因而降低前胶原 α 肽链三股螺旋的稳定性。曾认为 HOE077 为原药,能特异性地被肝细胞转化为有活性的产物而发挥作用。近年的研究发现,其抗纤维化机制主要是抑制肝脏星形细胞激活,并降低 I 型胶原及 TIMP1 的 mRNA 水平,而且并不需要经过肝细胞的代谢即可发挥作用。沙非罗尼是与 HOE077 同类的化合物,其作用机制也相似。S4682 是一种杂环类羰酰基甘氨酸衍生物,其结构与脯氨酸-4-羟化酶的底物—酮戊二酸相似,能够抑制此酶的活性。动物实验表明,它能降低 CCl_4 中毒大鼠肝脏羟脯氨酸的含量,而对心、肺、肾等其他器官羟脯氨酸的含量无明显影响。目前,尚无此类化合物治疗肝纤维化的临床报道。

12.维生素 A 类

维生素 A 类包括视黄醇、视黄醛及视黄酸等,通称为视黄醇类。肝脏是维生素 A 类贮存和代谢的主要器官,同时也是它们的效应器官。曾有研究发现喂饲酒精的大鼠和狒狒及晚期酒精性肝病患者肝脏中维生素 A 含量降低,提示在星形细胞激活过程中可能消耗了维生素 A。但在早期酒精性肝病、胆汁淤积及药物性肝病患者中并无肝脏维生素 A 含量下降,而且给予维生素 A 类反而可以促进酒精所致大鼠和狒佛肝纤维化。据观察,如果每日给予 25000U 的维生素 A,6 年可导致肝硬化,而如果每日摄入 10 万 U 则 2.5 年即可形成肝硬化,提示过量视黄酸类对肝脏反而有害。

体外细胞培养则发现,视黄酸、视黄醇及视黄酸棕榈酸酯可以抑制星形细胞的增生及胶原和 TGF-β 的合成。新分离的星形细胞含有较高的视黄酸受体 RAR-α 和 RAR-γ 及其mRNA,它们在体外培养过程中逐渐减少甚至消失。从 CCl_4 肝硬化大鼠肝脏新分离出来的星形细胞中 RAR-β mRNA 很低,在培养中加入视黄醇类则 RAR-β 表达增加。在富含视黄酸的正常肝星形细胞中(静止)核心蛋白多糖表达较高,而后者可使 TGF-β 灭活,因而推测视黄酸可能具有间接可抑制 TGF-β 的活性作用。但是,最近的研究提示 9-顺视黄酸或 1,9-二顺视黄酸通过诱导体外培养的人和大鼠肝星形细胞表达组织纤溶酶原激活药(tPA)来激活 TGF-β1 的活性,而活化的 TGF-β1 又能诱导其自身 mRNA 的表达;动物实验也表明,经9-顺视黄酸治疗可使猪血清诱导的大鼠肝纤维化加重。

13.细胞因子治疗及基因治疗

(1)肝细胞生长因子(HGF):Yasuda 等报道,给大鼠应用一种天然缺失变异型的 HGF(dHGF)可以减轻二甲基亚硝胺(DMN)所致的肝纤维化,表现为肝脏羟脯氨酸相对含量降低,同时伴肝脏 I、III、IV 型胶原、TGF-β、αSMA 及 Desmin 的 mRNA 水平降低。2000 年 Sato 等报道重组人 HGF(rhHGF)对硫乙酰胺(TAA)所致的大鼠肝纤维化有相似的治疗作用。1999 年 Ueki 等报道向大鼠骨骼肌中反复转染人 HGF 基因,可以使 DMN 所致的肝纤维化明显减轻,其作用机制可能是 HGF 抑制了 TGF-β 所致的纤维增生和肝细胞凋亡。

(2)尿激酶型纤溶酶原激活物(uPA):2000 年 Salgado 等报道一次静脉注射腺病毒载体携带的人 uPA 基因可以逆转实验性大鼠肝硬化。

(3)IL－18 和 IFN－γ：浙江大学 Zhang 等报道向小鼠脾脏内注射用 IL－18 或 IFN－γ 基因修饰的肝细胞，可以明显减轻血吸虫性肝纤维化小鼠肝脏的肝纤维化及羟脯氨酸含量，同时肝脏内 I 型胶原及 TGF－β 及其受体的 mRNA 及蛋白水平均降低。

(4)IL－10：最近 Arai 等报道 IL－10 在体外可以抑制 TGF－β 所致的 I 型胶原 mRNA 表达的上调，经腹腔注入表达 IL－10 的质粒可以抑制博来霉素所致的肺纤维化。IL－10 对肝纤维化是否有效尚未见报道。

(5)针对 TGF－β 的治疗：日本学者经门静脉注入截短型的 TGF－βII 受体以阻断其信号传导，结果发现 DMN 大鼠肝脏羟脯氨酸含量降低，肝组织学上纤维化减轻。美国学者经股静脉注入嵌合型的可溶性的 TGF－βII 受体(即用基因工程表达的人 Ig 和兔 TGF－βII 受体细胞外部分的融合蛋白)，可使其胆管结扎大鼠肝脏 HSC 中 I 型胶原 mRNA 水平降低 70% 左右，肝组织纤维化程度减轻 50% 左右。

(6)针对 PDGF 的治疗：有报道用 PDGF 的反义 DNA 治疗可以抑制硅晶所致的鼠的肺纤维化。将携带有用截短型的 PDGF 受体基因的质粒经气管转入体内，也可以抑制博来霉素所诱导的小鼠肺纤维化。目前尚无用于肝纤维化的报道。

14.中医中药治疗

肝纤维化和肝硬化在中医属血瘀症的范畴，因此对慢性肝炎及早期肝硬化的治疗则多以活血化瘀为主，兼以益气补虚、养血柔肝或滋补肝肾。国内研究发现抗肝纤维化比较有效的单味中药有丹参、黄芪、柴胡、桃仁、当归、冬虫夏草、齐墩果酸、葫芦素 B 等；而各家根据中医理论、临床经验或动物实验研究结果拟定的抗肝纤维化中药方剂，如复方 861 合剂、319 方及鳖甲软肝片等据报道均取得较好的效果。在系统实验研究的基础上将 861 合剂用于慢性乙型肝炎患者，对服用 861 合剂半年前后两次肝组织活检病理学变化进行对比，发现经 861 治疗的患者之肝脏组织炎症积分和纤维化积分较治疗前明显减轻，纤维化的逆转率达 70% 以上，而仅给一般常规保肝治疗的对照组患者之肝脏炎症和纤维化积分均无显著变化。这一结果经随机、双盲、安慰剂对照临床试验得到了证实。

小柴胡汤是我国的传统方剂，近年日本学者对其抗纤维化作用进行了系统深入的研究。不同的学者在不同的大鼠肝纤维化模型(DMN，营养缺乏性，猪血清诱导)中发现均有降低肝脏羟脯氨酸含量及改善组织学作用，体外研究发现本方剂能抑制 HSC 的增生，降低其 I 型胶原 mRNA 的表达。据认为本方剂的活性成分为黄芩苷、黄芩苷元和黄芪皂苷；前两者属黄酮类，在结构上和水飞蓟宾相似。目前认为其作用机制为，通过抗脂质过氧化抑制 HSC 的激活，抑制其表达 SMA 及 I 型胶原 mRNA。近年发现长期用小柴胡汤有肝毒性，要引起注意。

以上这些资料提示，在治疗肝纤维化方面中医中药有很大的潜力。今后这方面的研究应该更加注重科学性、严谨性和可重复性。所用中药制剂应有良好的质控，各种体外和动物实验必须有稳定的模型和测定方法体系，并设置周密的对照组。为正确判断临床疗效，必须按照新药临床研究规范(GCP)进行随机、双盲、对照临床试验。还应致力于解决抗病毒与抗纤维化治疗的结合问题，并重视抗纤维化治疗对患者远期预后的影响。例如，抗纤维化治疗需要多长的疗程？抗纤维化治疗能否减少和延缓肝硬化或肝硬化并发症的发生？能否降低原发性肝癌的发生率和病死率？能否改善患者的生活质量？

（三）对肝硬化患者的一般支持疗法

肝硬化患者往往全身营养状况差,支持疗法旨在恢复全身情况,供给肝脏足够的营养以利于肝细胞的修复、再生。但目前尚无充分的临床证据证明这些措施的临床疗效。

1.休息

代偿期的肝硬化可适当工作或劳动,但应注意劳逸结合,以不感疲劳为度。肝硬化失代偿期应停止工作,休息乃至基本卧床休息。但长期卧床有可能导致全身肌肉失用性萎缩,影响生活质量。

2.饮食

肝硬化患者的饮食原则上应是高热量、足够的蛋白质,限制钠摄入,充足的维生素。每日应供给热量 105~147J/kg,蛋白饮食以每日 1~1.5g/kg 为宜,其余的热量由糖类和脂肪供给（比例 60：40）。可食用瘦肉、鱼肉、鸡肉、豆制品及乳类,食物应少含动物脂肪。宜吃富含维生素的蔬菜、水果,必要时口服复合维生素制剂。对有肝性脑病先驱症状者,应暂时限制蛋白摄入。但长期极低蛋白质饮食及长期卧床可导致肌肉总量减少,因而降低肝外组织（主要是肌肉）清除血氨的能力,反而更易发生肝性脑病。有食管静脉曲张者应避免坚硬粗糙的食物以免损伤食管黏膜引起出血。因肝硬化患者多有水潴留,故应少盐饮食,尤其有腹腔积液者更应限制钠的摄入。

（四）肝硬化并发症的监测和治疗

对于所有诊断为肝硬化的患者均应注意做相应的检查以发现其并发症。对于初次胃镜或 X 线造影无食管胃底静脉曲张者,应每两年复查 1 次;对于已发现轻中度静脉曲张者则应每年复查 1 次;对于有重度食管胃底静脉曲张且伴有出血高危征象者,应采取应用药物或内镜干预措施以预防首次出血。对于已发生食管胃底静脉曲张破裂出血者,更应采取适当的措施预防再出血。对于所有肝硬化患者均应进行原发性肝癌的监测和随访。根据国内外经验,一般应至少每 4~6 个月进行一次肝脏 B 超检查及血清甲胎蛋白测定。

（五）肝移植

原位肝移植是指将功能严重衰竭的肝脏切除下来,再植入他人的整个或部分肝脏。目前原位肝移植已成为治疗终末期肝病的最有效方法,术后患者的 1 年、5 年和 10 年存活率分别为 80%~90%、70%~80%和 60%~70%。近年对于乙肝肝硬化者肝移植后 HBV 再感染的预防也取得了很大的进步,长期小剂量乙肝免疫球蛋白注射加拉米夫定口服使 HBV 再感染的发生率降低到了 5%以下,这将有助于进一步提高患者的长期生存率。对于慢性终末期肝病患者来说,如果估计其 1 年的存活率低于 90%,则应考虑进行肝移植:①肝硬化患者Child-Turcotte Pugh(CTP)积分大于等于 7 分者。②出现门脉高压所致消化道出血者。③发生自发性腹膜炎者。对于慢性肝病严重到何种程度就不适于肝移植尚无一致的意见。一般认为如果 CTP 积分超过 10 分且伴有多器官系统晚期疾病者、需要机械通气支持者,则生存的机会极小。这些患者进行肝移植的手术风险很高,而且术后的效果也较差。肝肾综合征不是肝移植的禁忌证,但增加手术过程的风险,而且影响术后近期存活率。对于合并原发性肝癌者,如果符合下列条件也可进行肝移植:①单个肿瘤,直径小于 5cm。②多于 1 个肿瘤,则每个直径应小于 3cm。③B 超、CT、MRI 显示无血管浸润的征象。④无肝外转移。⑤无门脉癌栓者。因胆管癌术后复发率高,故目前一般不进行肝移植。

第七节　肝性脑病

肝性脑病(HE)是由于各种急慢性严重肝病或门体分流引起的,以机体代谢紊乱为基础、中枢神经系统功能失调的综合征,其主要临床表现为行为、精神失常、智力减退、意识障碍甚至昏迷。临床上以慢性肝病,主要是肝硬化引起多见,门脉高压导致门腔静脉之间建立侧支循环,从而使大量的门静脉血绕过肝脏进入体循环,是脑病发生的病理生理基础。肝性脑病随着诱发因素的去除,大多可以恢复,但易反复发作。近年,更强调亚临床型肝性脑病的早期识别。所谓亚临床型肝性脑病指无明显临床表现和生化异常,只能通过精细的心理测试和(或)电生理检测才能做出诊断的肝性脑病,现在主张称为轻微型肝性脑病。

一、诊断步骤

(一)病史采集要点

1.起病情况

急性肝衰竭所致肝性脑病通常起病较急,发展较快;慢性肝病引起者多数缓慢起病,但可反复发作,又可分为发作性、持续性、轻微型肝性脑病;存在明显门体分流,但无肝病者少见,起病多数与门体分流量有关。

2.主要临床表现

肝性脑病的临床表现因原有肝病的性质、肝功能损害的轻重以及诱因的不同而很不一致。急性肝性脑病常见于暴发型病毒性肝炎和药物性肝损伤,有大量肝细胞坏死和急性肝衰竭,诱因不明显,患者可无前驱症状,起病数日内即进入昏迷直至死亡。慢性肝性脑病多见于肝硬化患者,由于门体侧支循环和慢性肝衰竭所致,可反复发作,常有上消化道出血、感染、便秘、放腹腔积液、进食高蛋白饮食、大量排钾利尿等诱因。肝硬化终末期肝性脑病逐渐加重,最后导致患者死亡。根据神经系统表现、意识障碍程度和脑电图改变,将肝性脑病分为 5 期:即 0 期(亚临床期)、Ⅰ期(前驱期)、Ⅱ期(昏迷前期)、Ⅲ期(昏睡期)、Ⅳ期(昏迷期)。实际各期之间常无明确界限,可重叠症状。

3.既往病史

注意有无药物、毒物接触史,有无代谢性肝病、病毒性肝炎、酒精性肝病史,有无门体分流手术史。

(二)进一步检查项目

1.肝功能检查

肝功能明显损害,胆红素升高,胆酶分离,凝血酶原时间延长,低清蛋白。

2.血氨

静脉血氨多升高,但急性肝性脑病血氨可以正常。血氨并不总与症状平行,所以连续监测血氨对诊断有帮助,属诊断所必需。

3.其他生化检查

如血电解质、血糖、肾功能等。

4.脑电图

肝性脑病患者脑电图节律变慢,正常 a 波减少,可出现三相波,但脑电图对轻微 HE 和 I 期 HE 诊断价值不大,其改变特异性不强。

5.心理智能测验

包括数字连接试验、连线试验、语言试验、韦氏成人智力量表等,对轻微 HE 有诊断价值。

6.脑电诱发电位检测

包括脑干听觉诱发电位、视觉诱发电位和体表诱发电位对轻微 HE 有诊断价值。

7.影像技术

如 CT、MRI、PET、磁共振光谱分析,对 HE 的诊断有一定作用,但费用贵。

二、诊断对策

(一)诊断要点

(1)严重肝病和(或)广泛门体侧支循环。

(2)临床表现有精神错乱、行为失常、意识障碍。

(3)肝性脑病的诱因。

(4)明显肝功能损害或血氨升高。

扑翼样震颤和典型的脑电图改变有重要参考价值。轻微型 HE 诊断依靠智能测试和诱发电位检查。

(二)鉴别诊断

对 HE 的诊断,必须排除代谢性脑病、颅内感染、脑血管意外、颅内占位病变等。

1.精神病

以精神症状为唯一突出表现的 HE 易被误诊为精神病。因此遇到精神错乱而原因不明的患者,应警惕肝性脑病。

2.其他昏迷性疾病

(1)代谢性脑病:如糖尿病酮症酸中毒、低血糖、尿毒症、低钠、高钠血症等。根据基础疾病史,结合实验室检查易于鉴别。

(2)颅脑病变:各种脑血管意外、颅内肿瘤、脑炎、脑膜炎、脑脓肿,根据神经系统症状体征,结合头颅 CT、MRI 检查以及脑脊液检查,可明确诊断。

(3)中毒性脑病:因酒精中毒、戒酒、药物中毒、毒物及重金属中毒所致的脑病,根据相关病史,结合实验室检查可做出鉴别诊断。

三、治疗对策

(一)治疗原则

去除诱因,防治并发症。

(二)治疗计划

1.消除诱因

出血、感染、低钾碱中毒、水电解质紊乱是肝硬化常见并发症,也是 HE 诱因,应及时预防及处理。原则上禁用吗啡、哌替啶等镇静镇痛药。如患者有烦躁不安或抽搐,可减量使用地西泮、组胺 H 受体拮抗药。

2.减少肠源性毒物来源、生成及吸收

(1)饮食管理:禁食蛋白质,供给足够热能和维生素,神志恢复后,逐渐增加蛋白质摄入,植物蛋白含支链氨基酸较多,因此较动物蛋白好。

(2)清洁肠道、降低肠道内 pH:可减少肠内毒性代谢产物产生与吸收,口服轻泻剂、乳果糖、山梨醇、大黄可清除肠内积血及积粪,醋酸灌肠可降低血氨浓度。乳果糖在肠道内不吸收,可被肠道内细菌分解成乳酸和醋酸,使肠道 pH 降低,肠腔中 NH_4^+ 增加,氨吸收减少,同时血中的氨向 pH 低的肠腔渗透,形成 NH_4^+ 排出体外。乳果糖还有利于益生菌如双杆菌等生长,抑制分解蛋白细菌的生长,从而使肠道产氨减少。乳果糖使肠道渗透压增高,减少结肠内水分吸收,小分子酸可促进肠蠕动,从而引起腹泻,不利于氨和其他有害物质的吸收。乳果糖储存方式可采用口服和灌肠两种方法,口服剂量视个人情况调整,对不能口服的患者可采取灌肠。

(3)抑制肠道细菌:口服新霉素、诺氟沙星或甲硝唑可抑制肠菌生长,减少氨的生成。

3.促进体内毒物消除

肝性脑病时,血氨大多升高,常用去氨药物有谷氨酸、精氨酸、门冬氨酸钾镁、乙酰谷氨酰胺等静脉滴注。

4.苯二氮䓬(BZ)受体拮抗药

氟马西尼是 BZ 受体拮抗药,通过与中枢 BZ 受体结合,可有催醒作用,并且无明显不良反应。

5.补充支链氨基酸

可纠正氨基酸失衡,减少进入脑内的芳香氨基酸,降低假性神经递质对大脑的抑制作用,纠正负氮平衡,促进蛋白合成。

6.人工肝

可代偿肝脏解毒和生物合成功能,稳定内环境,提供肝细胞再生的条件和时间,也可做为等待肝移植的过渡治疗手段。如血液滤过、血浆置换、生物透析吸附及生物人工肝支持系统。

7.肝移植

对无法逆转的肝性脑病,肝移植不失为一种有效的治疗方法。

四、预后评估

肝性脑病预后主要与原发病性质、程度及有无诱因,以及诱因能否去除有关。无诱因的暴发性肝衰竭及终末期肝病预后较差,随着移植手术技术的进步和抗排斥药物的发展,肝移植给肝性脑病的治疗带来了新希望,但价格昂贵及供体不足仍是目前主要困难。

第八节　胆囊结石

一、发病情况

胆囊结石是世界范围的常见病、多发病，其发病总体呈上升趋势，而且近些年的研究提示胆囊结石与胆囊癌的关系密切，因而，对胆囊结石的发病研究越来越重视，目的是找出与其发病相关的因素，以便更好地预防其发生，同时减少并发症，也可能对降低胆囊癌的发病率起到一定作用。我国胆石症的平均发病率为 8％左右，个别城市普查可高达 10％以上，而且胆石症中 80％以上为胆囊结石。

胆囊结石的发病与年龄、性别、肥胖、生育、种族和饮食等因素有关，也受用药史、手术史和其他疾病的影响。

(一)发病年龄

大多的流行病学研究表明，胆囊结石的发病率随着年龄的增长而增加。本病在儿童期少见，其发生可能与溶血或先天性胆管疾病有关。一项调查表明，年龄在 40～69 岁的 5 年发病率是低年龄组的 4 倍，高发与低发的分界线为 40 岁，各国的报道虽有一定差异，但发病的高峰年龄都在 40～50 岁这一年龄段。

(二)发病性别差异

近年来超声诊断研究结果男女发病之比约为 1：2，性别比例的差异主要体现在胆固醇结石发病方面，胆囊的胆色素结石发病率无明显性别差异。女性胆固醇结石高发可能与雌激素降低胆流、增加胆汁中胆固醇分泌、降低总胆汁酸量和活性，以及黄体酮影响胆囊动力、使胆汁淤滞有关。

(三)发病与肥胖的关系

临床和流行病学研究显示，肥胖是胆囊胆固醇结石发病的一个重要危险因素，肥胖人发病率为正常体重人群的 3 倍。肥胖人更易患胆囊结石的原因在于其体内的胆固醇合成量绝对增加，或者比较胆汁酸和磷脂相对增加，使胆固醇过饱和。

(四)发病与生育的关系

妊娠可促进胆囊结石的形成，并且妊娠次数与胆囊结石的发病率呈正相关，这种观点已经临床和流行病学研究所证明。妊娠易发生结石的原因有：①孕期的雌激素增加使胆汁成分发生变化，可增加胆汁中胆固醇的饱和度。②妊娠期的胆囊排空滞缓，B 超显示，孕妇空腹时，胆囊体积增大，收缩后残留体积增大，胆囊收缩速率减小。③孕期和产后的体重变化也影响胆汁成分，改变了胆汁酸的肠肝循环促进了胆固醇结晶的形成。

(五)发病的地区差异

不同国家和地区发病率存在一定差别，西欧、北美和澳大利亚人胆石症患病率高，而非洲的许多地方胆石症罕见；我国以北京、上海、西北和华北地区胆囊结石发病率较高。国家和地区间的胆石类型亦也不同，在瑞典、德国等国家以胆固醇结石为主，而英国则碳酸钙结比其他国家发病率高。

（六）发病与饮食因素

饮食习惯是影响胆石形成的主要因素，进食精制食物、高胆固醇食物者胆囊结石的发病率明显增高。因为精制糖类增加胆汁胆固醇饱和度。我国随着生活水平提高，即胆囊结石发病已占胆石症的主要地位，且以胆固醇结石为主。

（七）发病与遗传因素

胆囊结石发病在种族之间的差异亦提示遗传因素是胆石症的发病机制之一。即凡有印第安族基因的人群，其胆石发病率就高。以单卵双胎为对象的研究证明，胆石症患者的亲属中发生胆石的危险性亦高，而胆石症家族内的发病率，其发病年龄亦提前，故支持胆石症可能具有遗传倾向。

（八）其他因素

胆囊结石的发病亦与肝硬化、糖尿病、高脂血症、胃肠外营养、手术创伤和应用某些药物有关。如肝硬化患者胆石症的发病率为无肝硬化的3倍，而糖尿病患者胆石症的发病率是无糖尿病患者的2倍。

二、病因及发病机制

胆囊结石成分主要以胆固醇为主，而胆囊结石的形成原因至今尚未完全清楚，目前考虑与脂类代谢、成核时间、胆囊运动功能、细菌基因片段等多种因素密切相关。

人类对于胆囊结石形成机制的研究已有近百年历史，并且在很长的一段时间内一直处于假说的水平。20世纪60年代Small等人提出胆囊结石中胆固醇的主要成分是其单水结晶，胆囊结石的形成实际，上是单水结晶形成、生长、凝固和固化的结果。他们并对胆汁中胆固醇的溶解过程进行了详细的研究，最终发现胆固醇与胆盐、磷脂酰胆碱三者以微胶粒的形式溶解于胆汁中，并且于1968年提出了著名的"Admri－and－Small"三角理论。1979年Holan等在实验中将人体胆汁进行超速离心，用偏光显微镜观察胆汁中出现单水结晶所需的时间即"成核时间"，发现胆囊结石患者胆汁的成核时间要明显短于正常胆汁成核时间，在正常的胆囊胆汁其成核时间平均长达15d，因而胆汁中的胆固醇成分可通过胆管系统而不致被析出；相反，胆囊结石患者的胆汁，其成核时间可能缩短至2.9d。目前显示胆汁中的黏液糖蛋白、免疫球蛋白等均有促成核的作用。至于抑制成核时间的物质可能与蛋白质成分有关，多为小分子蛋白质，但具体性质尚未确定。因而初步发现胆囊结石的形成与胆汁中胆固醇过饱和的程度无关。其实验结果明显与Small等研究结果相矛盾，这样使胆石成因的研究工作一度处于停顿状态。

在以后的胆石成因探讨中，人们发现胆囊结石的形成不仅与胆固醇有关，而且与细菌感染存在一定的联系，细菌在胆石形成中的作用开始被重视。过去的结果显示细菌在棕色结石的病因发生中具有至关重要的作用，较典型的证据是细菌多在胆总管而非胆囊中发生。然而形成鲜明对照的是进行胆囊结石手术的患者约10％～25％可得到胆汁阳性细菌培养结果，并发胆囊炎时则更高。但由于过去人们把研究目标集中到胆囊结石中的主要成分胆固醇上，细菌在其发生中的作用被忽略了。Vitetta终于注意到了这一点，并在胆囊结石相关胆汁中发现了胆色素沉积，他通过进一步研究发现近半数的胆囊结石尽管胆固醇是其主要成分，但在其核心都存在着类似胆色素样的沉积，这其中一部分甚至是胆汁细菌培养阴性的患者。

Stewart用扫描电镜也发现细菌不仅存在于色素型胆囊结石中，而且也存在于混合型胆囊结石中。在这诸多探讨中，Goodhart 的研究应当说是最为接近的，在他实验中约半数无症状胆囊结石患者的胆石、胆汁及胆囊壁培养出有短棒菌苗生长，但最为可惜的是当时由于培养出的细菌浓度较低和缺乏应有的生物学性状，最终把实验结果归结于细菌污染而没有进行更深入的探讨。

无论前人的研究如何接近，由于受研究方法的限制一直没有从胆囊结石中可靠地繁殖到大量细菌，而且用传统方法所培养出来的细菌往往不能代表原始的菌群，因此只有在方法上改进才能使这一研究得以深入。现代分子生物学的飞速发展为胆囊结石成因的探讨提供了新途径，尤其是具有细菌"活化石"之称的 16S rRNA 的发现，为分析胆囊结石形成中的细菌序列同源性提供了有力手段。Swidsinsk 通过对 20 例胆汁培养阴性患者的胆囊结石标本行 PCR 扩增，结果在胆固醇含量 70％～80％ 的 17 例患者中 16 例发现有细菌基因片段存在，而胆固醇含量在 90％ 以上的 3 例患者则未发现细菌 DNA。此后细菌在胆囊结石形成中的作用才真正被人们所关注，有关该方面的报道日渐增多。由此认为细菌是胆石症患者结石中一个极其重要的分离物，初步揭示了细菌在胆囊结石的形成初期具有重要作用。然而由于 16S rRNA 的同源性分析仅适合属及属以上细菌菌群的亲缘关系，因此该方法并不能彻底确定细菌的具体种类，也就无法确定不同细菌在胆囊结石形成中的不同作用。因此确定胆囊结石形成中细菌的种类成为胆石成因研究中的关键问题。而目前只有在改良传统培养方法的基础上，确定常见的胆囊结石核心细菌菌种，才能设计不同的引物，进行更深入的探讨。

国内学者通过对胆固醇结石与载脂蛋白 B 基因多态性的关系研究，发现胆固醇组 X＋ 等位基因频率明显高于对照组，并且具有 X＋ 等位基因者其血脂总胆固醇、低密度脂蛋白胆固醇及 ApoB 水平显著高于非 X＋ 者，提示 X＋ 等位基因很可能是胆固醇结石的易感基因。

三、临床表现

约 60％ 的胆囊结石患者无明显临床表现，于查体或行上腹部其他手术而被发现。当结石嵌顿引起胆囊管梗阻时，常表现为右上腹胀闷不适，类似胃炎症状，但服用治疗胃炎药物无效，患者多厌油腻食物；有的患者于夜间卧床变换体位时，结石堵塞于胆囊管处暂时梗阻而发生右上腹和上腹疼痛，因此部分胆囊结石患者常有夜间腹痛。

因胆囊结石多伴有轻重不等的慢性胆囊炎，疼痛可加剧而不缓解，可引起化脓性胆囊炎或胆囊坏疽、穿孔，而出现相应的症状与体征。胆囊结石可排入胆总管而形成继发性胆总管结石、胆管炎。当胆囊结石嵌顿于胆囊颈或胆囊管压迫肝总管和胆总管时，可引起胆管炎症、狭窄、胆囊胆管瘘，也可引起继发性胆总管结石及急性重症胆管炎，这是一种少见的肝外梗阻性黄疸，国外报道其发生率为 0.7％～1.8％，国内报道为 0.5％～0.8％。

四、鉴别诊断

1.慢性胃炎

慢性胃炎主要症状为上腹闷胀疼痛、嗳气、食欲减退及消化不良史。纤维胃镜检查对慢性胃炎的诊断极为重要，可发现胃黏膜水肿、充血、黏膜色泽变为黄白或灰黄色、黏膜萎缩。肥厚性胃炎可见黏膜皱襞肥大，或有结节并可见糜烂及表浅溃疡。

2.消化性溃疡

有溃疡病史，上腹痛与饮食规律性有关，而胆囊结石及慢性胆囊炎往往于进食后疼痛加重,特别进高脂肪食物。溃疡病常于春秋季节急性发作,而胆石性慢性胆囊炎多于夜间发病。钡餐检查及纤维胃镜检查有明显鉴别价值。

3.胃神经官能症

虽有长期反复发作病史,但与进食油腻无明显关系,往往与情绪波动关系密切。常有神经性呕吐,每于进食后突然发生呕吐,一般无恶心,呕吐量不多且不费力,吐后即可进食,不影响食欲及食量。本病常伴有全身性神经官能症状,用暗示疗法可使症状缓解,鉴别不难。

4.胃下垂

本病可有肝、肾等其他脏器下垂。上腹不适以饭后加重,卧位时症状减轻,立位检查可见中下腹部胀满,而上腹部空虚,有时可见胃型并可有振水音,钡餐检查可明确诊断。

5.肾下垂

常有食欲不佳、恶心呕吐等症状,并以右侧多见,但其右侧上腹及腰部疼痛于站立及行走时加重,可出现绞痛,并向下腹部放射。体格检查时分别于卧位、坐位及立位触诊,如发现右上腹肿物因体位改变而移位则对鉴别有意义,卧位及立位肾X线平片及静脉尿路造影有助于诊断。

6.迁延性肝炎及慢性肝炎

本病有急性肝炎病史,尚有慢性消化不良及右上腹不适等症状,可有肝大及肝功不良,并在慢性肝炎可出现脾肿大、蜘蛛痣及肝掌,B超检查胆囊功能良好。

7.慢性胰腺炎

常为急性胰腺炎的后遗症,其上腹痛向左肩背部放射,X线平片有时可见胰腺钙化影或胰腺结石,纤维十二指肠镜检查及逆行胆胰管造影对诊断慢性胰腺炎有一定价值。

8.胆囊癌

本病可合并有胆囊结石。本病病史短,病情发展快,很快出现肝门淋巴结转移及直接侵及附近肝组织,故多出现持续性黄疸。右上腹痛为持续性,症状明显时多数患者于右上腹肋缘下可触及硬性肿块,B超及CT检查可帮助诊断。

9.肝癌

原发性肝癌如出现右上腹或上腹痛多已较晚,此时常可触及肿大并有结节的肝脏。B超检查,放射性核素扫描及CT检查分别可发现肝脏有肿瘤图像及放射缺损或密度减低区,甲胎蛋白阳性。

五、治疗

胆囊结石的治疗方法很多,自1882年Langenbuch在德国实行了第一例胆囊切除术治疗胆囊结石以来,已沿用了一百多年,目前仍不失为一种安全有效的治疗方法。但对患者和医师来讲,手术毕竟不是最理想的方案,因此这一百多年来,医务工作者不断探讨非手术治疗胆囊结石的方法,如溶石、碎石、排石等,但均有其局限性和不利因素。

(一)非手术治疗

1.溶石治疗

自1891年Walker首创乙醚溶石治疗以来,医务工作者不断探讨溶石药物如辛酸三酰甘油、甲基叔丁醚等。它们在体外溶石试验具有一定的疗效,但体内效果不佳,且具有一定的毒性,而这种灌注溶石的药物在临床适用术后由 T 管灌注治疗胆管残余结石,而对胆囊结石进行溶解则需要穿刺插管再灌注的方法,其复杂性不亚于手术,且溶石后易再复发。

1972 年美国的 Danzinger 等用鹅去氧胆酸溶解胆囊结石取得成功以来,鹅去氧胆酸、熊去氧胆酸作为口服溶石方法一直被人们沿用,其机制是通过降低胆固醇合成限速酶、还原酶的活性,降低内源性胆固醇的合成,扩大胆酸池,减少胆固醇吸收与分泌,因而使胆固醇结晶在不饱和胆汁中得以溶解,达到溶石目的。但溶石率较低且用药时间长,费用高。1983 年全美胆石协作组报道连续服药 2 年完全溶石率只达 5%～13%,停药后复发率达 50%,且多在 1～2 年内复发,此二药对肝脏具有一定的毒性,可导致 GTP 升高、腹泻、肝脏和血浆胆固醇的蓄积。

2.体外冲击波碎石术

70 年代中期慕尼黑大学医学院首先采用体外冲击波碎石方法治疗肾结石以来,得到广泛应用。在此基础上 1984 年医务工作者对胆石也采用体外冲击波碎石的方法治疗胆囊结石,但实验和临床结果表明其与肾结石碎后排石截然不同,胆结石不易排出体外,其原因有:胆汁量明显少于尿量而较黏稠;胆囊管较细,一般内径在 0.3cm 左右,内有多数螺旋瓣,而且多数有一定的迂曲,阻碍了破碎结石的排出;体外震波碎石后,胆囊壁多半受到冲击导致水肿充血,影响胆囊的收缩,进而导致胆囊炎发作,所以部分病例,在碎石后常因同时发生急性胆囊炎而行急诊胆囊切除术,所以体外震波碎石术对胆囊结石的治疗目前已较少应用,对肝内结石、胆总管单发结石尚有一定疗效。

(二)手术治疗

鉴于上述非手术治疗未获满意的效果,所以一百多年来胆囊切除术治疗胆囊结石一直被公认为有效措施。

1.胆囊切开取石术

简化手术方法的同时治疗外科疾病,一直是外科医师努力奋斗的目标。胆囊切开取石与胆囊切除相比确实创伤小、简便,但对于胆囊结石的治疗是一个不可取的方法。因为胆囊结石的形成是多因素作用的结果,一是胆汁成分的改变,二是胆囊运动功能的障碍,三是感染因素。另外胆囊本身分泌的黏蛋白等多种因素导致胆石的形成,胆囊切开取石术后胆囊周围的粘连无疑增加了胆囊运动功能的障碍,影响胆囊的排空,同时增加了感染因素,所以切开取石术后胆石复发率较高。因此,笔者认为胆囊切开取石只适用于严重的急性胆囊结石,胆囊壁的炎症和周围粘连,导致手术时大量渗血,胆囊三角解剖关系不清,易造成胆管损伤。这种患者可采用切开取石胆囊造瘘,待手术 3 个月到半年后再次行胆囊切除术。目前随着影像学的发展,有人采用硬质胆管镜在 B 超定位下经皮肝胆囊穿刺取石,虽然手术创伤进一步缩小,但仍存在着上述缺点,且操作难度大,故不易推广,适应证与胆囊切开取石相同。

2.开腹胆囊切除术

(1)适应证:胆囊结石从临床症状上大致分为三类:第一类为无症状胆囊结石;第二类具有消化不良表现,如食后腹胀、剑下及右季肋隐痛等症状的胆囊结石;第三类具有典型胆绞痛的胆囊结石。从临床角度上讲,除第一类无症状的胆囊结石外,第二、第三类患者均为手术适应证。所谓无症状胆囊结石是指无任何上腹不适的症状,而是由于正常查体或其他疾病检查时发现胆囊结石的存在,这一类胆囊结石的患者是否行切除术具有一定的争议。无症状胆石可以不采用任何治疗,包括非手术疗法在内,但是随着胆囊结石病程的延长,多数患者所谓无症状胆石会向有症状发展,加之近年来胆囊结石致胆囊癌的发病率有增高趋势,故无症状胆囊结石是否需要手术治疗是一值得探讨的问题。胆囊结石并发症随着年龄增长而升高,故所谓"静止"的胆囊结石终生静止者很少,70%以上会发生一种或数种并发症而不再静止,且随着年龄的增长,癌变的风险增加。胆囊结石并发胆囊炎很少有自行痊愈的可能,因此,现在比较一致的意见是有条件地施行胆囊切除术,即选择性预防性的胆囊切除术。综合国内外的研究,以下胆石患者应行预防性胆囊切除术:年龄大于 50 岁的女性患者;病程有 5 年以,上者;B 超提示胆囊壁局限性增厚;结石直径在 2cm 以上者;胆囊颈部嵌顿结石;胆囊萎缩或囊壁明显增厚;瓷器样胆囊;以往曾行胆囊造瘘术。

(2)手术方法:有顺行胆囊切除术、逆行胆囊切除术、顺逆结合胆囊切除术之分。对 Calot 三角粘连过多、解剖不明者,多采用顺逆结合法进行胆囊切除,既能防止胆囊管未处理而导致胆囊内的小结石挤压至胆总管,又能减少解剖不清造成的胆管或血管损伤。下面以顺逆结合法为例介绍胆囊切除术。

麻醉和体位:常用持续硬膜外腔阻滞麻醉,对高龄、危重以及精神过于紧张者近年来选择全身麻醉为妥。患者一般取仰卧位,不需背后加垫或使用腰桥。

切口:可采用右上腹直或斜切口。多选用右侧肋缘下斜切口,此种切口对术野暴露较满意、术后疼痛轻,而且很少发生切口裂开、切口痴或肠粘连梗阻等并发症。切口起自上腹部中线,距肋缘下 3~4cm 与肋弓平行向右下方,长度可根据患者的肥胖程度、肝脏高度等具体选择。

显露胆囊和肝十二指肠韧带。

游离胆囊管:将胆囊向右侧牵引,在 Calot 三角表面切开肝十二指肠韧带腹膜,沿胆囊管方向解剖分离,明确胆囊管、肝总管和胆总管三者的关系。穿过 4 号丝线靠近胆囊壁结扎胆囊管,并用作牵引,胆囊管暂不离断。

游离胆囊动脉:在胆囊管的后上方 Calot 三角内解剖分离找到胆囊动脉,亦应在靠近胆囊壁处结扎。若局部炎性粘连严重时不要勉强解剖胆囊动脉,以防不慎离断回缩后出血难止或损伤肝右动脉。

游离胆囊:自胆囊底部开始,距肝脏约 1cm 切开胆囊浆膜层,向体部用钝性结合锐性法从肝床上分离胆囊壁,直至胆囊全部由胆囊窝游离。此时再明确胆囊动脉的位置、走行,贴近胆囊壁离断胆囊动脉,近心端双重结扎;另外,仅剩的胆囊管在距胆总管约 0.5cm 处双重结扎或缝扎。

对于胆囊结石并慢性炎症很重及肥胖的病例,胆囊壁明显水肿、萎缩或坏死,Calot 三角处脂肪厚、解剖关系难辨,胆囊从肝床上分离困难,可做逆行切除或胆囊大部切除术。逆行切除游离胆囊至颈部时不必勉强分离暴露胆囊动脉,在靠近胆囊壁处钳夹、切断、结扎胆囊系膜即可,只留下胆囊管与胆囊和胆总管相连时较容易寻找其走行便于在适当部位切断结扎。有时胆囊炎症反复发作后 Calot 三角发生明显的纤维化,或胆囊壁萎缩纤维化与肝脏紧密粘连愈着,不适宜勉强行常规的胆囊切除术,可行胆囊大部切除术,保留小部分后壁,用电刀或用石炭酸烧灼使黏膜坏死。胆囊管距胆总管适当长度予以结扎,留存的胆囊壁可缝合亦可敞开。

胆囊床的处理:慢性胆囊炎的胆囊浆膜层往往较脆,切除后缝合胆囊床困难,是否缝合存在争议。主张缝合的理由是防止出血和预防术后粗糙的胆囊床创面引起粘连性肠梗阻,但是依作者的经验,胆囊去除后对胆囊窝创面认真地用结扎或电凝止血、用大网膜填塞创面,数百例患者不缝合胆囊床无一例发生此类并发症。

放置引流管:在 Winslow 孔处常规放置双套管引流,自右侧肋缘下腋中线处引出体外。对于病变较复杂的胆囊切除术,应常规放置引流,这样可减少渗出液吸收,减轻局部和全身并发症。另外胆囊切除术后大量渗胆和胆外瘘仍有发生的报道,引流在其诊治方面可起重要作用。

部分胆囊结石患者同时合并胆管结石,当有下列指征时,应在胆囊切除术后行胆总管探查术:既往有梗阻性黄疸病史;有典型的胆绞痛病史,特别是有寒战和高热病史;B 超、MRCP、PTC 检查发现胆总管扩张或胆总管结石;手术中扪及胆总管内有结石、蛔虫或肿瘤;手术中发现胆总管扩张大于 1.5cm,胆管壁炎性增厚;术中行胆管穿刺抽出脓性胆汁、血性胆汁、或胆汁内有泥沙样胆色素颗粒;胰腺呈慢性炎症而无法排除胆管内有病变者。

3.腹腔镜胆囊切除术

自 1987 年法国 Mouret 实行了第一例腹腔镜胆囊切除术,短短的十余年间腹腔镜胆囊切除术迅速风靡全世界,同时也促进了微创外科的发展。腹腔镜胆囊切除术有创伤小、恢复快、方法容易掌握等优点,其手术适应证基本同开腹胆囊切除术。但是必须清楚地认识到腹腔镜不能完全代替开腹胆囊切除术,有些报道腹腔镜胆囊切除术合并胆管损伤率明显高于开腹手术,所以腹腔镜胆囊切除术是具有一定适应证的,特别是对于初学者应选择胆囊结石病程短、B 超提示胆囊壁无明显增厚的胆囊结石患者。腹腔镜探查时若发现胆囊周围粘连较重,胆囊三角解剖不清,应及时中转开腹手术。即使对于熟练者也应有一定的选择,对于老年、病程长、胆囊壁明显增厚、不排除早期癌变者,最好不要采用腹腔镜手术,以免延误治疗。

第九节　胆总管结石

一、概况

胆总管结石多位于胆总管的中下段。但随着结石增多、增大和胆总管扩张、结石堆积或上下移动,常累及肝总管。胆总管结石的含义实际上应包括肝总管在内的整个肝外胆管结石。胆总管结石的来源分为原发性和继发性。原发性胆总管结石为原发性胆管结石的组成部分,它可在胆总管中形成,或原发于肝内胆管的结石下降落入胆总管。继发性胆总管结石是指原发于胆囊内的结石通过胆囊管下降到胆总管。

继发性胆总管结石的发生率,各家报道有较大的差异。国内报道胆囊及胆总管同时存在结石者占胆石症例的 5%～29%,平均 18%。我国 1983－1985 年和 1992 年的两次调查,胆囊及胆总管均有结石者分别占胆石症的 11% 和 9.2%,分别占胆囊结石病例的 20.9% 和 11.5%。国外报告胆囊结石患者的胆总管含石率为 10%～15%,并随胆囊结石的病程延长,继发性胆总管结石相对增多。

原发性胆总管结石,西方国家很少见,东方各国多发。我国 20 世纪 50 年代原发性胆管结石约占胆石症的 50％左右。1983－1985 年全国 11307 例胆石症手术病例调查结果,胆囊结石相对构成比平均为 52.8％。胆囊与胆管均有结石为 10.9％。肝外胆管结石占 20.1％,肝内胆管结石 16.2％,实际的原发性胆管结石应为 36.3％。1992 年我国第二次调查结果相对构成比有明显变化:胆囊结石平均为 79.9％,胆囊、胆管结石 9.2％,肝外胆管结石 6.1％,肝内胆管结石 4.7％,原发性胆管结石平均为 10.8％。这与我国 20 世纪 80 年代以后生活水平提高、饮食结构改变和卫生条件改善密切相关。不过这两次调查资料主要来自各省、市级的大医院,对于农村和基层医院的资料尚觉不足。我国幅员辽阔、人口众多,地理环境、饮食结构和卫生条件的差异很大,其发病构成比亦有较大差别。总的状况为我国南方地区和农村的原发

性胆管结石发病率要比西北地区和城市的发病率高。如广西地区 1991－1999 年胆石症调查的构成比:肝外胆管结石和肝内胆管结石仍分别占 23.6％和 35.8％,农民占 36.7％和 53.1％。因此目前我国原发性胆管结石仍然是肝胆外科的重要课题。

原发性胆总管结石,可在胆总管内形成或原发于肝内胆管的结石下降至胆总管。全国 4197 例肝内胆管结石病例同时存在肝外胆管结石者占 78.3％。提示在诊治胆总管结石过程中要高度重视查明肝内胆管的状况。

二、病因

(一)继发性胆总管结石

形状、大小、性状基本上与同存的胆囊结石相同或相似。数量多少不一,可为单发或多发,若胆囊内多发结石的直径较小、并有胆囊管明显扩张者,结石可以大量进入胆总管、肝总管或左右肝管。

(二)原发性胆总管结石

原发性胆总管结石是发生在胆总管的原发性胆管结石。外观多呈棕黑色、质软、易碎、形状各异、大小及数目不一。有的状如细沙或不成形的泥样,故有"泥沙样结石"之称。这种结石的组成是以胆红素钙为主的色素性结石。经分析其主要成分为胆红素、胆绿素和少量胆固醇以及钙、钠、钾、磷、镁等矿物质和多种微量元素。在矿物质中以钙离子的含量最高并易与胆红素结合成胆红素钙。此外尚有多种蛋白质及黏蛋白构成网状支架。有的在显微镜下可见寄生虫的壳皮、虫卵和细菌聚集等。

原发性胆管结石的病因和形成机制尚未完全明了。目前研究结果认为这种结石的生成与胆管感染、胆汁淤滞、胆管寄生虫病有密切关系。

胆总管结石患者,绝大多数都有急性或慢性胆管感染病史。胆汁细菌培养的阳性率达 80％～90％,细菌谱以肠道细菌为主。其中 85％为大肠埃希菌,绝大多数源于上行感染。带有大量肠道细菌的肠道寄生虫进入胆管是引起胆管感染的重要原因。这是我国农民易发胆管结石的主要因素。此外,Oddi 括约肌功能不全,肠内容物向胆管反流,乳头旁憩室等都是易发胆管感染的因素。胆管炎症水肿,特别是胆总管末端炎症水肿,容易发生胆汁淤滞。感染细菌和炎症脱落的上皮可以成为形成结石的核心。

肠道寄生虫进入胆管,一方面引起感染炎症,另一方面虫卵和死亡的虫体或残片可以成为

形成结石的核心。青岛市立医院先后报告胆石解剖结果,以蛔虫为核心者占 69.86%~84.00%。

胆汁淤滞是结石生成和增大、增多的必需条件。如果胆流正常通畅,没有足够时间的淤滞积聚,即使胆管内存在感染、寄生虫等成石因素,胆管内的胆红素或胆红素钙等颗粒,可随胆流排除,不至增大形成结石病。反复胆管感染,胆总管下段或乳头慢性炎症,管壁纤维组织增生管腔狭窄,胆管和 Oddi 括约肌功能障碍等因素都可影响胆流通畅,导致胆总管胆汁淤滞,利于结石形成。但临床常可遇见胆总管结石患者经胆管造影或手术探查,虽有胆总管扩张而无胆总管下段明显狭窄,有的患者 Oddi 括约肌呈松弛状态,通畅无阻甚至可以宽松通过直径 1cm 以上的胆管探子。此种情况,可能与 Oddi 括约肌功能紊乱,经常处于痉挛状态有关。胆管结石形成之后又容易成为胆管梗阻的因素。因此,梗阻—结石—梗阻,互为因果,致使结石增大、增多甚至形成铸形结石或成串堆积。

三、临床表现

胆总管结石的临床表现比较复杂,其临床症状和体征主要表现为胆管梗阻和炎症并存的特征。由于结石的生成、增大和增多为一缓慢过程,其病史往往长达数年、数十年之久。在长期的病理过程中,多为急、慢性的梗阻、炎症反复发生。病情和表现的轻、重、缓、急,均取决于胆管梗阻是否完全和细菌感染的严重程度。

胆总管结石患者的典型临床表现多为反复发生胆绞痛、梗阻性黄疸和胆管感染的症状。常为餐后无原因的突然发生剧烈的胆绞痛,疼痛以右上腹为主,可向右侧腰背部放散,多伴恶心呕吐,常需口服或注射解痉止痛类药物才能缓解。绞痛发作之后往往伴随出现四肢冰冷、寒战、高热等感染症状,体温可达 39~41℃。持续数小时后全身大汗,体温逐渐降低。一般在绞痛发作后 12~24h 出现黄疸、尿色深黄或浓茶样。如不及时给予有力的抗感染等措施,则可每天发作寒战、高热,甚至高热不退、黄疸加深、疼痛不止。有的很快发展成急性梗阻化脓性重症胆管炎、胆源性休克、肝脓肿、器官衰竭等严重并发症,预后凶险。

结石引起胆总管梗阻,除非结石嵌顿,则多属不完全性。梗阻发生后,胆管内压力增高,胆总管多有不同程度扩张,随着炎症消退或结石移动,胆流通畅,疼痛减轻,黄疸很快消退,症状缓解,病情好转。

继发性胆总管结石的临床表现特点。一般为较小的胆囊结石通过胆囊管进入胆总管下端,突然发生梗阻和 Oddi 括约肌痉挛,故多为突然发生胆绞痛和轻中度黄疸,较少并发明显胆管炎。用解痉挛、止痛等对症处理,多可在 2~3d 左右缓解。如果结石嵌顿于胆总管下端或壶腹部而未并发胆管感染者,疼痛可以逐渐减轻,但黄疸加深。若长时间梗阻,多数患者将会继发胆管感染。

原发性胆总管结石由于胆管感染因素长期存在,一旦急性发作,多表现为典型的疼痛、寒战高热和黄疸三联征等急性胆管炎的症状。急性发作缓解后,可呈程度不同的慢性胆管炎的表现。常为反复出现右上腹不适、隐痛,不规则低热、消化紊乱,时轻时重,并可在受冷、疲劳时症状明显,颇似"感冒"。有的患者可以从无胆管炎的病史。在体检或首次发作胆管炎进行检查时发现胆总管多发结石并胆管扩张,或已明确诊断后数年无症状。这种情况可能因为 Oddi 括约肌功能良好,结石虽多但间有空隙、胆管随之扩张,没有发生明显梗阻和感染。说明胆总管虽有结石存在,若不发生梗阻或感染,可以不出现临床症状。

腹部检查在胆总管梗阻、感染期,多可触及右上腹压痛、肌紧张或反跳痛等局限性腹膜刺激征。有时可扪到肿大的胆囊或肝脏边缘或肝区叩击痛。胆管炎恢复后的缓解期或慢性期,可有右上腹深部压痛或无明显的腹部体征。

实验室检查在急性梗阻性胆管炎时主要为白细胞增多和中性粒细胞增加等急性炎症的血液像,血胆红素增高和转氨酶增高等梗阻性黄疸和肝功受损的表现。若较长时间的胆管梗阻、黄疸或短期内反复发作胆管炎肝功明显受损,可出现低蛋白血症和贫血征象。

四、治疗

胆总管结石患者多因出现疼痛、发热或黄疸等急性胆管炎发作时就诊。急性炎症期手术,难以明确结石位置、数量和胆管系统的病理改变,不宜进行复杂的手术处理,需要再手术的机会较多。但若梗阻和炎症严重,保守治疗常难以奏效。因此急诊情况下恰当掌握手术与非手术治疗的关系,具有重要性。

一般情况下,应尽量避免急诊手术。采用非手术措施,控制急性炎症期,待症状缓解后,择期手术为宜。经强有力的抗感染、抗休克、静脉输液、保持水电解质和酸碱平衡、营养支持和对症治疗,PTCD 或经内镜乳头切开取石,放置鼻胆管引流减压,多能奏效。经非手术保守治疗 12~24h,不见好转或继续加重,如持续典型的 Charcot's 三联征或出现休克,神志障碍等严重急性梗阻性化脓性重症胆管炎表现者,应及时行胆管探查减压。

胆总管结石外科治疗原则和目的主要是取净结石、解除梗阻,胆流通畅,防止感染。

(一)经内镜 Oddi 括约肌切开术或经内镜乳头切开术

经内镜 Oddi 括约肌切开术(EST)或经内镜乳头切开术(EPT)适于数量较少和直径较小的胆总管下段结石。特别是继发性结石,多因结石小、数量少,容易嵌顿于胆总管下段、壶腹或乳头部。直径 1cm 以内的结石可经 EPT 或 EST 取出。

此法创伤小,见效快,更适于年老、体弱或已做过胆管手术的患者。

经纤维内镜用胆管子母镜取石,需先行 EST,然后放入子母镜,用取石网篮取石。若结石较大,应先行碎石才能取出。此法可以取出较高位的胆管结石,但操作比较复杂。

(二)开腹胆总管探查取石

目前仍然是治疗胆总管结石的主要手段。采用右上腹经腹直肌切口或右肋缘下斜切口都能满意显露胆总管。开腹后应常规触扪探查肝、胆、胰、胃和十二指肠等相关脏器。对于择期手术,有条件者在切开胆总管之前最好先行术中胆管造影或术中 B 超检查,进一步明确结石和胆管系统的病理状况。尤其原发性胆总管结石,多数伴有肝内胆管结石或胆管狭窄等改变,需要在术中同时解决。

切开胆总管取出结石后,最好常规用纤维胆管镜放入肝内外胆管检查和取石。直视下观察肝胆管系统有无遗留结石、狭窄等病变并尽可能取净结石。然后用 F10~12 号导尿管,若能顺利通过乳头进入十二指肠并从导尿管注入 10mL 左右的生理盐水试验无误,表明乳头无明显狭窄。如果 F10 导尿管不能进入十二指肠,可用直径 2~3mm 的 Bakes 胆管扩张器试探。正常 Oddi 乳头可通过直径 3~4mm 以上的扩张器,使用金属胆管扩张器应从直径 2~3mm 的小号开始,能顺利通过后逐渐增大一号的扩张器。随胆总管的弯度轻柔缓慢放入,不可猛力强行插入,以免穿破胆总管下端形成假道,发生严重后果。胆总管明显扩张者可将手指伸入胆总管探查。有时质软、泥样的结石可以黏附在扩张胆管一侧的管壁或壶腹部,不阻碍胆管探子和导尿管通过,此时手感更为准确。还应再次强调,无论采用导尿管、Bakes扩张器,或手指伸入探查,都不能准确了解有无胆管残留结石或狭窄,特别是肝内胆管的状况。而术中胆管镜观察和取石,可以弥补这一不足,有效减少或避免残留结石。北京大学第三医院手术治疗1589例原发性肝胆管结石病例,单纯外科手术未使用胆管镜检查取石的683例中,残留结石达42.8%(292/683)。术中术后联合使用胆管镜检查碎石取石的906例中,残留结石仅2.1%(19/906)。因此择期胆管探查手术,常规进行胆管镜检查取石具有重要意义。

胆总管切开探查后,是否放置胆管引流意见不一致。目前认为不放置胆管引流,仅适于单纯性胆总管内结石(主要是继发结石),胆管系统基本正常。确切证明无残留结石、无胆管狭窄(特别是无胆总管下段或乳头狭窄)、无明显胆管炎等少数情况。可以缩短住院时间,避免胆管引流的相关并发症。严格掌握适应证的情况下可以即期缝合胆总管。在缝合技术上最好使用无创伤的带针细线,准确精细严密缝合胆总管切口,预防胆汁溢出。但应放置肝下腹腔引流,以便了解和引出可能发生的胆汁溢出。

胆总管探查取石放置"T"形管引流,是多年来传统的方法。可以有效防止胆汁外渗,避免术后胆汁性腹膜炎和局部淤胆感染,安全可靠,并可在术后通过"T"管了解和处理胆管残留结石等复杂问题。特别是我国原发性胆管结石发病率高,并存肝内胆管结石和肝内外胆管扩张狭窄等复杂病变者较多,很难保证胆总管探查术中都能完善处理。因此大多数情况下仍应放置"T"形管引流为妥。"T"形管材料应选择乳胶管,容易引起组织反应,一般在2~3周可因周围粘连形成窦道。用硅胶管或聚乙烯材料的T形管,组织反应轻,不易形成窦道,拔管后发生胆汁性腹膜炎的机会较多,不宜采用。"T"形管的粗细,应与胆总管内腔相适应。经修剪后放入胆总管的短臂直径不宜超过胆管内径,以免缝合胆管时有张力。因为张力过大、过紧,有可能导致胆管壁血供不足或裂开、胆汁溢出和日后发生胆管狭窄。若有一定程度胆总管扩张者,最好选用22~24F的"T"管,以便术后用纤维胆管镜经窦道取石。缝合胆总管切口,以00或000号的可吸收线为好。因为丝线等不吸收线的线结有可能进入胆总管内成为结石再发的核心。胆总管缝合完成后,可经T管长臂,轻轻缓慢注入适量生理盐水试验是否缝合严密,若有漏水应加针严密缝合,以免术后发生胆汁渗漏。关腹前将"T"管长臂和肝下腹腔引流管另戳孔引出体外,以免影响腹壁切口一期愈合。

(三)腹腔镜胆总管探查取石

主要适于单纯性胆总管结石,并经术前或术中胆管造影证明确无胆管系统狭窄和肝内胆管多发结石者。因此这一方法多数为继发性胆总管结石行腹腔镜胆囊切除术时探查胆总管。切开胆总管后多数需要经腹壁戳孔放入纤维胆管镜用取石网篮套取结石,难度较大,需要有熟练的腹腔镜手术基础。取出结石后可根据具体情况决定直接缝合胆总管切口或放置"T"形管引流。

(四)胆总管下段狭窄、梗阻的处理

无论原发性或继发性胆总管结石并胆总管明显扩张者,常有并存胆总管下端狭窄梗阻的可能。术中探查证实胆总管下端明显狭窄、梗阻者,应同时行胆肠内引流术,建立通畅的胆肠通道。

1.胆总管十二指肠吻合术

手术比较简单、方便、易行,早期效果较好,过去常被采用。但因这一术式不可避免发生胆管反流或反流性胆管炎,反复炎症容易导致吻合口狭窄,复发结石,远期效果欠佳。特别是吻合口,上端胆管存在狭窄或肝内胆管残留结石未取净者,往往反复发生严重胆管炎或胆源性肝脓肿。笔者总结 72 例胆总管十二指肠吻合术后平均随访 5 年半的效果,优良仅占 70.8%,死于重症胆管炎或肝脓肿者占 6.3%。分析研究远期效果不良的原因:吻合口上端胆管存在不同程度的狭窄或残留结石占 52.7%,吻合口狭窄占 21%,单纯反流性胆管炎占 26.3%。因此,胆总管十二指肠吻合术今已少用。目前多主张仅用于年老、体弱、难以耐受较复杂的手术并已明确吻合口以。上胆管无残留结石、无狭窄梗阻者。吻合口径应在 2～3cm 以上,防止日后回缩狭窄。

2.胆总管十二指肠间置空肠吻合术

将一段长约 20～30cm 带血管的游离空肠两端分别与胆总管和十二指肠吻合,形成胆总管与十二指肠间用空肠架桥式的吻合通道。虽然在与十二指肠吻合处做成人工乳头或延长空肠段达 50～60cm,仍难以有效防止胆管反流并易引起胆汁在间置空肠段内滞留、增加感染因素。手术过程也比较复杂,远期效果和手术操作并不优于胆总管空肠吻合术。目前较少采用。

3.胆总管空肠 Roux－en－Y 吻合术

利用空肠与胆总管吻合,容易实现 3～5cm 以上的宽大吻合口,有利于防止吻合口狭窄。空肠的游离度大、操作方便、灵活,尤其并存肝总管、肝门以上肝胆管狭窄或肝内胆管结石者,可以连续切开狭窄的肝门及左右肝管乃至 I 级肝胆管,解除狭窄,取出肝内结石,建立宽畅的大口吻合。适应范围广、引流效果好。辅以各种形式的防反流措施,防止胆管反流和反流性胆管炎,是目前最常用的胆肠内引流术式。

4.Oddi 括约肌切开成形术

早年较多用于胆总管末端和乳头狭窄患者,切开十二指肠行 Oddi 括约肌切开、成形。实际上如同低位胆总管十二指肠吻合,而且操作较十二指肠吻合复杂、较易发生再狭窄,远期效果并不优于胆总管十二指肠吻合术。特别是近年来 EST 成功用于临床和逐渐普及,不开腹、创伤小、受欢迎。适于 Oddi 括约肌切开的病例,几乎均可采用 EST 代替,并能获得同样效果,因此开腹 Oddi 括约肌切开成形术已极少采用。

第十节　胆囊良性肿瘤

胆囊良性肿瘤是指经病理证实的胆囊良性的真性肿瘤病变,与非肿瘤性息肉样病变在外形上相似,一般都表现为胆囊壁向内的隆起。有人将它们均归为胆囊隆起性病变或胆囊息肉样病变,本节讨论的是胆囊真性良性肿瘤病变。由于命名和观点上的混乱,有关胆囊良性肿瘤的发病率的报道各家不一,如 Kirrlin、Kane 和 Swinton 等分别报道 1700 例、2000 例和 4553例胆囊手术标本中胆囊腺瘤的发病率分别为 8.5%、0.4%和 0.1%,差异较大。近年来,由于影像学技术的不断发展和应用,尤其是 B 超技术在各级医院的普及和广泛应用,胆囊良性肿瘤的检出呈现增多趋势。据国内不完全统计,胆囊良性肿瘤占同期囊切除病例的 4.5%～8.6%。

一、类型和特点

胆囊良性肿瘤的分类方法很多,迄今尚未统一,比较公认的是 Christensen 的分类方法。根据此种分类方法,胆囊良性肿瘤包括上皮性肿瘤及支持组织肿瘤。

(一)上皮性肿瘤

腺瘤是最常见的胆囊良性肿瘤,来自胆囊黏膜上皮。综合文献报道腺瘤约占胆囊良性病变的 23%,占同期胆囊切除病例的 1%。胆囊腺瘤可发生在胆囊的任何部位,以体、底部多见。大多数为单发,少数多发,平均直径(5.5±3.1)mm(1～25mm),大多数腺瘤小于 10mm。瘤体以蒂与胆囊壁相连或呈广基性隆起,呈绒毛状或桑葚状,色不一,褐色至红色,质软。女性比较多见,小儿偶见报道。部分病例同时伴有胆囊结石。病理分为乳头状腺瘤和非乳头状腺瘤两种亚型。

1.乳头状腺瘤

可再分为有蒂和无蒂两种,前者多见。镜下显示呈分支状或树枝结构,带有较细的血管结缔组织蒂与胆囊壁相连,有单层立方上皮或柱状上皮覆盖,与周围正常的胆囊黏膜上皮移行较好。

2.非乳头状腺瘤

又称腺管腺瘤,大部分有蒂,由紧密排列的腺体和腺管组成,内衬单层立方或柱状细胞。镜下可见多数增生的腺体被中等量的结缔组织间质包绕,覆盖的单层柱状上皮与胆囊黏膜上皮相连续。偶尔见腺体显示囊样扩张。有时可见杯状细胞或基底颗粒细胞的肠上皮化生改变。

3.混合性腺瘤

少数腺瘤可介于乳头状腺瘤和非乳头状腺瘤之间,也可合并胆囊结石。

目前多数学者认为腺瘤具有癌变倾向,是胆囊癌的癌前病变。Vadheim 于 1944 年首先报道胆囊腺瘤癌变 4 例,之后不断有腺瘤恶变的报道,并从不同的角度总结出胆囊腺瘤癌变的一些证据。小冢贞雄等观察发现,随着腺瘤体积的增大,间质变少,腺管互相接近,上皮细胞核逐渐增大,部分出现假复层上皮细胞,癌的先行性病灶改变逐渐明显。在大的腺瘤中,常常出现上皮细胞排列紊乱,部分细胞核了腺瘤在组织学上有恶变的移行迹象。Kozuka 观察了 79 例胆囊浸润癌中 15 例有腺瘤组织残余,提示部分胆囊癌变来源于早已存在的腺瘤组织。腺瘤的大小与恶变的关系具有一定的相关性。Kozuka 报道良性腺瘤的大小平均直径为(5.5±3.1)mm,而恶变的腺瘤平均直径为(17.6±4.4)mm,因此将判断腺瘤的良恶界限定为直径 12mm,超过 12mm 的腺瘤恶变的可能性很大。白井良夫认为,最大直径超过 15mm 的胆囊隆起性病变有相当高的恶性的可能性。国内学者则认为,超过 10mm 者应警惕有恶变,并将该项指标定为重要的手术指征之一。Koga 于 1988 年报道 94% 的良性病变直径小于 10mm,88% 的恶性病变大于 10mm。因此,当肿瘤超过 10mm 时应该考虑为恶性。事实上仍有少部分腺瘤在直径小于 10mm 时,就已经发生了癌变,所以小于 10mm 的腺瘤也不要放松警惕。

胆囊结石与胆囊癌之间存在着密切的关系,部分腺瘤癌变的同时也伴有胆囊结石,可能与胆石的存在及其对胆囊黏膜的慢性机械刺激有关。

(二)支持组织肿瘤

此类良性肿瘤罕见,包括血管瘤、脂肪瘤、平滑肌瘤和颗粒细胞瘤等。

血管瘤、脂肪瘤及平滑肌瘤的镜下结构与发生在其他部位的同类肿瘤完全相同。胆囊颗粒细胞瘤(GCT)非常罕见,既往该病被称为颗粒细胞成肌细胞瘤。多见于胆囊管,占肝外胆管系统 GCT 的 37%。肉眼所见为胆囊管的局限性肉样、褐黄色、较硬的小病变,造成胆囊管的狭窄和梗阻,导致胆囊的黏液囊肿。组织学显示神经源性,细胞内的嗜酸性颗粒,呈 PAS 强阳性反应。临床上,胆囊造影显示胆囊不显影或无功能。到目前为止,尚未见到胆囊颗粒细胞瘤恶变倾向的报道。

二、诊断

(一)临床表现

胆囊良性肿瘤患者多无特殊的临床表现。最常见的症状为右上腹疼痛或不适,一般症状不重,可耐受。如果病变位于胆囊颈部,可影响胆囊的排空,常于餐后发生右上腹的疼痛或绞痛,尤其在脂餐后。伴有胆囊结石者可有胆囊结石的症状。其他症状包括消化不良,偶有恶心、呕吐等,均缺乏特异性。部分患者可无症状,在健康检查或人群普查时才被发现。

胆囊良性肿瘤多无明显体征,部分患者可以有右上腹深压痛。如果存在胆囊管梗阻时,可扪及肿大的胆囊。偶见胆囊乳头状腺瘤部分脱落导致梗阻性黄疸。

(二)影像学检查

由于胆囊良性肿瘤缺乏特异的临床症状和体征,根据临床表现很难做出正确的诊断,影像学是主要的诊断方法。

1.超声检查

B 超为诊断胆囊息肉样病变的首选方法,具有无创、简便、经济和病变检出率高和易普及等优点。胆囊息肉样病变的共同特点是向胆囊腔内隆起的回声光团,与胆囊壁相连,不伴有声影,不随体位改变而移动。胆固醇息肉常为多发,息肉样,有蒂,常小于 10mm,蒂长者可在胆囊内摆动,高辉度不均一的回声光团,无声影,不随体位变动而移位。炎性息肉呈结节状或乳头状,多无蒂,直径常小于 10mm,最大可达 30mm,有蒂或无蒂,呈低辉度回声、无声影。腺肌瘤样增生 B 超下可见突入肥厚胆囊壁内的小圆形囊泡影像和散在的回声光点。超声检查的误诊率或漏诊率受胆囊内结石的影响,往往是发现了结石,遗漏了病变。也有因病变太小而未被发现者。

超声内镜检查(EUS)可清楚地显示出胆囊壁的三层结构,从内向外显示,回声稍高的黏膜和黏膜下层,低回声的肌纤维层和高回声的浆膜下层和浆膜层。在胆固醇息肉、腺瘤及胆囊癌的鉴别诊断方面有重要作用,对于 B 超难以确诊的病例,用 EUS 检查有效。胆固醇息肉为高回声的浆膜下层和浆膜层。胆固醇息肉为高回声光点组成的聚集像或多粒子状结构,胆囊壁三层结构清楚。胆囊癌为乳头状明显低回声团块,胆囊壁的层次破坏或消失,并可了解肿瘤浸润的深度。此法对胆囊壁息肉样病变的显像效果明显优于普通 B 超检查,但对于胆囊底部病变的检查效果较差。

2.X 线胆囊造影

X 线胆囊造影包括口服胆囊造影、静脉胆管造影及内镜逆行性胆管造影等，是一项有用的诊断方法。影像特点主要为大小不等充盈缺损。但是，大多数报道认为胆囊造影的检出率和诊断符合率偏低，一般约为 50%（27.3%～53%）。检出率低受胆囊功能不良、病变过小或胆囊内结石等因素的影响。

3.CT 检查

胆囊息肉样病变的 CT 检出率低于 B 超，高于胆囊造影，检出率为 40%～80%。其影像学特点与 B 超显像相似。如果在胆囊造影条件下行 CT 检查，显像更为清楚。

4.选择性胆囊动脉造影

根据影像上羽毛状浓染像、动脉的狭窄或闭塞等特可区别肿或非肿瘤病变。但是，早期的胆囊癌和胆囊腺瘤均可能没有胆囊动脉的狭窄和闭塞像或均有肿瘤的浓染像，两者间的鉴别较困难。

总的说来，胆囊良性肿瘤的影像学表现缺少特异性，病变的大小仅仅是鉴别诊断的初步标准。对于 B 超诊断的困难的病例，可进一步进行 EUS 或选择性胆囊动脉造影，有益于鉴别诊断，但最终诊断仍然要依靠病理组织学检查。在临床工作中，还要与上腹部的其他病变，包括十二指肠溃疡、肝外胆管结石、慢性胰腺炎和肝炎等相鉴别。否则，手术治疗后仍会残留症状。

三、治疗

对于直径小于 10mm 的病变，又无明显的临床症状，无论单发或者多发，可暂不手术，定期做 B 超观察随访。当发现病变有明显增大时，应考虑手术治疗。胆囊良性肿瘤尚无有效的药物治疗方法，外科手术切除胆囊是主要的治疗手段。

（一）手术指征

①病变大于 10mm；②怀疑为恶性肿瘤，病变侵及肌层；③良性与恶性难以确定；④经短期观察病变增大较快；⑤病变位于胆囊颈管部影响胆囊排空；⑥有明显的临床症状及合并胆囊结石或急慢性胆囊炎等。凡具有上述指征之一者，均应手术治疗。

（二）手术方法的选择

单纯胆囊切除术适用于各种胆囊良性肿瘤。如果胆囊良性病变发生癌变且已侵及肌层甚至浆膜层，应按胆囊癌处理。在胆囊切除术中，应解剖检查胆囊标本，对可疑病变常规做冰冻切片病理检查，以发现早期病变。

第十一节　胆管良性肿瘤

肝外胆管良性肿瘤在临床上十分少见，约占胆管肿瘤的 6% 左右。临床上分为真性肿瘤和假瘤两种。2002 年，Levy 等将胆管良性肿瘤分为上皮肿瘤、非上皮肿瘤、神经源性肿瘤和假瘤四类。肝外胆管良性肿瘤的临床表现主要表现为黄疸，在术前能够得到明确诊断的非常少见，确切的诊断依靠切除术后的病理检查。

一、病理学特点

(一)胆管腺瘤

胆管腺瘤是最常见的肝外胆管良性肿瘤,占肝外胆管良性肿瘤的75％左右。约2/3为单发,壶腹部为最好发部位,约占47％;胆总管是第二常见的部位,约占总数的27％。

肿瘤大体所见:表面光滑或呈分叶状息肉样改变,直径在1.0cm以上,淡红色,质脆易破碎,向腔内突出。显微镜下:胆管腺瘤被分为3个亚型:管状腺瘤、乳头状腺瘤和管状乳头状腺瘤。

1.管状腺瘤

最为常见。肿瘤境界清楚,肿瘤由密集排列的小管状腺体构成,表面被覆立方上皮或柱状上皮,多分泌黏液。

2.乳头状腺瘤

因乳头细长形似绒毛,故又称绒毛状腺瘤。表面呈多级分支的细乳头状,乳头由立方形或柱状上皮细胞构成,胞质内含黏液。

3.管状乳头状腺瘤

由管状腺体和乳头状结构共同组成。

胆管腺瘤具有恶变倾向,尤其是绒毛状腺瘤,其恶变率很高,已有报告在31％～63％之间。我们在临床呈治疗2例胆总管绒毛状腺瘤,其中1例证实为恶变。

(二)胆管囊腺瘤

胆管囊腺瘤属罕见肿瘤。主要见于中年妇女,约80％～90％的病变发生在肝内,以肝右叶最常见。肝外胆管的囊腺瘤仅见数例报道。

肉眼可见:肝外胆管的囊腺瘤较小,常有蒂,呈球形,有光滑的外膜,且较厚。切面呈多个大小不等的囊腔,腔内含有浅胆汁色的黏液或褐色混浊液体,无细胞成分,偶尔可有胆固醇结晶。

镜下可见:肿瘤囊腔内单层立方细胞或高柱状细胞衬里。上皮细胞无异型,胞质呈嗜伊红染色;核大小一致,较小,圆形或卵圆形;染色质颗粒细小,无核分裂。

肝外胆管的囊腺瘤易复发,具有恶变倾向。1987年,O'shea报道了1例肝总管良性囊腺瘤,曾两次手术,局部切除并搔刮术,术后3年再次复发,行根治切除术。切除标本镜检显示成堆的多形核细胞,核感染,核分裂,并有血管浸润,诊断为囊腺癌。1977年,有学者报道在大多数囊腺癌内,可见到良性上皮细胞的存在,该点支持囊腺癌来源于囊腺瘤恶变的观点。

(三)乳头状瘤

乳头状瘤是肝外胆管良性肿瘤中最常见的一种。常发生在胆总管远端1/3近壶腹部,也可见于肝管。

在组织学上又被进一步分类为:单纯性乳头状瘤、多发乳头状瘤病和囊状乳头状瘤3种。

1.单纯性乳头状瘤

1962年,Cattell报道了12例,均发生在乏特壶腹部。肿瘤一般较小,偶见肿物较大。

肉眼所见:自胆管壁隆起的分叶状肿物,有蒂或无蒂,突入胆管腔,或硬或软,有上皮覆盖。

组织学特点:肿瘤由较厚的或细软的乳头构成,由纤维组织或疏松组织支持,表面有单层柱状上皮细胞覆盖。有的结缔组织内有较多的血管,有的肿瘤内有黏液样变性。

在部分病例中,可同时伴有胆管炎症或胆结石。Cattell 报道的 12 例中,有 1 例乳头状瘤内有早期腺癌病灶,另有 2 例腺癌来源于乳头状瘤。1987 年,Gouma 追踪观察了 1 例胆总管乳头状瘤切除术后 4 年复发,诊断为高分化乳头状腺癌。因此认为,胆管乳头状瘤具有恶变倾向。

2.多发性乳头状瘤病

肝外胆管的多发性乳头状瘤病更为罕见。胆管乳头状瘤常伴发胆囊乳头状瘤,1959 年,Eiss 报道了 1 例胆囊多发乳头状瘤病手术后 3 个月,发现胆总管多发乳头状瘤病。1962 年,Cattell 也报告了 1 例肝总管空肠吻合术后,肝总管和左、右肝管内发生多发乳头状瘤造成胆管梗阻。1974 年,Madden 报道了 3 例胆管多发乳头状瘤病,系胆囊切除术后 2 年发现胆总管乳头状瘤,先后多次手术从胆总管和肝内胆管取出大量乳头样肿瘤组织。1990 年,Gertsch 报道了 1 例肝外胆管弥散性乳头状瘤病,肿瘤细胞有异型改变。

上述报道说明,肝外胆管多发乳头状瘤病可同时伴发胆囊乳头状瘤,且具有易复发、可恶变等特点。组织学特点与单发乳头状瘤相同。

3.囊性乳头状瘤

囊性乳头状瘤甚罕见。1962 年,Cattell 报道了 1 例肝总管囊性乳头状瘤同时伴有肝囊肿。肿瘤剖面呈多发大小不等的囊腔。组织学显示,肿瘤的支持网架由纤维组织构成,囊壁衬以扁平上皮,肿瘤表面由胆管单层柱状上皮覆盖。

(四)颗粒细胞瘤

又被称为颗粒细胞成肌细胞瘤。可发生在人体的任何组织中,本病可多中心性生长。胆管颗粒细胞瘤甚为罕见,首先由 Coggins(1952 年)描述。普遍认为该种肿瘤来源于神经的外胚层,特别是 Schwann 细胞,因此,1991 年 Sanchez 又称其为施万细胞瘤。

胆管颗粒细胞瘤多见妇女(占 89%),黑人较多(占 76%),偶见于黄色人种。世界上已有 60 余例报道,其中半数发生在胆总管,约 37% 发生在胆囊管,约 11% 发生在肝总管。胆管颗粒细胞瘤在我国就更属罕见,文献报告仅有 1 例。我们在临床上曾治疗过 1 例肝总管的颗粒细胞瘤,为一位 23 岁的男性患者。

肉眼所见:胆管颗粒细胞瘤从大体上看为较硬的黄褐色肉样肿物,边界不太清,较小,有人报道可达 1.2cm 大小,通常小于 3cm。切面呈黄色实体肿物。

镜下可见:肿瘤由成束的多角形细胞组成,胞质丰富,呈嗜酸性;胞质颗粒呈 PAS 强阳性反应;核小而深染,卵圆形,居中;表面由胆管黏膜柱状上皮细胞覆盖。免疫组化显示:S－100、GFAP 和 NSE 阳性。电镜观察:细胞胞质内含有大量溶菌酶颗粒。

在其他部位的颗粒细胞瘤有恶变的报告,可以发生淋巴和血行转移。但在已有的胆管的颗粒细胞瘤病例报告中,尚未发现有恶变的表现。我们诊治的这例患者术后病理也为良性,经术后随访 28 个月也没有复发和转移表现。

(五)腺肌瘤样增生或腺肌瘤

肝外胆管腺肌瘤样增生或腺肌瘤极罕见。腺肌瘤多发生在胆总管下段或乏特壶腹部。黏膜下肿物向胆管腔内呈息肉样突起,引起局部狭窄。肿物肉眼呈较硬的灰棕色结节。组织学所见,肿物内腺管增生,腺管衬以立方或柱状上皮,同时伴有腺管周围平滑肌及结缔组织增生,平滑肌束呈交织分布或者呈旋涡状排列。腺肌瘤生长慢,表现为良性。

(六)血管平滑肌瘤

1976 年和 1983 年,有学者曾报道过胆总管的血管平滑肌瘤。患者可有黄疸和疲乏,但无疼痛和消瘦。有些病例无症状,在尸检时发现。肿瘤位于胆总管下段,可引起胆管扩张,局部狭窄,但是黏膜完整。镜下显示肿物由多个血管组成,血管内衬高分化内皮细胞;并有各种平滑肌细胞束,细胞核椭圆形,胞质丰富;还有原纤维丝。治疗可采用局部切除术或者行硬化剂治疗同时行胆管转流术。

(七)纤维瘤

肝外胆管的纤维瘤更罕见。可发生于胆总管、肝总管和肝管。一般小于 1cm。外观和组织学与发生在其他部位的纤维瘤相同。临床上可表现为间歇性和持续性胆管梗阻,如不及时治疗可引起胆汁淤滞性肝硬化和广泛的肝损害。纤维瘤属良性病变,应行局部切除和胆管重建治疗。

二、临床表现和诊断

黄疸是肝外胆管良性肿瘤的患者最常见的临床表现。黄疸的特点可以是渐进的,也可呈波动性间歇出现。在部分患者中也可以伴有其他症状,如上腹部疼痛,疼痛可以向肩背部放散。有时伴有恶心、呕吐等消化道症状。患者很少有明显的体重下降,这点和胰腺癌或胆管癌等恶性肿瘤不同。查体有时可以触及肿大的肝脏和胆囊,右季肋部可有触痛。但这些症状和体征都不是特异性的。

对肝外胆管良性肿瘤的术前诊断是十分困难的,术前的实验室检查可以提示胆红素的明显升高,尤其以直接胆红素为主。同时伴有肝功能损害的其他酶学表现。影像学检查包括超声检查、CT、MRCP、ERCP 等,可以提示胆管内有占位性病变,并确认其位置、范围,但无法区分良恶性肿瘤。胆管内镜刷检细胞学检查在理论上提供了一种术前明确诊断的方法,但由于假阴性率太高而使其实用价值大大降低。对细胞标本的生物学检查,如检测某些基因(K-ras)的突变并不能提高诊断的准确率。因此对肝外胆管的良性肿瘤,术前检查的主要目的是明确病变的存在,估计切除的可行性。而最终的明确诊断依赖于术中和术后的病理学诊断。

三、治疗

因为不能在术前确认其良恶性,而且良性肿瘤在胆管肿瘤中所占比例又很少,所以一旦发现胆管的肿瘤性病变,都应积极手术治疗。手术方式依肿瘤部位而定。手术中应重视术中冷冻病理检查的实施,术中冷冻病理往往能确定肿瘤的良恶性,帮助决定手术方式,标本切缘的病理能够确认切除的范围是否足够。具体的手术方法包括以下几种。

(一)肝外胆管局部切除加胆肠 Roux-en-Y 吻合术

适用于肝外胆管中,上段肿瘤,连同肿瘤一起切除。由于良性肿瘤切除不彻底,术后复发率较高,故切除范围应尽量大。术中应常规行切缘的病理检查,以确认切除的彻底性。不主张胆管局部切除后端端吻合,或胆总管十二指肠吻合术,因为这样难以达到根治性切除的目的。

(二)胆管局部切除联合肝叶切除术

适用于多发性乳头状瘤的肝内病变,局限于一侧肝内胆管。

(三)经十二指肠切开的局部病变切除

适用于位于壶腹部的胆管末端的良性肿瘤,切除病变乳头及胆总管壶腹部,切除后需行胰管及 Oddi 括约肌成形术。对于病理怀疑有高度恶变可能的病例或有高度恶变倾向的肿瘤,不建议行局部切除,而建议行根治性手术,我们在临床上遇到壶腹病变局部切除的病例,术后病理有重度非典型增生,术后 2 年发生局部复发,需再次手术行胰头十二指肠切除术,术后病理回报为恶性。

(四)胰十二指肠切除术

适用于胆总管下段、壶腹部的良性肿瘤,难以达到经十二指肠的局部切除时,应行胰十二指肠切除术,如技术允许,行保留幽门的胰十二指肠切除术为佳。

第十二节　原发性胆囊癌

1777 年 Stoll 首先报道了尸检发现的 3 例胆囊癌。1890 年 Hochengy 成功地进行了第一例胆囊癌切除术。1894 年 Aimes 综述分析了胆囊癌的病史、临床特点及凶险预后。1932 年报道了胆囊癌经扩大切除邻近肝脏后生存 5 年的病例。国内自 1941 年首次报道,到目前报道病例已达 2400 多例。近些年原发性胆囊癌(PGC)越来越多地受到关注。

一、流行病学

(一)发病率

受多种因素的影响,目前胆囊癌尚无确切的发病率统计数字。不同国家、不同地区及不同种族之间发病率有着明显差异。

世界上发病率最高的国家为玻利维亚和墨西哥等。美国胆囊癌的发病率为 2.2/10 万～2.4/10 万人,占消化道恶性肿瘤发病率及病死率第五位,每年有 4000～6500 人死于胆囊癌。法国胆囊癌的发病率为男性 0.8/10 万人,女性 1.5/10 万人。欧美等国胆囊癌手术占同期胆管手术的 4.1%～5.6%。而同在美国,白人发病率明显高于黑人,印第安人更高。美国印第安女性的胆囊癌是最常见肿瘤的第三位。

原发性胆囊癌发病在我国占消化道肿瘤第 5～6 位,胆管肿瘤的首位。但目前其发病率的流行病学调查仍无大宗资料。第七届全国胆管外科学术会议 3875 例的资料表明,胆囊癌手术占同期胆管手术的 0.96%～4.9%;近 10～15 年的患病调查显示,我国大部分地区呈递增趋势,尤以陕西、河南两省较高,而国外有报道近年发病率无明显变化。

(二)发病年龄和性别

胆囊癌的发病率随年龄增长而增多。我国胆囊癌的发病年龄分布在 25～87 岁,平均 57 岁,50 岁以上者占 70%～85%,发病的高峰年龄为 50～70 岁,尤以 60 岁左右居多。同国外相比,发病高发年龄与日本(50～60 岁)相近,比欧美(68～72 岁)年轻。文献报道,国外发病年龄最小者 12 岁,国内最小者 15 岁。

胆囊癌多见于女性,女性与男性发病率之比为(2.5～6):1。有研究认为与生育次数、雌激素及口服避孕药无关,但另有研究发现胆囊癌的发病与生育次数有关。

(三)种族和地理位置分布

不同人种的胆囊癌发病率亦不相同。美籍墨西哥人及玻利维亚人发病率高。在玻利维亚的美洲人后裔中,种族是胆囊癌的一个非常危险的因素,其中 Aymara 人比非 Aymara 人的发病率高 15.9 倍。美洲印第安人也是高发种族。

不同地域胆囊癌的发病情况各有不同。在我国西北和东北地区发病率比长江以南地区高,农村比城市高。智利是胆囊癌病死率最高的国家,约占所有肿瘤死亡人数的 6.7%,胆囊癌是发病率仅次于胃癌的消化道肿瘤。该病在瑞士、捷克、墨西哥、玻利维亚发病率较高,而在尼日利亚和新西兰毛利人中极其罕见。

(四)与职业和生活习惯的关系

调查表明,与胆囊癌发病有关的职业因素包括印染工人、金属制造业工人、橡胶工业从业人员、木材制成品工人。以上职业共同的暴露因素是芳香族化合物。

国外病例对照研究表明,总热量及糖类摄入过多与胆囊癌的发生呈正相关,而纤维素、VitC、VitB$_6$、VitE 及蔬菜水果能减少胆囊癌发病的危险性。还有研究表明,常吃烧烤肉食者患胆囊癌的危险性增高。

调查还显示了随肥胖指数增加,胆囊癌发病危险性增高。

二、病因

胆囊癌的病因尚未完全清楚,可能与下列因素有关。

(一)胆囊结石与胆囊癌

1.流行病学研究

原发性胆囊癌和胆囊结石患者在临床上有密切联系,40%～100%的胆囊癌患者合并胆囊结石,引起了临床医师和肿瘤研究人员的高度重视。一项国际协作机构调查表明,在校正混杂因素如年龄、性别、调查单位影响、受教育程度、饮酒和抽烟以后,胆囊癌的高危因素最重要的是胆囊临床症状史,另外还有体重增加、高能量饮食、高糖类摄入和慢性腹泻,这些危险因素均与胆囊结石发病相关,提示胆囊结石是胆囊癌发病的主要危险因素。从胆囊结石方面分析,胆囊结石患者有 1%～3%合并胆囊癌,老年女性患者的 20 年累积发病危险率为 0.13%～1.5%。

综合流行病学资料可以看出,胆囊结石发生胆囊癌以下列情况多见:①老年人;②女性;③病程长;④结石直径大于 2cm;⑤多发结石或充满型结石;⑥胆囊壁钙化;⑦胆囊壁明显增厚或萎缩;⑧合并胆囊息肉样病变;⑨Mirizzi 综合征。以上情况可视为原发性胆囊癌的高危因素,要积极治疗胆囊结石。

2.临床病理学研究

流行病学调查结果使得人们认识到有必要探讨胆囊结石和胆囊癌发病关系的病理学机制。已经确认正常黏膜向癌的发展过程中,黏膜上皮的不典型增生是重要的癌前病变,在消化道肿瘤发生中占重要地位。于是,有学者从这方面着手研究。Duarte 等对 162 例结石病胆囊标本的研究发现,不典型增生占 16%,原位癌占 2.7%。类似的一些研究也提示胆囊癌的发生是由单纯增生,不典型增生、原位癌到浸润癌的渐进过程,胆囊癌与黏膜上皮的不典型增生高度相关,而有结石患者胆囊黏膜不典型增生发生率显著高于非结石性胆囊炎,结石慢性刺激可能是这种癌前病变的重要诱因。

3.分子生物学等基础研究

胆囊结石所引起的黏膜不典型增生和胆囊癌组织中,有 K－ras 基因的突变和突变型 p53 基因蛋白的过表达。从正常黏膜、癌前病变到癌组织,突变型 p53 蛋白表达逐渐增高。对多种肿瘤基因产物和生长因子(如 ras、p21、c－myc、erbB－2、表皮生长因子、转化生长因子 β)表达的研究表明,不仅胆囊癌组织中有多种肿瘤相关基因和生长因子的改变,而且在结石引起的慢性胆囊炎组织中,同样也有多种值得重视的变化。但是,也有观点认为炎症改变的程度与癌基因的活化并无正相关关系。

在慢性结石性胆囊炎中受损伤的细胞如果不能通过凋亡及时清除,损伤修复反复发生,长期可引起基因突变,胆囊癌发生。在对胆囊癌的研究中发现,从单纯性增生到轻、中、重度不典型增生及原位癌、浸润癌,AgNOR 颗粒计数、面积和 DNA 倍体含量、非倍体细胞百分比均逐渐升高。说明结石引起的黏膜损害细胞增生旺盛,有癌变的倾向。

胆囊结石患者胆汁中细菌培养阳性率明显高于无结石者,胆囊结石核心中发现细菌的基因片段,说明了胆囊结石的生成中有细菌参与,而研究发现胆囊癌组织中有细菌的基因片段,与结石中的菌谱相同。应该考虑某些细菌如厌氧菌、细菌 L 型在结石性胆囊炎向胆囊癌转化中的作用,强调胆囊结石治疗中的抗菌问题。

胆石所引起的胆囊黏膜损伤与胆囊癌发生发展之间存在着极密切的关系。虽然从本质上未能直接找到结石致癌的证据,但是合理治疗胆囊结石对预防胆囊癌无疑是有价值的。

(二)胆囊腺瘤与胆囊癌

Kozuka 等根据 1605 例手术切除的胆囊标本行病理组织学检查,提出以下六点证明腺瘤是癌前病变:①组织学可见腺瘤向癌移行;②在腺癌组织中有腺瘤成分;③随着腺瘤的增大,癌发生率明显增加;④患者的发病年龄从腺瘤到腺癌有递增的趋势;⑤良性肿瘤中有 94％的肿瘤直径小于 10mm,而恶性肿瘤中有 88％的肿瘤直径大于 10mm;⑥患腺瘤或浸润癌的患者中女性居多。研究发现,腺瘤的恶变率为 28.5％,其中直径大于 1.5cm 的占 66.6％,大于 1cm 的占 92.9％,合并结石的占 83.3％,并发现腺肌增生症及炎性息肉癌变 1 例。研究表明胆囊腺瘤无论单发还是多发,都具有明显的癌变潜能,一般认为多发性、无蒂、直径大于 1cm 的腺瘤和伴有结石的腺瘤以及病理类型为管状腺瘤者,癌变概率更大。但是,对胆囊腺瘤癌变也有不同的观点,理由是在其研究中发现胆囊腺瘤与胆囊癌的基因方面的异常改变并不相同。

(三)胆囊腺肌病与胆囊癌

胆囊腺肌病以胆囊腺体和平滑肌增生为特征,近年来的临床观察和病理学研究发现其为癌前病变,或认为其具有癌变倾向。因此,即使不伴有胆囊结石也应行胆囊切除术。

(四)异常胆胰管连接与胆囊癌

异常胆胰管连接(AJPBD)是一种先天性疾病,主胰管和胆总管在十二指肠壁外汇合。由于结合部位过长及缺少括约肌而造成两个方向的反流,相应的引起了多种病理改变。Babbit 于 1969 年发现 AJPBD 且无胆管扩张的患者常合并胆囊癌。以后的临床研究大多证实了 AJPBD 患者中胆囊癌的发病率显著高于胆胰管汇合正常者。AJPBD 患者胆系肿瘤高发的机制尚不清楚,近年来对 AJPBD 患者的胆管上皮的基因改变研究甚多,结果发现 AJPBD 患者胆胰混合液对胆管上皮细胞具有诱变性,胆囊黏膜上皮增生活跃且 K-ras 基因突变,使其遗传性改变,最终发生癌变,并且在胆管上皮细胞形态学变化之前遗传物质已经发生变化。

(五)Mirizzi 综合征与胆囊癌

Mirizzi 综合征是因胆囊管或胆囊颈部结石嵌顿或合并炎症所致梗阻性黄疸和胆管炎,是胆囊结石的一种少见并发症,约占整个胆囊切除术的 0.7%～1.4%。Redaelli 等对 1759 例行胆囊切除术的患者进行回顾性研究,发现了 18 例 Mirizzi 综合征,其中有 5 例(27.8%)伴发胆囊癌,而所有标本中有 36 例(2%)发现胆囊癌,两者间有显著差异。18 例患者中有 12 例肿瘤相关抗原 CA19-9 上升,而 5 例合并胆囊癌者更为明显,与无 Mirizzi 综合征者有显著差异。大多数学者认为胆囊结石可以引起胆囊黏膜持续性损害,并可导致胆囊壁溃疡和纤维化,上皮细胞对致癌物质的防御能力降低,加上胆汁长期淤积有利于胆汁酸向增生性物质转化,可能是胆囊癌高发的原因,而 Mirizzi 综合征包含了上述所有的病理变化。

(六)其他

有研究证明腹泻是胆结石的危险因素,有腹泻者患胆囊癌的危险性是无腹泻者的 2 倍;手术治疗消化性溃疡与胆囊癌的发病有关,有手术史者患胆囊癌的危险性是对照组的 3 倍,而内科治疗者较对照组无明显增加;胆囊癌的发生还与家族史、伤寒杆菌、溃疡性结肠炎、接触造影剂及"瓷样"胆囊有关。胆总管囊肿行内引流术后患者有较高的胆管癌肿发生率。

还有一些因素被认为与胆囊癌的发生有关,溃疡性结肠炎的患者,胆管肿瘤的发生率约为一般人群的 10 倍,其发病机制尚不清楚,可能与胆汁酸代谢的异常有关。胆管梗阻感染,可能使胆汁中的胆酸转化成去氧胆酸和石胆酸,后者具有致癌性。胃肠道梭形芽孢杆菌可将肝肠循环中的胆汁酸还原成化学结构上与癌物质相似的 3-甲基胆蒽,也可能是胆管癌诱发因素之一。

三、临床表现

原发性胆囊癌早期无特异性症状和体征,常表现为患者已有的胆囊或肝脏疾病,甚至是胃病的临床特点,易被忽视。大多数以上腹疼痛、不适为主诉,继而发生黄疸、体重减轻等。西安某医院的资料显示有 34.3% 的患者查体时可触及胆囊包块,黄疸发生率为 38.8%,有 45.8% 的病例体重明显下降。以上表现往往是肝胆系统疾病所共有的,而且一旦出现常常已到胆囊癌的中晚期,故在临床上遇到这些表现时要考虑到胆囊癌的可能性,再做进一步的检查。

胆囊癌起病隐匿,无特异性表现,但并非无规律可循。按出现频率由高至低临床表现依次为腹痛、恶心呕吐、黄疸和体重减轻等。临床上可将其症状群归为五大类疾病的综合表现:①急性胆囊炎:某些病例有短暂的右上腹痛、恶心、呕吐、发热和心悸病史,提示急性胆囊炎。约1%因急性胆囊炎手术的病例有胆囊癌存在,此时病变常为早期,切除率高,生存期长。②慢性胆囊炎:许多原发性胆囊癌的患者症状与慢性胆囊炎类似,很难区分,要高度警惕良性病变合并胆囊癌,或良性病变发展为胆囊癌。③胆管恶性肿瘤:一些患者可有黄疸、体重减轻、全身情况差、右上腹痛等,肿瘤病变常较晚,疗效差。④胆管外恶性肿瘤征象:少数病例可有恶心、体重减轻、全身衰弱,以及内瘘形成或侵入邻近器官症状,本类肿瘤常不能切除。⑤胆管外良性病变表现:少见,如胃肠道出血或上消化道梗阻等。

(一)慢性胆囊炎症状

30％～50％的病例有长期右上腹痛等慢性胆囊炎或胆结石症状,在鉴别诊断上比较困难。慢性胆囊炎或伴结石的患者,年龄在40岁以上,近期右上腹疼痛变为持续性或进行性加重并有较明显的消化障碍症状者;40岁以上无症状的胆囊结石,特别是较大的单个结石患者,近期出现右上腹持续性隐痛或钝痛;慢性胆囊炎病史较短,局部疼痛和全身情况有明显变化者;胆囊结石或慢性胆囊炎患者近期出现梗阻性黄疸或右上腹可扪及肿块者,均应高度怀疑胆囊癌的可能性,应做进一步检查以明确诊断。

(二)急性胆囊炎症状

占胆囊癌的10％～16％,这类患者多系胆囊颈部肿瘤或结石嵌顿引起急性胆囊炎或胆囊积脓。此类患者的切除率及生存率均较高,其切除率为70％,但术前几乎无法诊断。有些患者按急性胆囊炎行药物治疗或单纯胆囊造瘘而误诊。故对老年人突然发生的急性胆囊炎,尤其是以往无胆管系统疾病者,应特别注意胆囊癌的可能性争取早行手术治疗,由于病情需要必须做胆囊造瘘时,亦应仔细检查胆囊腔以排除胆囊癌。

(三)梗阻性黄疸症状

部分患者是以黄疸为主要症状而就诊,胆囊癌患者中有黄疸者占40％左右。黄疸的出现提示肿瘤已侵犯胆管或同时伴有胆总管结石,这两种情况在胆囊癌的切除病例中都可遇到。因此胆囊癌患者不应单纯黄疸而放弃探查。

(四)右上腹肿块

肿瘤或结石阻塞或胆囊颈部,可引起胆囊积液、积脓,使胆囊胀大,这种光滑而有弹性的包块多可切除,且预后较好。但硬而呈结节状不光滑的包块为不能根治的晚期癌肿。

(五)其他

肝大、消瘦、腹腔积液、贫血都可能是胆囊癌的晚期征象,表明已有肝转移或胃十二指肠侵犯,可能无法手术切除。

四、诊断

(一)症状和体征

前已述及,胆囊癌临床表现缺乏特异性,其早期征象又常被胆石症及其并发症所掩盖。除了首次发作的急性胆囊炎便得以确诊外,一般情况根据临床表现来做到早期诊断非常困难。因而,无症状早诊显得甚为重要。而要做到此点,必须对高危人群密切随访,如静止性胆囊结石、胆囊息肉、胆囊腺肌增生病等患者,必要时积极治疗以预防胆囊癌。

(二)影像学检查

1.X线造影检查

早年的X线造影检查常用口服胆管造影,胆囊癌患者往往表现为胆囊不显影或显影很差,现在由于更多快速、先进的方法普及,已基本不用。血管造影诊断准确率高,但胆囊动脉显影并不常见,需要通过超选择性插管,胆囊动脉可有僵硬、增宽,不规则而且有间断现象,出现典型的肿瘤血管时可确诊,但此时大多是晚期,肿瘤不能切除。

2.超声诊断

超声诊断是诊断本病最常用也是最敏感的检查手段,包括常规超声、内镜超声、彩色多普勒等。能检出绝大多数病变,对性质的确定尚有局限。B超检查目前仍是应用最普遍的方法,它简便、无创、影像清晰,对微小病变识别能力强,可用于普查及随访。但对定性诊断和分期帮助不大,易受到肥胖和胃肠道气体干扰,有时有假阳性和假阴性结果。因胆囊癌的病理类型以浸润型为多,常无肿块,易漏诊,故要警惕胆囊壁不规则增厚的影像特征。近年发展的超声内镜检查法(EUS)通过内镜将超声探头直接送入胃十二指肠检查胆囊,不受肥胖及胃肠道气体等因素干扰,对病灶的观察更细微。其分辨率高,成像更清晰,可显示胆囊壁的三层结构,能弥补常规超声的不足,对微小病变确诊和良恶性鉴别诊断价值高,但设备较昂贵,而且作为侵入性检查,难免有并发症发生。彩色多普勒检查可显示肿瘤内部血供,根据病变中血流状况区别胆囊良恶性病变,敏感度和特异性较高。超声血管造影应用也有报告,通过导管常规注入二氧化碳微泡,在胆囊癌和其他良性病变中有不同的增强表现,可以区分增厚型的胆囊癌与胆囊炎,亦可鉴别假性息肉、良性息肉与息肉样癌。

3.计算机断层成像(CT)诊断

CT在发现胆囊的小隆起样病变方面不如B超敏感,但在定性方面优于B超。CT检查不受胸部肋骨、皮下脂肪和胃肠道气体的影响,而且能用造影剂增强对比及薄层扫描,是主要诊断方法之一。其早期诊断要点有:①胆囊壁局限或整体增厚,多超过0.5cm,不规则,厚薄不一,增强扫描有明显强化。②胆囊腔内有软组织块,基底多较宽,增强扫描有强化,密度较肝实质低而较胆汁高。③合并慢性胆囊炎和胆囊结石时有相应征象。厚壁型胆囊癌需与慢性胆囊炎鉴别,后者多为均匀性增厚;腔内肿块型需与胆囊息肉和腺瘤等鉴别,后者基底部多较窄。CT越来越普遍用于临床,对胆囊癌总体确诊率高于B超,结合增强扫描或动态扫描适用于定性诊断、病变与周围脏器关系的确定,利于手术方案制订。但对早期诊断仍无法取代B超。

4.磁共振(MRI)诊断

胆囊癌的MRI表现与CT相似,可有厚壁型、腔内肿块型、弥散型等。MRI价值和CT相仿,但费用更昂贵。近年出现的磁共振胰胆管成像(MRCP),是根据胆汁含有大量水分且有较长的T2弛豫时间,利用MR的重T2加权技术效果突出长T2组织信号,使含有水分的胆管、胰管结构显影,产生水造影结果的方法。胆汁和胰液作为天然的对比剂,使得磁共振造影在胆管胰管检查中具有独特的优势。胆囊癌表现为胆囊壁的不规则缺损、僵硬,或胆囊腔内软组织肿块。MRCP在胆胰管梗阻时有很高价值,但对无胆管梗阻的早期胆囊癌效果仍不如超声检查。

5.经皮肝穿刺胆管造影(PTC)应用

PTC在肝外胆管梗阻时操作容易,诊断价值高,对早期诊断帮助不大,对早期诊断的价值在于如果需要细胞学检查时可用来取胆汁。

6.内镜逆行胆胰管造影(ERCP)应用

对胆囊癌常规影像学诊断意义不大,仅有一半左右的病例可显示胆囊,早期诊断价值不高,适用于鉴别肝总管或胆总管的占位病变或采集胆汁行细胞学检查。

(三)细胞学检查

术前行细胞学检查的途径有ERCP收集胆汁、B超引导下经皮肝胆囊穿刺抽取胆汁或肿块穿刺抽吸组织细胞活检,通常患者到较晚期诊断相对容易,故细胞学检查应用较少。但早期诊断确有困难时可采用,脱落细胞检查有癌细胞可达到定性目的。

(四)肿瘤标志物检测

迄今为止未发现对胆囊癌有特异性的肿瘤标志物,故肿瘤标志物检测只能作为诊断参考,要结合临床具体分析。对胆囊癌诊断肿瘤标志物检查可包括血清和胆汁两方面。恶性肿瘤的常用标志如广谱肿瘤标志物DR-70可见于20多种肿瘤患者血液中,大部分阳性率在90％以上,对肝胆肿瘤的敏感性较高。肿瘤相关糖链抗原CA19-9和癌胚抗原(CEA)在胆囊癌病例有一定的阳性率,升高程度与病期相关,对诊断有一定帮助,在术前良恶性病变鉴别困难时可采用。检测胆汁内的肿瘤标志物较血液中更为敏感,联合检测能显著提高术前确诊率,提示我们术前可应用一些手段采集胆汁做胆囊癌的检测。近年来有报道通过血清中的游离DNA检测,可发现某些肿瘤基因的异常改变,已经在临床用于其他肿瘤。通过现代分子生物学发展,深入研究开发适用于临床的新指标是研究的方向。

(五)早期诊断的时间和意义

术前若能确诊原发性胆囊癌最为理想,据此可制订合理的手术方案,避免盲目的LC,因为胆囊癌早期LC术后种植转移时有报告。

术前怀疑而不能确诊的原发性胆囊癌,术中应对切除标本仔细地观察,必要时结合术中冰冻病理检查,条件许可时可应用免疫组化等方法检查一些肿瘤相关基因的突变表达,对发现胆囊癌,及时调整手术方式有很大帮助。

因良性病变行胆囊切除术,而术后病检确诊的早期病例,如属NevinⅠ期则单纯胆囊切除术已足够;对Ⅱ期病例,应该再次手术行肝脏楔形切除及区域淋巴结清扫或扩大根治术。

五、治疗

(一)外科治疗

多年来,人们对胆囊癌临床病理分期与预后关系的认识逐渐加深,影像学检查日益普及使得胆囊癌术前诊断率有所提高,原发性胆囊癌的外科治疗模式产生了一定的发展和变革。

1.外科治疗原则

胆囊癌的手术治疗方式主要取决于患者的临床病理分期。经典的观念认为,对于NevinⅠ、Ⅱ期的病例,单纯胆囊切除术已足够,对Ⅲ期病例应采用根治性手术,范围包括胆囊切除术和距胆囊2cm的肝脏楔形切除术、肝十二指肠韧带内淋巴结清扫术,而对于Ⅳ、Ⅴ期的晚期病例手术治疗已无价值。过去胆囊癌的诊断多为进行其他胆管良性病变手术时意外发现,随着人们对胆囊癌的重视程度提高,术前确诊的胆囊癌病例逐渐增多,加上近年对胆囊癌转移方式的研究深入,使许多学者对胆囊癌的经典手术原则提出了新的看法。基本包括两方面:①对于NevinⅠ、Ⅱ期的病例应做根治性胆囊切除术;②对于NevinⅣ、Ⅴ期的病例应行扩大切除术。这些观点均包括了肝脏外科的有关问题,尚存有一定争论,以下分别叙述。

2.早期胆囊癌的根治性手术

(1)早期胆囊癌手术方式评价:早期胆囊癌是指NevinⅠ、Ⅱ期或TNM分期0、Ⅰ期,对此类患者以往认为仅行胆囊切除术可达治疗目的。近年研究表明,由于胆囊壁淋巴管丰富,胆囊癌可有极早的淋巴转移,并且早期发生肝脏转移也不少见,因而尽管是早期病例,亦有根治性切除的必要。许多学者的实践证明,对NevinⅠ、Ⅱ期病例行根治性胆囊切除术的长期生存率显著优于单纯胆囊切除术,故强调包括肝楔形切除在内的胆囊癌根治手术的重要性。目前基本认可的看法是,术前确诊为胆囊癌者应该做根治性的手术,因良性病变行胆囊切除术后病检意外发现胆囊癌者,如为 Nevin Ⅰ期不必再次手术,如为 Nevin Ⅱ期应当再次手术清扫区域淋巴结并楔形切除部分肝脏。

(2)手术方法:应用全身麻醉。体位可根据切口不同选取仰卧位或右侧抬高的斜卧位。手术步骤如下。

开腹:可依手术医师习惯,取右上腹长直切口,自剑突起至脐下 2~4cm,亦可采用右侧肋缘下斜切口,利于暴露,切除肝组织更为方便。

探查:探查腹膜及腹腔内脏器,包括胆囊淋巴引流区域的淋巴结有无转移,以决定手术范围。

显露手术野:以肋缘牵开器将右侧肋弓尽量向前上方拉开,用湿纱布垫将胃及小肠向腹腔左侧和下方推开,暴露肝门和肝下区域。

游离十二指肠和胰头:剪开十二指肠外侧腹膜,适当游离十二指肠降段及胰头,以便于清除十二指肠后胆总管周围淋巴结。

显露肝门:在十二指肠上缘切开肝十二指肠韧带的前腹膜,依次分离出肝固有动脉、胆总管、门静脉主干,分别用橡皮片将其牵开以利于清除肝十二指肠韧带内淋巴组织。

清除肝门淋巴结:向上方逐步地解剖分离肝动脉、胆总管、门静脉以外的淋巴、神经、纤维、脂肪组织,直至肝横沟部。

游离胆囊:切断胆囊管并将断端送冰冻病理切片检查。沿肝总管向上分离胆囊三角处的淋巴、脂肪组织,妥善结扎、切断胆囊动脉。至此,需要保存的肝十二指肠韧带的重要结构便与需要切除的组织完全分开。

切除胆囊及部分肝:楔形切除肝中部的肝组织连同在位的胆囊。在预计切除线上用电凝器烙上印记,以肝门止血带分别控制肝动脉及门静脉,沿切开线切开肝包膜,钝性分离肝实质,所遇肝内管道均经钳夹后切断,将肝组织、胆囊连同肝十二指肠韧带上的淋巴组织一同整块切除。肝切除也可用微波刀凝固组织止血而不必阻断肝门。

处理创面:缝扎肝断面上的出血处,经仔细检查,不再有漏胆或出血,肝断面可对端合拢缝闭,或用就近大网膜覆盖缝合固定。

放置引流:肝断面处及右肝下间隙放置硅橡胶管引流,腹壁上另做戳口引出体外。

3.中晚期胆囊癌的扩大切除术

(1)中晚期胆囊癌手术方式的评价:因为中晚期的概念范围较大,临床常用的 Nevin 分期和 TNM 分期中包括的情况在不同病例中也有很大差别,故对此类患者不能一概而论。如有些位于肝床面的胆囊癌很早发生了肝脏浸润转移,而此时尚无淋巴结转移,这种患者按临床病理分期已属晚期,但经过根治性胆囊切除术可能取得良好效果。由于胆囊的淋巴引流途径很广,更为常见的是一些病例无肝转移,但淋巴结转移已达第三站,这时虽然分期比前面例子早,但治疗效果却明显要差。通常所谓的扩大切除术基本是指在清扫肝十二指肠韧带淋巴结、胰十二指肠后上淋巴结、腹腔动脉周围淋巴结和腹主动脉下腔静脉淋巴结的同时,做肝中叶、扩大的右半肝或肝三叶切除,仅做右半肝切除是不合适的,因为胆囊的位置在左右叶之间,胆囊癌常见的转移包括肝左内叶的直接浸润和血行转移。目前有人加做邻近的浸润转移脏器的切除,甚至加做胰头十二指肠切除术。这些手术创伤大、并发症多、病死率高,尽管在某些病例中取得较好疗效,但还是应该谨慎选择。

(2)扩大切除术的方法:麻醉选用全身麻醉。体位取右侧抬高的斜卧位。手术步骤以扩大的右半肝切除并淋巴结清扫为例做简要介绍。

切口:采取右侧肋缘下长的斜切口,或双侧肋缘下的"入"形切口。

显露:开腹后保护切口,用肋缘牵开器拉开一侧或双侧的肋弓,使肝门结构及肝十二指肠韧带、胰头周围得以良好暴露。

探查:探查腹腔,包括腹膜和肝、胆、胰、脾以及胆囊引流区域的淋巴结有无转移,必要时取活组织行冰冻病理切片检查,如果转移范围过广,需同时做肝叶切除和胰头十二指肠切除时应权衡患者的全身状况和病变的关系,慎重进行。

肝门部清扫:决定行淋巴结清扫和肝叶切除后,在十二指肠上缘切开肝十二指肠韧带的前腹膜,分离出胆总管、肝固有动脉、门静脉主干。由此向上清除周围淋巴、神经、纤维和脂肪组织直至肝脏横沟处。

清除胰头后上淋巴结:切开十二指肠外侧腹膜,将十二指肠及胰头适度游离,紧靠胆总管下端切断胆总管,两端予以结扎。暴露胰头十二指肠周围淋巴结,清除胰头后上的淋巴及其他软组织。

清除腹腔动脉系统淋巴结:沿胃小弯动脉弓外切断小网膜向上翻起,贴近肝固有动脉向左分离肝总动脉至腹腔动脉,清除周围淋巴等软组织。

处理肝门部胆管和血管:将切断游离的近侧胆总管向上翻开,在肝横沟处分离出部分左肝管,距肝实质1cm切断,近端预备胆肠吻合,远端结扎。在根部切断结扎肝右动脉以及门静脉右支。

游离肝右叶:锐性分离肝右叶的冠状韧带和右三角韧带,分开肝脏与右侧肾上腺的粘连,将肝右叶向左侧翻转,暴露下腔静脉前外侧面。

切除肝右叶:在镰状韧带右侧拟切除的肝脏表面用电凝划一切线至下腔静脉右侧,切开肝包膜,分离肝实质内的管道系统分别结扎。尤其要注意肝静脉系统应安善结扎或缝扎,在进入下腔静脉之前分别切断结扎肝中静脉、肝右静脉及汇入下腔静脉的若干肝短静脉。切除肝脏时可行肝门阻断,方法如上文所述。

整块去除标本:至此切除的肝脏与下腔静脉分离,将肝右叶、部分左内叶、胆囊、胆总管以及肝十二指肠韧带内的软组织整块去除。

检查肝脏创面:将保留的肝左叶切面的胆管完全结扎并彻底止血。肝脏切除后的创面暂时用蒸馏水纱垫填塞。

胆管空肠吻合:保留第1根空肠血管弓,距 Treitz 韧带约20cm切断空肠,远端缝合关闭。按照 Roux—en—Y 胆管空肠吻合术的方法处理空肠,将空肠远侧由横结肠前提起,行左肝管空肠端侧吻合,再行空肠近端与远端的端侧吻合,一般旷置肠祥约50cm。间断缝合关闭空肠祥系膜与横结肠系膜间隙。

处理肝脏创面:取出创面填塞的纱垫,检查创面无渗血及漏胆后,用大网膜覆盖肝左叶的断面。

引流：在右侧膈下及肝脏断面处放置双套管引流，由腹壁另做戳口引出。

不需做扩大的肝右叶切除，而行肝中叶切除者按照相应的肝脏切除范围做肝切除的操作，其余步骤相同；有必要做胰头十二指肠切除术的病变可按 Whipple 方式进行操作，在此不做赘述。

4.无法切除的胆囊癌肝转移的外科治疗

胆囊癌肝转移方式多样，有些情况下无法行切除手术，多见于：①肝内转移灶广泛；②转移灶过大或侵犯肝门；③肝转移合并其他脏器广泛转移；④全身状况较差，不能耐受肝切除手术；⑤合并肝硬化等。不能切除的原发性肝癌和其他肝转移癌的治疗方法同样适用于胆囊癌肝转移。主要有经股动脉穿刺插管肝动脉化疗栓塞、经皮 B 超引导下无水酒精注射等。全身化疗毒性反应大、疗效差，无太大价值。有时手术中发现不能切除的胆囊癌肝转移时，可采用动脉插管和(或)肝动脉选择结扎。也可联合应用门静脉插管化疗，放入皮下埋置式化疗泵。术中病灶微波固化、冷冻治疗等亦可考虑。对于合并肝门或远端胆管侵犯所致的各种梗阻性黄疸，应积极采取多种方式引流术以减轻痛苦，提高生存质量。

(二)非手术治疗

1.放射治疗

为防止和减少局部复发，可将放疗作为胆囊癌手术的辅助治疗。有学者对一组胆囊癌进行了总剂量为 30Gy 的术前放疗，结果发现接受术前放疗组的手术切除率高于对照组，而且不会增加组织的脆性和术中出血量。但由于在手术前难以对胆囊癌的肿瘤大小和所累及的范围做出较为准确的诊断，因此，放疗的剂量难以控制。而术中放疗对肿瘤的大小及其所累及的范围可做出正确的判断，具有定位准确、减少或避免了正常组织器官受放射损伤的优点。西安某医院的经验是，术中一次性给予肿瘤区域 20Gy 的放射剂量，时间 10～15min，可改善患者的预后。临床上应用最多的是术后放射治疗，手术中明确肿瘤的部位和大小，并以金属夹对术后放疗的区域做出标记，一般在术后 4～5 周开始，外照射 4～5 周，总剂量 40～50Gy。综合各家术后放疗结果报道，接受术后放疗的患者中位生存期均高于对照组，尤其是对于 NevinⅢ、Ⅳ 期或非根治性切除的病例，相对疗效更为明显。近年亦有报道通过 PTCD 的腔内照射与体外照射联合应用具有一定的效果。

2.化学治疗

胆囊癌的化疗仍缺少系统的研究和确实有效的化疗方案，已经使用的化疗方案效果并不理想。我们对正常胆囊和胆囊癌标本的 P－糖蛋白含量进行了测定，发现胆囊自身为 P－糖蛋白的富集器官，所以需要合理选用化疗药物，常用的是氟尿嘧啶、阿霉素、卡铂和丝裂霉素等。

目前胆囊癌多采用 FAM 方案(5－FU 1g，ADM 40mg，MMC 20mg)和 FMP 方案(5－FU 1g，MMC 10mg，卡铂 500mg)。国外一项应用 FAM 方案的多中心临床随机研究表明，对丧失手术机会的胆囊癌患者，化疗后可使肿瘤体积明显缩小，生存期延长，甚至有少部分病例得到完全缓解。选择性动脉插管灌注化疗药物可减少全身毒性反应，我们一般在手术中从胃网膜右动脉置管入肝动脉，经皮下埋藏灌注药泵，于切口愈合后，选用 FMP 方案，根据病情需要间隔4周重复使用。此外,通过门静脉注入碘化油(加入化疗药物),使其微粒充分进入肝窦后可起到局部化疗和暂时性阻断肿瘤扩散途径的作用。临床应用取得了一定效果,为无法切除的胆囊癌伴有肝转移的患者提供了可行的治疗途径。腹腔内灌注顺铂和5-FU对预防和治疗胆囊癌的腹腔种植转移有一定的疗效。目前正进行5-FU、左旋咪唑与叶酸联合化疗的研究,可望取得良好的疗效。

3.其他治疗

近年来的研究发现,K-ras、cerbB-2、cmyc、p53、p15、p16和nm23基因与胆囊癌的发生、发展和转归有密切关系,但如何将其应用于临床治疗仍在积极的探索中。免疫治疗和应用各种生物反应调节剂如干扰素、白细胞介素等,常与放射治疗和化学治疗联合应用以改善其疗效。此外,温热疗法亦尚处于探索阶段。

在目前胆囊癌疗效较差的情况下,积极探索各种综合治疗的措施是合理的,有望减轻患者的症状和改善预后。

第十三节　胆管癌

胆管分为肝内胆管和肝外胆管,通常所谓的胆管癌是指肝外胆管的恶性肿瘤,本节主要讨论肝外胆管癌的有关内容。

1889年Musser首先报告了18例原发性肝外胆管癌,之后不少学者对此病的临床和病理特点进行了详细的描述。

一、流行病学

(一)发病率

以往曾认为胆管癌是一种少见的恶性肿瘤,但从近年来各国胆管癌的病例报告看,尽管缺乏具体的数字,其发病率仍显示有增高的趋势,这种情况也可能与对此病的认识提高以及影像学诊断技术的进步有关。早在20世纪50年代国外收集的尸检资料129571例中显示,胆管癌的发现率为0.012%~0.458%,平均为0.12%。胆管癌在全部恶性肿瘤死亡者中占2.88%~4.65%。我国的尸检资料表明肝外胆管癌占0.07%~0.3%。目前西欧国家胆管癌的发病率约为2/10万。我国上海市统计1988-1992年胆囊癌和胆管癌的发病率为男性3.2/10万,女性5.6/10万;1993年和1994年男性分别为3.5/10万和3.9/10万,女性分别为6.1/10万和7.1/10万,呈明显上升趋势。

(二)发病年龄和性别

我国胆管癌的发病年龄分布在20~89岁,平均59岁,发病的高峰年龄为50~60岁。胆管癌男性多于女性,男性与女性发病率之比为(1.5~3):1。

(三)种族和地理位置分布

胆管癌具有一定的种族及地理分布差异,如美国发病率为1.0/10万,西欧为2/10万,以色列为7.3/10万,日本为5.5/10万,而同在美国,印第安人为6.5/10万。在泰国,肝吸虫病高发区的胆管癌发病率高达 54/10 万。

在我国以华南和东南沿海地区发病率为高。

二、病因

胆管癌的发病原因尚未明了,据研究可能与下列因素有关。

(一)胆管结石与胆管癌

1.流行病学研究

约 1/3 的胆管癌患者合并胆管结石,而胆管结石患者的 5%～10%将会发生胆管癌。流行病学研究提示了胆管结石是胆管癌的高危因素,肝胆管结石合并胆管癌的发病率为 0.36%～10%。

2.病理学研究

病理形态学、组织化学和免疫组织化学等研究已发现,结石处的胆管壁有间变的存在和异型增生等恶变的趋势,胆管壁上皮细胞 DNA 含量增加,增生细胞核抗原表达增高。胆管在结石和长期慢性炎症刺激的基础上可以发生胆管上皮增生、化生,进一步发展成为癌。

肝内胆管结石基础上发生胆管癌是尤其应该引起注意,因为肝内胆管结石起病隐匿,临床表现不明显,诊断明确后医生和患者大多首选非手术治疗,致使结石长期刺激胆管壁,引起胆管反复感染、胆管狭窄和胆汁淤积,从而诱发胆管黏膜上皮的不典型增生,最终导致癌变。

(二)胆总管囊状扩张与胆管癌

先天性胆管囊肿具有癌变倾向。由于本病大多合并有胰胆管汇合异常,胰液反流入胆管,胆汁内磷脂酰胆碱被磷脂酶氧化为脱脂酸磷脂酰胆碱,后者被吸收造成胆管上皮损害。在胰液的作用下,胆管出现慢性炎症、增生及肠上皮化生,导致癌变。囊肿内结石形成、细菌感染也是导致癌变发生的主要原因。

有报告 2.8%～28%的患者可发生癌变,成年患者的癌变率远远高于婴幼儿。

过去认为行胆肠内引流术除了反流性胆管炎外无严重并发症,但近年来报告接受胆肠内引流手术的患者发生胆管癌者逐渐增多。行囊肿小肠内引流术后,含有肠激肽的小肠液进入胆管内,使胰液中的蛋白水解酶激活,加速胆管壁的恶变过程。有调查表明接受胆肠内引流术后发生的胆管癌与胆管炎关系密切,因此,对接受胆肠内引流手术并有反复胆管炎发作的患者,要严密观察以发现术后远期出现的胆管癌。

(三)原发性硬化性胆管炎与胆管癌

原发性硬化性胆管炎组织学特点是胆管壁的大量纤维组织增生,与硬化型的胆管癌常难区别。一般认为原发性硬化性胆管炎是胆管癌的癌前病变。在因原发性硬化性胆管炎而死亡的患者尸解和行肝移植手术的病例中,分别有 40%和 9%～36%被证明为胆管癌。1991 年,Rosen 对 Mayo 医院 70 例诊断为原发性硬化性胆管炎的患者追踪随访 30 个月,其中 15 例死亡,12 例尸检发现 5 例合并有胆管癌,发生率占尸检者的 42%。

(四)慢性溃疡性结肠炎胆管癌

有 8%的胆管癌患者有慢性溃疡性结肠炎;慢性溃疡性结肠炎患者胆管癌的发生率为 0.4%～1.4%,其危险性远远高于一般人群。慢性溃疡性结肠炎患者发生胆管癌的平均年龄为 40～50 岁,比一般的胆管癌患者发病时间提早 10～20 年。

(五)胆管寄生虫病与胆管癌

华支睾吸虫病是日本、朝鲜、韩国和中国等远东地区常见的胆管寄生虫病,泰国东北地区多见由麝猫后睾吸虫所引起的胆管寄生虫病。吸虫可长期寄生在肝内外胆管,临床病理学上可见因虫体梗阻胆管导致的胆汁淤积和胆管及其周围组织之慢性炎症。有报道此种病变持续日久可并发胆汁性肝硬化或肝内外胆管癌,因而认为华支睾吸虫具有作为胆管细胞癌启动因子作用的可能性。研究发现胆管细胞癌发生率与肝吸虫抗体效价、粪便中虫卵数量之间呈显著的相关性。本虫致癌机制可能是:①虫体长期寄生在胆管内,其吸盘致胆管上皮反复溃疡和脱落,继发细菌感染,胆管长期受到机械刺激。②本虫代谢产物及成虫死亡降解产物所致的化学刺激。③与其他因素协同作用。如致癌物(亚硝基化合物等)以及本身免疫、遗传等因素导致胆管上皮细胞发育不良及基因改变。

(六)其他

过去认为,丙型肝炎病毒(HCV)是肝细胞病毒,病毒复制及其引起的细胞损伤局限于肝脏,但近来研究发现,HCV可以在肝外组织如肾、胰腺、心肌、胆管上皮细胞等存在或复制,并可能通过免疫反应引起肝外组织损伤。HCV感染可致胆管损伤,胆管上皮细胞肿胀,空泡形成,假复层化,基膜断裂伴淋巴细胞、浆细胞和中性粒细胞浸润。目前认为HCV的致癌机制是通过其蛋白产物间接影响细胞增生分化或激活癌基因、灭活抑癌基因而致癌,其中HCV C蛋白在致癌中起重要作用。C蛋白可做为一种基因调节蛋白,与癌基因在内调节细胞生长分化的一种或多种因子相互作用,使正常细胞生长失去控制形成肿瘤。

有报告结、直肠切除术后,慢性伤寒带菌者均与胆管癌的发病有关。有的放射性核素如钍可诱发胆管癌,另外一些化学致癌剂如石棉、亚硝酸胺,一些药物如异烟肼、卡比多巴、避孕药等,都可能和胆管癌的发病相关。

三、病理

(一)大体病理特征

根据肿瘤的大体形态可将胆管癌分为乳头状型、硬化型、结节型和弥散浸润型四种类型。胆管癌一般较少形成肿块,而多为管壁浸润、增厚、管腔闭塞;癌组织易向周围组织浸润,常侵犯神经和肝脏;患者常并发肝内和胆管感染而致死。

1.乳头状癌

大体形态呈乳头状的灰白色或粉红色易碎组织,常为管内多发病灶,向表面生长,形成大小不等的乳头状结构,排列整齐,癌细胞间可有正常组织。好发于下段胆管,易引起胆管的不完全阻塞。此型肿瘤主要沿胆管黏膜向上浸润,一般不向胆管周围组织、血管、神经淋巴间隙及肝组织浸润。手术切除成功率高,预后良好。

2.硬化型癌

表现为灰白色的环状硬结,常沿胆管黏膜下层浸润,使胆管壁增厚、大量纤维组织增生,并向管外浸润形成纤维性硬块;伴部分胆管完全闭塞,病变胆管伴溃疡,慢性炎症,以及不典型增生存在。好发于肝门部胆管,是肝门部胆管癌中最常见的类型。硬化型癌细胞分化良好,常散在分布于大量的纤维结缔组织中,容易与硬化性胆管炎、胆管壁慢性炎症所致的瘢痕化、纤维组织增生相混淆,有时甚至在手术中冷冻组织病理切片检查亦难以做出正确诊断。硬化型癌有明显的沿胆管壁向上浸润、向胆管周围组织和肝实质侵犯的倾向,故根治性手术切除时常需切除肝叶。尽管如此,手术切缘还经常残留癌组织,达不到真正的根治性切除,预后较差。

3.结节型癌

肿块形成一个突向胆管远方的结节,结节基底部和胆管壁相连续,其胆管内表面常不规则。瘤体一般较小,基底宽,表面不规则。此型肿瘤常沿胆管黏膜浸润,向胆管周围组织和血管浸润程度较硬化型轻,手术切除率较高,预后较好。

4.弥散浸润型癌

较少见,约占胆管癌的7%。癌组织沿胆管壁广泛浸润肝内、外胆管,管壁增厚,管腔狭窄,管周结缔组织明显炎症反应,难以确定癌原始发生的胆管部位,一般无法手术切除,预后差。

(二)病理组织学类型

肝外胆管癌组织学缺乏统一的分类,常用的是按癌细胞类型分化程度和生长方式分为6型:①乳头状腺癌;②高分化腺癌;③低分化腺癌;④未分化癌;⑤印戒细胞癌;⑥鳞状细胞癌等。以腺癌多见。分型研究报告各家不尽一致,但最常见的组织学类型仍为乳头状腺癌、高分化腺癌,占90%以上,少数为低分化腺癌与黏液腺癌,也有罕见的胆总管平滑肌肉瘤的报告等。

(三)转移途径

由于胆管周围有血管、淋巴管网和神经丛包绕,胆管癌细胞可通过多通道沿胆管周围向肝内或肝外扩散、滞留、生长和繁殖。胆管癌的转移包括淋巴转移、血行转移、神经转移、浸润转移等,通过以上多种方式可转移至其他许多脏器。肝门部胆管癌细胞可经多通道沿胆管周围淋巴、血管和神经周围间隙,向肝内方向及十二指肠韧带内扩散和蔓延,但较少发生远处转移。

1.淋巴转移

胆管在肝内与门静脉、肝动脉的分支包绕在Glisson鞘内,其中尚有丰富的神经纤维和淋巴。

Glisson鞘外延至肝十二指肠韧带,其内存在更丰富的神经纤维、淋巴管、淋巴结及疏松结缔组织,而且胆管本身有丰富的黏膜下血管和淋巴管管网。近年来随着高位胆管癌切除术的发展,肝门的淋巴结引流得到重视。有人在27例肝门部淋巴结的解剖中,证明肝横沟后方门静脉之后存在淋巴结,粗大的引流淋巴管伴随着门静脉,且在胆囊淋巴结、胆总管淋巴结与肝动脉淋巴结之间有粗大的淋巴管相通。

淋巴转移为胆管癌最常见的转移途径,并且很早期就可能发生。有报道仅病理检验限于黏膜内的早期胆管癌便发生了区域淋巴结转移。胆管癌的淋巴结分组有:①胆囊管淋巴结;②胆总管周围淋巴结;③小网膜孔淋巴结;④胰十二指肠前、后淋巴结;⑤胰十二指肠后上淋巴结;⑥门静脉后淋巴结;⑦腹腔动脉旁淋巴结;⑧肝固有动脉淋巴结;⑨肝总动脉旁前、后组淋巴结;①肠系膜上动脉旁淋巴结,又分为肠系膜上动脉、胰十二指肠下动脉和结肠中动脉根部以及第一支空肠动脉根部4组淋巴结。总体看来,肝门部胆管癌淋巴结转移是沿肝动脉途径为主;中段胆管癌淋巴结转移广泛,除了侵犯胰后淋巴结外,还可累及肠系膜上动脉和主动脉旁淋巴结;远段胆管癌,转移的淋巴结多限于胰头周围。

2.浸润转移

胆管癌细胞沿胆管壁向上下及周围直接浸润是胆管癌转移的主要特征之一。癌细胞多在胆管壁内弥散性浸润性生长，且与胆管及周围结缔组织增生并存，使胆管癌浸润范围难以辨认，为手术中判断切除范围带来困难。此外，直接浸润的结果也导致胆管周围重要的毗邻结构如大血管、肝脏受侵，使手术切除范围受限而难以达到根治性切除，而癌组织残留是导致术后很快复发的主要原因之一。

3.血行转移

病理学研究表明，胆管癌标本中及周围发现血管受侵者达 58.3%～77.5%，说明侵犯血管是胆管癌细胞常见的生物学现象。胆管癌肿瘤血管密度与癌肿的转移发生率明显相关，且随着肿瘤血管密度的增加而转移发生率也升高，提示肿瘤血管生成在胆管癌浸润和转移中发挥重要的作用。临床观察到胆管癌常常发生淋巴系统转移，事实上肿瘤血管生成和血管侵犯与淋巴转移密切相关。因此，在胆管癌浸润和转移发生过程中，肿瘤血管生成和血管侵犯是基本的环节。

4.沿神经蔓延

支配肝外胆管的迷走神经和交感神经在肝十二指肠韧带上组成肝前神经丛和肝后神经丛。包绕神经纤维有一外膜完整、连续的间隙，称为神经周围间隙。以往多认为，神经周围间隙是淋巴系统的组成部分，但后来许多作者通过光镜和电镜观察证明，神经周围间隙是一个独立的系统，与淋巴系统无任何关系，肿瘤细胞通过神经周围间隙可向近端或远端方向转移。统计表明，神经周围间隙癌细胞浸润与肝及肝十二指肠韧带结缔组织转移明显相关，提示某些病例肝脏、肝十二指肠韧带及周围结缔组织的癌转移可能是通过神经周围间隙癌细胞扩散而实现的。因此，神经周围间隙浸润应当是判断胆管癌预后的重要因素。

四、临床分型和临床表现

(一)胆管癌分类

从胆管外科处理胆管癌的应用角度考虑，肝外胆管癌根据部位的不同又可分为高位胆管癌(又称肝门部胆管癌)、中段胆管癌和下段(低位)胆管癌三类。不同部位的胆管癌临床表现也不尽相同。肝门部胆管癌又称为 Klatskin 肿瘤，一般是指胆囊管开口水平以上至左右肝管的肝外部分，包括肝总管、汇合部胆管，左右肝管的一级分支以及双侧尾叶肝管的开口的胆管癌。中段胆管癌是发生于胆总管十二指肠上段、十二指肠后段的肝外胆管癌。下段胆管癌是指发生于胆总管胰腺段、十二指肠壁内段的肝外胆管癌。其中肝门部胆管癌最常见，占胆管癌的 1/2～3/4，而且由于其解剖部位特殊以及治疗困难，是胆管癌中讨论最多的话题。

Bismuth-Corlette 根据病变发生的部位，将肝门部胆管癌分为如下五型，现为国内外临床广泛使用：Ⅰ型，肿瘤位于肝总管，未侵犯汇合部；Ⅱ型，肿瘤位于左右肝管汇合部，未侵犯左、右肝管；Ⅲ型，肿瘤位于汇合部胆管并已侵犯右肝管(Ⅲa)或侵犯左肝管(Ⅲb)；Ⅳ型，肿瘤已侵犯左右双侧肝管。在此基础上，国内学者又将Ⅳ型分为Ⅳa及Ⅳb型。

(二)症状和体征

早期可无明显表现，或仅有上腹部不适、疼痛、食欲缺乏等不典型症状，随着病变进展，可出现下列症状及体征。

1.黄疸

90％以。上的患者可出现，由于黄疸为梗阻性，大多数是无痛性渐进性黄疸，皮肤瘙痒，大便呈陶土色。

2.腹痛

主要是右上腹或背部隐痛，规律性差，且症状难以控制。

3.胆囊肿大

中下段胆管癌患者有时可触及肿大的胆囊。

4.肝大

各种部位的胆管癌都可能出现，如果胆管梗阻时间长，肝脏损害至肝功能失代偿期可出现腹腔积液等门静脉高压的表现。肝门部胆管癌如首发于一侧肝管，则可表现为患侧肝脏的缩小和健侧肝脏的增生肿大，即所谓"肝脏萎缩－肥大复合征"。

5.胆管炎表现

合并胆管感染时出现右上腹疼痛、寒战高热、黄疸。

6.晚期表现

可有消瘦、贫血、腹腔积液、大便隐血试验阳性等，甚至呈恶病质。有的患者可触及腹部包块。

五、诊断

胆管癌可结合临床表现、实验室及影像学检查而做出初步诊断。术前确诊往往需行胆汁脱落细胞学检查，术中可做活检等。肝外胆管癌术前诊断目的包括：①明确病变性质；②明确病变的部位和范围；③确定肝内外有无转移灶；④了解肝叶有无萎缩和肥大；⑤了解手术切除的难度。

(一)实验室检查

由于胆管梗阻之故，患者血中总胆红素（TBIL）、直接胆红素（DBIL）、碱性磷酸酶（ALP）和 γ 谷氨酰转移酶（r－GT）均显著升高，而转氨酶 ALT 和 AST 一般只出现轻度异常，借此可与肝细胞性黄疸鉴别。另外，维生素 K 吸收障碍，致使肝脏合成凝血因子受阻，凝血酶原时间延长。

(二)影像学检查

1.超声检查

B 超是首选的检查方法，具有无创、简便、价廉的优点。可初步判定：①肝内外胆管是否扩张，胆管有无梗阻。②梗阻部位是否在胆管。③胆管梗阻病变的性质。彩色多普勒超声检查可以明确肿瘤与其邻近的门静脉和肝动脉的关系，利于术前判断胆管癌尤其是肝门部胆管癌患者根治切除的可能性。但常规超声检查易受肥胖、肠道气体和检查者经验的影响，有时对微小病变不能定性，而且对手术切除的可能性判断有较大局限性。近年发展的超声内镜检查法（EUS）通过内镜将超声探头直接送入胃十二指肠检查胆管，不受肥胖及胃肠道气体等因素干扰，超声探头频率高，成像更清晰，对病灶的观察更细微，能弥补常规超声的不足，但作为侵入性检查，难免有并发症发生。

2.计算机断层成像(CT)

计算机断层成像是诊断胆管癌最成熟最常用的影像学检查方法,能显示胆管梗阻的部位、梗阻近端胆管的扩张程度,显示胆管壁的形态、厚度以及肿瘤的大小、形态、边界和外侵程度,可了解腹腔转移的情况。

(1)直接征象:受累部胆管管腔呈偏心性或管腔突然中断。①肿块型:局部可见软组织肿块,直径为2～6cm,边界不清,密度不均匀。②腔内型:胆管内可见结节状软组织影,凸向腔内大小为0.5～1.5cm,密度均匀并可见局限性管壁增厚。③厚壁型:表现为局限性管壁不均匀性增厚,厚度为0.3～2cm,内缘凹凸不平,占据管壁周径1/2以上。增强扫描后病灶均匀或不均匀强化,肝门区胆管癌肿瘤低度强化,胆总管癌强化低于正常肝管强化程度,胆总管末端肿瘤强化低于胰头的强化程度。值得注意的是胆管癌在CT增强扫描中延迟强化的意义,在动态双期扫描中呈低密度者占大多数,但是经过8～15min时间后扫描,肿瘤无低密度表现,大部分有明显强化。

(2)间接征象:①胆囊的改变:肝总管癌如累及胆囊管或胆囊颈部,可使胆囊壁不规则增厚、胆囊轻度扩张;晚期累及胆囊体部表现为胆囊软组织肿块。胆总管以下的癌呈现明显的胆囊扩大,胆汁淤积。②胰腺的改变:胰段或Vater壶腹癌往往胰头体积增大,形态不规则,增强扫描受累部低度强化;常伴有胰管扩张。③十二指肠的改变:Vater壶腹癌可见十二指肠壁破坏,并可见肿块突入十二指肠腔内。④肝脏的改变:肝门部胆管癌直接侵犯肝脏时表现为肿块与肝脏分界不清,受累的肝脏呈低密度;肝脏转移时表现为肝脏内多发小的类圆形低密度灶。

3.磁共振(MRI)

MRI与CT成像原理不同,但图像相似,胆管癌可表现为腔内型、厚壁型、肿块型等。近年出现的磁共振胰胆管成像(MRCP),是根据胆汁含有大量水分且有较长的T_2弛豫时间,利用MR的重T_2加权技术效果突出长T_2组织信号,使含有水分的胆管、胰管结构显影,产生水造影结果的方法。

(1)肝门部胆管癌表现:①肝内胆管扩张,形态为"软藤样"。②肝总管、左肝管或右肝管起始部狭窄、中断或腔内充盈缺损。③肝门部软组织肿块,向腔内或腔外生长,直径可达2～4cm。T_1、T_2均为等信号,增强后呈轻度或中等强化。④MRCP表现肝内胆管树"软藤样"扩张及肝门部胆管狭窄、中断或充盈缺损。⑤肝内多发转移可见散在低信号影,淋巴结转移和(或)血管受侵有相应的表现。

(2)中下段胆管癌表现:①肝内胆管"软藤样"扩张,呈中度到重度。②软组织肿块,T_1呈等信号,T_2呈稍高信号,增强后呈轻度强化。③梗阻处胆总管狭窄、中断、截断和腔内充盈缺损等征象。④胆囊增大。⑤MRCP表现肝内胆管和梗阻部位以上胆总管扩张,中到重度,梗阻段胆总管呈截断状、乳头状或鼠尾状等,胰头受侵时胰管扩张呈"双管征"。

4.经皮肝穿刺胆管造影(PTC)和内镜逆行胆胰管造影(ERCP)

经B超或CT检查显示肝内胆管扩张的患者,可行PTC检查,能显示肿瘤部位、病变上缘和侵犯肝管的范围及其与肝管汇合部的关系,诊断正确率可达90%以上,是一种可靠实用的检查方法。但本法创伤大,且可能引起胆漏、胆管炎和胆管出血,甚至需要急症手术治疗,因此PTC检查要慎重。PTC亦可与ERCP联用,完整地显示整个胆管树,有助于明确病变的部位、病灶的上下界限及病变性质。单独应用 ERCP 可显示胆总管中下段的情况,尤其适用于有胆管不全性梗阻伴有凝血机制障碍者。肝外胆管癌在 ERCP 上的表现为边缘不整的胆管狭窄、梗阻和非游走性充盈缺损。胆管完全梗阻的患者单纯行 ERCP 检查并不能了解梗阻近侧的肿瘤情况,故同时进行 PTC 可加以弥补。

PTC 在肝外胆管癌引起的梗阻性黄疸具有很高的诊断价值,有助于术前确定肿瘤确切部位、初步评估能否手术及手术切除范围。虽然影像学诊断发展了许多新的方法,但不能完全替代 PTC。行 PTC 时如能从引流的胆汁中做离心细胞学检查找到癌细胞,即可确诊。还可以在 PTC 的基础上,对窦道进行扩张以便行经皮经肝胆管镜检查(PTCS),观察胆管黏膜情况,是否有隆起病变或黏膜破坏等。PTCS 如能成功达到肿瘤部位检查有很高价值,确诊率优于胆管造影,尤其是早期病变和多发病变的诊断。

5.选择性血管造影(SCAG)及经肝门静脉造影(PTP)

可显示肝门部血管情况及其与肿瘤的关系。胆管部肿瘤多属血供较少,主要显示肝门处血管是否受侵犯。若肝动脉及门静脉主干受侵犯,表示肿瘤有胆管外浸润,根治性切除困难。

(三)定性诊断方法

术前行细胞学检查的途径有 PTCD、ERCP 收集胆汁、B 超引导下经皮肝胆管穿刺抽取胆汁或肿块穿刺抽吸组织细胞活检,还可行 PTCS 钳取组织活检。国外还有人用经十二指肠乳头胆管活检诊断肝外(下段)胆管癌,报告确诊率可达80%。

胆汁脱落细胞检查、经胆管造影用的造影管和内镜刷洗物细胞学检查,胆汁的肿瘤相关抗原检查、DNA 流式细胞仪分析和 ras 基因检测等方法,可提高定性诊断率,但阳性率不高。故在临床工作中不要过分强调术前定性诊断,应及时手术治疗,术中活检达到定性诊断目的。

(四)肿瘤标志物检测

胆管癌特异性的肿瘤标志物迄今为止仍未发现,故肿瘤标志物检测只能作为诊断参考,要结合临床具体分析。

1.癌胚抗原(CEA)

CEA 在胆管癌患者的血清、胆汁和胆管上皮均存在。检测血清 CEA 对诊断胆管癌无灵敏度和特异性,但胆管癌患者胆汁 CEA 明显高于胆管良性狭窄患者,测定胆汁 CEA 有助于胆管癌的早期诊断。

2.CA19-9 和 CA50

血清 CA19-9＞100U/mL 时对胆管癌有一定诊断价值,肿瘤切除患者血清 CA19-9 浓度明显低于肿瘤未切除患者,因此 CA19-9 对诊断胆管癌和监测疗效有一定作用。CA50 诊断胆管癌的灵敏度为94.5%,特异性只有33.3%。有报道用人胆管癌细胞系 TK 进行体内和体外研究,发现组织培养的上清液和裸鼠荷胆管癌组织的细胞外液中,有高浓度的 CA50 和 CA19-9。

3.IL-6

在正常情况下其血清值不能测出。研究发现92.9%肝细胞癌、100%胆管癌、53.8%结直肠癌肝转移和40%良性胆管疾病患者的血清可测出 IL-6,从平均值、阳性判断值、灵敏度和特异性等方面,胆管癌患者显著高于其他肿瘤。IL-6 可能是诊断胆管癌较理想的肿瘤标志物之一。

六、外科治疗

(一)肝门部胆管癌的外科治疗

1.术前准备

由于肝门部胆管癌切除手术范围广,很多情况下需同时施行肝叶切除术,且患者往往有重度黄疸、营养不良、免疫功能低下,加上胆管癌患者一般年龄偏大,所以良好的术前准备是十分重要的。

(1)一般准备:系统的实验室和影像学检查,了解全身情况,补充生理需要的水分、电解质等,并在术前和术中使用抗菌药物。术前必须确认心肺功能是否能够耐受手术,轻度心肺功能不良术前应纠正。凝血功能障碍也应在术前尽量予以纠正。

(2)保肝治疗:对较长时间、严重黄疸的患者,尤其是可能采用大范围肝、胆、胰切除手术的患者,术前对肝功能的评估及保肝治疗十分重要。有些病变局部情况尚可切除的,因为肝脏储备状态不够而难以承受,丧失了手术机会。术前准备充分的患者,有的手术复杂、时间长、范围大,仍可以平稳渡过围手术期。

术前准备是保证手术实施的安全和减少并发症、降低病死率的前提。有下列情况时表明肝功能不良,不宜合并施行肝手术,尤其禁忌半肝以上的肝或胰切除手术:①血清总胆红素在 $256\mu mol/L$ 以上。②血清清蛋白在 $35g/L$ 以下。③凝血酶原活动度低于 60%,时间延长大于 6 秒,且注射维生素 K 一周后仍难以纠正。④吲哚氰绿廓清试验(ICGR)异常。

术前应用 CT 测出全肝体积、拟切除肝体积,计算出保留肝的体积,有助于拟行扩大的肝门胆管癌根治性切除的肝功能评估。另外,糖耐量试验、前蛋白的测定等都有助于对患者肝功能的估计。术前保肝治疗是必需的,但是如果胆管梗阻不能解除,仅依靠药物保肝治疗效果不佳。目前常用药物目的是降低转氨酶、补充能量、增加营养。常用高渗葡萄糖、清蛋白、支链氨基酸、葡醛内酯、辅酶 Q_{10}、维生素 K、大剂量维生素 C 等。术前保肝治疗还要注意避免使用对肝脏有损害的药物。

(3)营养支持:术前给予合适的营养支持能改善患者的营养状况,使术后并发症减少。研究表明,肠外营养可使淋巴细胞总数增加,改善免疫机制,防御感染,促进伤口愈合。目前公认围手术期营养支持对降低并发症发生率和手术病死率,促进患者康复有肯定的效果。对一般患者,可采用周围静脉输入营养;重症患者或预计手术较大者,可于手术前 $5\sim7d$ 留置深静脉输液管。对肝轻度损害的患者行营养支持时,热量供应 $2000\sim2500kcal/d$,蛋白质 $1\sim1.5g/$ $(kg \cdot d)$。糖占非蛋白质热量的 $60\%\sim70\%$,脂肪占 $30\%\sim40\%$。血糖高时,可给予外源性胰岛素。肝硬化患者热量供给为 $1500\sim2000kcal/d$,无肝性脑病时,蛋白质用量为 $1\sim1.5g/$ $(kg \cdot d)$;有肝性脑病时,则需限制蛋白质用量,根据病情限制在 $30\sim40g/d$,可给予 $37\%\sim$ 50% 的支链氨基酸,以提供能量,提高血液中支链氨基酸与芳香族氨基酸的比例,达到营养支持与治疗肝病的双重目的。支链氨基酸用量 $1g/(kg \cdot d)$,脂肪为 $0.5\sim1g/(kg \cdot d)$。此外,还必须供给足够的维生素和微量元素。对于梗阻性黄疸患者,热量供应应为 $25\sim30kcal/(kg \cdot d)$,糖量为 $4\sim5g/(kg \cdot d)$,蛋白质为 $1.5\sim2g/(kg \cdot d)$,脂肪量限制在 $0.5\sim1g/(kg \cdot d)$。给予的脂肪制剂以中链脂肪和长链脂肪的混合物为宜。必须给予足够的维生素,特别是脂溶性维生素。如果血清胆红素＞256μmol/L,可行胆汁引流以配合营养支持的进行。

(4)减黄治疗:对术前减黄、引流仍然存在争论,不主张减黄的理由有:①减黄术后病死率和并发症发生率并未降低;②术前经内镜鼻胆管引流(ENBD)难以成功;③术前经皮肝穿刺胆管外引流(PTCD)并发症尤其嵌闭性胆管感染的威胁大。

主张减黄的理由是:①扩大根治性切除术需良好的术前准备,减黄很必要;②术前减压3周,比1周、2周都好;③内皮系统功能和凝血功能有显著改善;④在细胞水平如前列腺素类代谢都有利于缓解肝损害;⑤有利于大块肝切除的安全性。国内一般对血清总胆红素高于256μmol/L的病例,在计划实施大的根治术或大块肝切除术前多采取减黄、引流。普遍认为对于黄疸重、时间长(1个月以上)、肝功不良,而且需做大手术处理,先行减黄、引流术是有益和必要的。如果引流减黄有效,但全身情况没有明显改善,肝功能恢复不理想,拟行大手术的抉择也应慎重。国外有人在减黄成功的同时,用病侧门静脉干介入性栓塞,促使病侧肝萎缩和健侧肝的增生,既利于手术,又利于减少术后肝代偿不良的并发症,可做借鉴。

(5)判断病变切除的可能性:是肝门部胆管癌术前准备中的重要环节,有利于制订可行的手术方案,减少盲目性。主要是根据影像学检查来判断,但是在术前要达到准确判断的目的非常困难,有时需要剖腹探查后才能肯定,所以应强调多种检查方式的互相补充。如果影像学检查表明肿瘤累及4个或以上的肝段胆管,则切除的可能性为零;如果侵犯的胆管在3个肝段以下,约有50%可能切除;如仅累及一个肝段胆管,切除率可能达83%。如果发现肝动脉、肠系膜上动脉或门静脉被包裹时,切除率仍有35%,但如血管完全闭塞,则切除率为零。有下列情况者应视为手术切除的禁忌证:①腹膜种植转移;②肝门部广泛性淋巴结转移;③双侧肝内转移;④双侧二级以上肝管受侵犯;⑤肝固有动脉或左右肝动脉同时受侵犯;⑥双侧门静脉干或门静脉主干为肿瘤直接侵犯包裹。

2.手术方法

根据Bismuth－Corlette临床分型,对Ⅰ型肿瘤可采取肿瘤及肝外胆管切除(包括低位切断胆总管、切除胆囊、清除肝门部淋巴结);Ⅱ型行肿瘤切除加尾叶切除,为了便于显露可切除肝方叶,其余范围同Ⅰ型;Ⅲa型应在上述基础上同时切除右半肝,Ⅲb型同时切除左半肝;Ⅳ型肿瘤侵犯范围广,切除难度大,可考虑全肝切除及肝移植术。尾状叶位于第一肝门后,其肝管短、距肝门胆管汇合部近,左右二支尾状叶肝管分别汇入左右肝管或左肝管和左后肝管。肝门部胆管癌的远处转移发生较晚,但沿胆管及胆管周围组织浸润扩散十分常见。侵犯汇合部肝管以上的胆管癌均有可能侵犯尾叶肝管和肝组织,有一组报道占97%。因而,尾状叶切除应当是肝门区胆管癌根治性切除的主要内容。胆管癌细胞既可直接浸润,也可通过血管、淋巴管,或通过神经周围间隙,转移至肝内外胆管及肝十二指肠韧带结缔组织内,因此,手术切除胆管癌时仔细解剖、切除肝门区神经纤维、神经丛,有时甚至包括右侧腹腔神经节,应当是胆管癌根治性切除的基本要求之一。同时,尽可能彻底地将肝十二指肠韧带内结缔组织连同脂肪淋巴组织一并清除,实现肝门区血管的"骨骼化"。

(1)切口:多采用右肋缘下斜切口或上腹部屋顶样切口,可获得较好的暴露。

(2)探查:切断肝圆韧带,系统探查腹腔,确定病变范围。如有腹膜种植转移或广泛转移,根治性手术已不可能,不应勉强。必要时对可疑病变取活检行组织冰冻切片病理检查。肝门部肿瘤的探查可向,上拉开肝方叶,分开肝门板,进入肝门横沟并向两侧分离,一般可以发现在横沟深部的硬结,较固定,常向肝内方向延伸,此时应注意检查左右肝管的受累情况。继而,术者用左手示指或中指伸入小网膜孔,拇指在肝十二指肠韧带前,触摸肝外胆管的全程、肝动脉、门静脉主干,了解肿瘤侵犯血管的情况。可结合术中超声、术中造影等,并与术前影像学检查资料进行对比,进一步掌握肿瘤分型和分期。根据探查结果,调整或改变术前拟定的手术方式。

(3)Ⅰ型胆管癌的切除:决定行肿瘤切除后,首先解剖肝十二指肠韧带内组织。贴十二指肠上部剪开肝十二指肠韧带前面的腹膜,分离出位于右前方的肝外胆管,继而解剖分离肝固有动脉及其分支,再解剖分离位于后方的门静脉干。三种管道分离后均用细硅胶管牵开。然后解剖 Calot 三角,切断、结扎胆囊动脉,将胆囊从胆囊床上分离下来,胆囊管暂时不予切断。

在十二指肠上缘或更低部位切断胆总管,远端结扎;以近端胆总管作为牵引,向上将胆总管及肝十二指肠韧带内的淋巴、脂肪、神经、纤维组织整块从门静脉和肝动脉上分离,直至肝门部肿瘤上方。此时肝十二指肠韧带内已达到“骨骼化”。有时需将左、右肝管的汇合部显露并与其后方的门静脉分叉部分开。然后在距肿瘤上缘约 1cm 处切断近端胆管。去除标本,送病理检验。如胆管上端切缘有癌残留,应扩大切除范围。切缘无癌残留者,如果胆管吻合张力不大,可直接行胆管对端吻合;但是通常切断的胆总管很靠下方,直接吻合往往困难,以高位胆管和空肠 Roux－en－Y 吻合术为宜。

(4)Ⅱ型胆管癌的切除:判断肿瘤能够切除后,按Ⅰ型肝门部胆管癌的有关步骤进行,然后解剖分离肝门板,将胆囊和胆总管向下牵引,用 S 形拉钩拉开肝方叶下缘,切断肝左内外叶间的肝组织桥,便可显露肝门横沟的上缘。如果胆管癌局限,不需行肝叶切除,则可在肝门的前缘切开肝包膜,沿包膜向下分离使肝实质与肝门板分开,使肝门板降低。此时左右肝管汇合部及左右肝管已经暴露。如汇合部胆管或左右肝管显露不满意,可在切除胆管肿瘤之前先切除部分肝方叶。

尾状叶切除量的多少和切除部位视肿瘤的浸润范围而定,多数医者强调完整切除。常规于第一肝门和下腔静脉的肝上下段预置阻断带,以防门静脉和腔静脉凶猛出血。尾叶切除有左、中、右三种途径,左侧(小网膜)径路是充分离断肝胃韧带,把肝脏向右翻转,显露下腔静脉左缘;右侧径路是充分游离右半肝,向左翻转,全程显露肝后下腔静脉;中央径路是经肝正中裂切开肝实质,直达肝门,然后结合左右径路完整切除肝尾叶。应充分游离肝脏,把右半肝及尾叶向左翻起,在尾叶和下腔静脉之间分离疏松结缔组织,可见数目不定的肝短静脉,靠近下腔静脉端先予以钳夹或带线结扎,随后断离。少数患者的肝短静脉结扎也可从左侧径路施行。然后,在第一肝门横沟下缘切开肝被膜,暴露和分离通向尾叶的 Glisson 结构,近端结扎,远端烧灼。经中央径路时,在肝短静脉离断之后即可开始将肝正中裂切开,从上而下直达第一肝门,清楚显露左右肝蒂,此时即能逐一游离和结扎通向尾叶的 Glisson 系统结构。离断尾状叶与肝左右叶的连接处,切除尾叶。

左右肝管分离出后,距肿瘤 1.0cm 以上切断。完成肿瘤切除后,左右肝管的断端成形,可将左侧和右侧相邻的肝胆管开口后壁分别缝合,使之成为较大的开口。左右肝管分别与空肠行 Roux－en－Y 吻合术,必要时放置内支撑管引流。

(5)Ⅲ型胆管癌的切除：Ⅲ型胆管癌如果侵犯左右肝管肝内部分的距离短,不需行半肝切除时,手术方式与Ⅱ型相似。但是大多数的Ⅲ型胆管癌侵犯左右肝管的二级分支,或侵犯肝实质,需要做右半肝(Ⅲa型)或左半肝(Ⅲb型)切除,以保证根治的彻底性。

Ⅲa型胆管癌的处理：①同上述Ⅰ、Ⅱ型的方法游离胆总管及肝门部胆管；②距肿瘤1cm以上处切断左肝管；③保留肝动脉左支,在肝右动脉起始部切断、结扎；④分离肿瘤与门静脉前壁,在门静脉右干的起始处结扎、缝闭并切断,保留门静脉左支；⑤离断右侧肝周围韧带,充分游离右肝,分离肝右静脉,并在其根部结扎；⑥向内侧翻转右肝显露尾状叶至腔静脉间的肝短静脉,并分别结扎、切断；⑦阻断第一肝门,行规则的右三叶切除术。

Ⅲb型胆管癌的处理与Ⅲa型相对应,保留肝动脉和门静脉的右支,在起始部结扎、切断肝左动脉和门静脉左干,在靠近肝左静脉和肝中静脉共干处结扎、切断,游离左半肝,尾叶切除由左侧径路,将肝脏向右侧翻转,结扎、切断肝短静脉各支。然后阻断第一肝门行左半肝切除术。

半肝切除后余下半肝可能尚存左或右肝管,可将其与空肠吻合。有时余下半肝之一级肝管也已切除,肝断面上可能有数个小胆管开口,可以成形后与空肠吻合。无法成形者,可在两个小胆管之间将肝实质刮除一部分,使两管口沟通成为一个凹槽,然后与空肠吻合；如果开口较多,难以沟通,而开口又较小,不能一一吻合时,则可在其四周刮去部分肝组织,成为一个含有多个肝管开口的凹陷区,周边与空肠行肝肠吻合。

(6)Ⅳ型胆管癌的姑息性切除：根据肿瘤切除时切缘有无癌细胞残留可将手术方式分为：R_0切除——切缘无癌细胞,R_1切除——切缘镜下可见癌细胞,R_2切除——切缘肉眼见有癌组织。对恶性肿瘤的手术切除应当追求R_0,但是Ⅳ型肝门部胆管癌的广泛浸润使R_0切除变得不现实,以往对此类患者常常只用引流手术。目前观点认为,即使不能达到根治性切除,采用姑息性切除的生存率仍然显著高于单纯引流手术。因此,只要有切除的可能,就应该争取姑息性切除肿瘤。如果连胆管引流都不能完成,则不应该再做切除手术。采取姑息性切除时,往往附加肝方叶切除或第Ⅳ肝段切除术,左右肝断面上的胆管能与空肠吻合则行Roux-en-Y吻合。如不能吻合或仅为R_2切除,应该在肝内胆管插管进行外引流,或将插管的另一端置入空肠而转为胆管空肠间"搭桥"式内引流,但要特别注意胆管逆行感染的防治问题。

(7)相邻血管受累的处理：肝门部胆管癌有时浸润生长至胆管外,可侵犯其后方的肝动脉和门静脉主干。若肿瘤很大、转移又广,应放弃切除手术；若是病变不属于特别晚期,仅是侵犯部分肝动脉或(和)门静脉,血管暴露又比较容易,可以行包括血管部分切除在内的肿瘤切除。

如胆管癌侵犯肝固有动脉,可以切除一段动脉,将肝总动脉、肝固有动脉充分游离,常能行断端吻合。

如侵犯肝左动脉或肝右动脉,需行肝叶切除时自然要切除病变肝叶的供血动脉；不行肝叶切除时,一般说来,肝左动脉或肝右动脉切断,只要能维持门静脉通畅,不会引起肝的坏死,除非患者有重度黄疸、肝功能失代偿。

如胆管癌侵犯门静脉主干,范围较小时,可先将其无癌侵犯处充分游离,用无损伤血管钳控制与癌肿粘连处的门静脉上下端,将癌肿连同小部分门静脉壁切除,用5-0无损伤缝合线修补门静脉。如果门静脉受侵必须切除一段,应尽量采用对端吻合,成功率高；如切除门静脉长度超过2cm,应使用去掉静脉瓣的髂外静脉或GoreTex人造血管搭桥吻合,这种方法因为吻合两侧门静脉的压力差较小,闭塞发生率较高,应尽量避免。

(8)肝门部胆管癌的肝移植:肝门部胆管癌的肝移植必须严格选择病例,因为肝移植后癌复发率相对较高,可达 20%～80%。

影响肝移植后胆管癌复发的因素有:①周围淋巴结转移状况:肝周围淋巴结有癌浸润的受体仅生存 7.25 个月,而无浸润者为 35 个月;②肿瘤分期:UICC 分期Ⅲ、Ⅳ期者移植后无 1 例生存达 3 年,而Ⅰ、Ⅱ期患者移植后约半数人生存 5 年以上;③血管侵犯情况:有血管侵犯组和无血管侵犯组肝移植平均生存时间分别为 18 个月和 41 个月。

因此,只有在下列情况下胆管癌才考虑行肝移植治疗:①剖腹探查肯定是 UICC Ⅱ期;②术中由于肿瘤浸润,不能完成 R_0 切除只能做 R_1 或 R_2 切除者;③肝内局灶性复发者。肝移植术后,患者还必须采用放射治疗才能取得一定的疗效。

(9)肝门部胆管癌的内引流手术:对无法切除的胆管癌,内引流手术是首选的方案,可在一定时期内改善患者的全身情况,提高生活质量。适用于肝内胆管扩张明显,无急性感染,而且欲引流的肝叶有功能。根据分型不同手术方式也不同。

左侧肝内胆管空肠吻合术:适用于 Bismuth Ⅲ 型和少数 Ⅳ 型病变。经典的手术是 Longmire 手术,但需要切除肝左外叶,手术创伤大而不适用于肝管分叉部的梗阻。目前常采用的方法是圆韧带径路第Ⅲ段肝管空肠吻合术。此段胆管位于圆韧带和镰状韧带左旁,在门静脉左支的前上方,在肝前缘、脏面切开肝包膜后逐渐分开肝组织应先遇到该段肝管,操作容易。可沿胆管纵轴切开 0.5～1cm,然后与空肠做 Roux－en－Y 吻合。此方法创伤小、简便、安全,当肝左叶有一定的代偿时引流效果较好,缺点是不能引流整个肝脏。为达到同时引流右肝叶的目的,可加 U 形管引流,用探子从第Ⅲ段肝管切开处置入,通过汇合部狭窄段进入右肝管梗阻近端,然后引入一根硅胶 U 管,右肝管的胆汁通过 U 管侧孔进入左肝管再经吻合口进入肠道。

右侧肝内胆管空肠吻合术:右侧肝内胆管不像左侧的走向部位那样恒定,寻找相对困难。最常用的方法是经胆囊床的肝右前叶胆管下段支的切开,与胆囊－十二指肠吻合,或与空肠行 Roux－en－Y 吻合。根据肝门部的解剖,此段的胆管在胆囊床处只有 1～2cm 的深度,当肝内胆管扩张时,很容易在此处切开找到,并扩大切口以供吻合。手术时先游离胆囊,注意保存血供,随后胆囊也可做为一间置物,将胆囊与右肝内胆管吻合后,再与十二指肠吻合或与空肠行 Roux－en－Y 吻合,这样使操作变得更容易。

双侧胆管空肠吻合:对Ⅲa 或Ⅲb 型以及 Ⅳ 型胆管癌,半肝引流是不充分的。理论上引流半肝可维持必要的肝功能,但是实际上半肝引流从缓解黄疸、改善营养和提高生活质量都是不够的。因此,除Ⅰ、Ⅱ型胆管癌外,其他类型的如果可能均应作双侧胆管空肠吻合术,暴露和吻合的方法同上述。

(二)中下段胆管癌的外科治疗

位于中段的胆管癌,如果肿瘤比较局限,可采取肿瘤所在的胆总管部分切除、肝十二指肠韧带淋巴结清扫和肝总管空肠 Roux－en－Y 吻合术;下段胆管癌一般需行胰头十二指肠切除术(Whipple 手术)。影响手术效果的关键是能否使肝十二指肠韧带内达到"骨骼化"清扫。然而,有些学者认为,中段和下段胆管癌的恶性程度较高,发展迅速,容易转移至胰腺后和腹腔动脉周围淋巴结,根治性切除应包括胆囊、胆总管、胰头部和十二指肠的广泛切除,加上肝十二指肠韧带内的彻底清扫。对此问题应该根据"个体化"的原则,针对不同的患者而做出相应的处理,不能一概而论。手术前准备及切口、探查等与肝门部胆管癌相同。

1.中段胆管癌的切除

对于早期、局限和高分化的肿瘤,特别是向管腔内生长的乳头状腺癌,可以行胆总管切除加肝十二指肠韧带内淋巴、神经等软组织清扫,但上端胆管切除范围至肝总管即可,最好能距肿瘤上缘 2cm 切除。胆管重建以肝总管空肠 Roux-en-Y 吻合为好,也可采用肝总管-间置空肠-十二指肠吻合的方式,但后者较为烦琐,疗效也与前者类似,故一般不采用。

2.下段胆管癌的切除

(1)Whipple 手术及其改良术式:1935 年 Whipple 首先应用胰头十二指肠切除术治疗 Vater 壶腹周围肿瘤,取得了良好效果。对胆管癌患者,此手术要求一般情况好,年龄<70 岁,无腹腔内扩散转移或远处转移。标准的 Whipple 手术切除范围对治疗胆总管下段癌、壶腹周围癌是合适及有效的。胰头十二指肠切除后消化道重建方法主要有:①Whipple 法:顺序为胆肠、胰肠、胃肠吻合,胰肠吻合方法可采取端侧方法,胰管与空肠黏膜吻合,但在胰管不扩张时,难度较大,并容易发生胰瘘。②Child 法:吻合排列顺序是胰肠、胆肠和胃肠吻合。Child 法胰瘘发生率明显低于 Whipple 法,该法一旦发生胰瘘,则仅有胰液流出,只要引流通畅,尚有愈合的机会。Whipple 与 Child 法均将胃肠吻合口放在胰肠、胆肠吻合口下方,胆汁与胰液经过胃肠吻合口酸碱得以中和,有助于减少吻合口溃疡的发生。③Cattell 法:以胃肠、胰肠和胆肠吻合顺序。

(2)保留幽门的胰头十二指肠切除术(PPPD):保留全胃、幽门及十二指肠球部,在幽门以远 2～4cm 切断十二指肠,断端与空肠起始部吻合,其余范围同 Whipple 术。1978 年 Traverso 和 Longmire 首先倡用,20 世纪 80 年代以来由于对生存质量的重视,应用逐渐增多。该术式的优点在于:简化了手术操作,缩短了手术时间,保留了胃的消化贮存功能,可促进消化、预防倾倒综合征以及有利于改善营养,避免了与胃大部分切除相关的并发症。施行此手术的前提是肿瘤的恶性程度不高,幽门上下组淋巴结无转移。该手术方式治疗胆管下段癌一般不存在是否影响根治性的争论,但是要注意一些并发症的防治,主要是术后胃排空延缓。胃排空延迟是指术后 10d 仍不能经口进流质饮食者,发生率为 27％～30％。其原因可能是切断了胃右动脉影响幽门与十二指肠的血供,迷走神经鸦爪的完整性破坏,切除了十二指肠蠕动起搏点以及胃运动起搏点受到抑制。胃排空延迟大多可经胃肠减压与营养代谢支持等非手术疗法获得治愈,但有时长期不愈需要做胃造瘘术。

(3)十二指肠乳头局部切除。①适应证:远端胆管癌局限于 Vater 壶腹部或十二指肠乳头;患者年龄较大或合并全身性疾病,不宜施行胰十二指肠切除术。手术前必须经影像学检查及十二指肠镜检查证明胆管肿瘤局限于末端。②手术方法:应进一步探查证明本术式的可行性,切开十二指肠外侧腹膜,充分游离十二指肠,用左手拇指和示指在肠壁外可触及乳头肿大。在乳头对侧(十二指肠前外侧壁)纵行切开十二指肠壁,可见突入肠腔、肿大的十二指肠乳头。纵行切开胆总管,并通过胆管切口插入胆管探子,尽量将胆管探子从乳头开口处引出,上下结合探查,明确肿瘤的大小和活动度。确定行本手术后,在乳头上方胆管两侧缝 2 针牵引线,沿牵引线上方 0.5cm 用高频电刀横行切开十二指肠后壁,直至切开扩张的胆管,可见有胆汁流出。轻轻向下牵引乳头,用可吸收线缝合拟留下的十二指肠后壁和远端胆总管;继续绕十二指肠乳头向左侧环行扩大切口,边切边缝合十二指肠与胆管,直至胰管开口处。看清胰管开口后,将其上壁与胆总管缝合成共同开口,前壁与十二指肠壁缝合。相同方法切开乳头下方和右侧的十二指肠后壁,边切边缝合,待肿瘤完整切除,整个十二指肠后内壁与远端胆总管和胰管的吻合也同时完成。用一直径与胰管相适应的硅胶管,插入胰管并缝合固定,硅胶管另一端置于肠腔内,长约 15cm。胆总管内常规置 T 管引流。

(4)中下段胆管癌胆汁内引流术:相对于肝门部胆管癌较为容易,一般选择梗阻部位以上的胆管与空肠做 Roux－en－Y 吻合。下段胆管梗阻时,行胆囊空肠吻合术更加简单,然而胆囊与肝管汇合部容易受胆管癌侵犯而堵塞,即使不堵塞,临床发现其引流效果也较差,故尽量避免使用。吻合的部位要尽可能选择肝总管高位,并切断胆管,远端结扎,近端与空肠吻合。不宜选择胆管十二指肠吻合,因十二指肠上翻太多可增加吻合口的张力,加上胆管肿瘤的存在,可很快侵及吻合口。中下段胆管癌随着肿瘤的生长,可能造成十二指肠梗阻,根据情况可做胃空肠吻合以旷置有可能被肿瘤梗阻的十二指肠。

参考文献

[1]周辉,肖光辉,杨幸明.现代普通外科精要[M].广州:广东世界图书出版有限公司,2021.07.

[2]刘西禄,等.精编外科常见疾病诊疗思维[M].世界图书出版西安有限公司,2021.07.

[3]牛刚,等.普外科疾病诊治与治疗策略[M].郑州:河南大学出版社,2021.09.

[4]王利滨,袁刚,刘波,等.普通外科疾病临床诊疗分析[M].北京:科学技术文献出版社,2021.03.

[5]徐冬,肖建伟,李堃,等.实用临床外科疾病综合诊疗学[M].青岛:中国海洋大学出版社,2021.01.

[6]赵彦宁,党治军,马苏朋.外科疾病诊疗[M].北京:华龄出版社,2021.12.

[7]平晓春,李孝光,邢文通.临床外科与诊疗实践[M].汕头:汕头大学出版社,2021.08.

[8]黄朔,等.常见外科疾病诊疗学[M].重庆:重庆大学出版社,2021.05.

[9]邵存华,等.普通外科疾病临床诊疗思维[M].哈尔滨:黑龙江科学技术出版社,2021.09.

[10]仲崇柏.普通外科临床实践[M].北京:华龄出版社,2021.06.

[11]高贵云,李军,戴佳鸿,等.实用临床外科诊疗新进展[M].济南:山东大学出版社,2021.10.

[12]张福涛,等.普外科常见疾病诊疗新进展[M].上海:上海科学普及出版社,2021.02.

[13]倪强,等.外科疾病诊疗学[M].天津:天津科学技术出版社,2020.09.

[14]王科学,等.实用普通外科临床诊治[M].北京:中国纺织出版社,2020.06.

[15]韩飞,等.普外科常见病的诊疗[M].南昌:江西科学技术出版社,2019.05.